La névralgie du trijumeau, son traitement (Th. DE MARTEL). — *Tumeur du plancher de la bouche. — Diverticule de l'œsophage. — Chirurgie biliaire, restauration du cholédoque, traitement des fistules biliaires. — Chirurgie gastro-duodénale. — Chirurgie gastro-intestinale, la meilleure suture continue, quelques types de gastro-entérostomie, après gastrectomie. — Chirurgie du gros intestin, différents points de technique, traitement de l'occlusion intestinale par cancer du côlon. — Colectomie segmentaire en deux temps. — Les grosses hernies scrotales* (André BUQUET). — *Hystérectomie abdominale totale pour annexite suppurée* (Gabriel LUQUET) — *Hystérectomie fundique. — Traitement du prolapsus génital des vieilles femmes par le cloisonnement génital* (Opération de LE FORT.)

LA

PRATIQUE CHIRURGICALE ILLUSTRÉE

V

MÊME COLLECTION

Fascicules parus :

Fascicule I (2ᵉ ÉDITION) : Généralités. — Hernies crurales et inguinales. — Hydrocèle vaginale — Appendicite gangréneuse. — Adénome du sein. — Hémorroïdes. — Cure de l'éventration. — Laparotomie transversale sus-pubienne. — Fistules vésico-vaginales. — Papillome de la vessie. — Cancer du rectum (*Extirpation abdomino-périnéale*). — Colectomie totale (*Maladie de Lane*). — Traitement de l'ulcus gastrique et duodénal. — Ulcus jéjunaux post-opératoires. — Ulcus gastrique (*brûlage*) et maladie de Lane (*court-circuit*).

> Un volume in-8 jésus de 300 pages avec 217 figures dessinées d'après nature, par S Dupret.

Fascicule II (2ᵉ ÉDITION) : Craniectomie (TH. DE MARTEL). — Hystérectomie, pour cancer du col utérin (J.-L. FAURE). — Utilité du drainage Mickulicz systématique (J.-L. FAURE). — L'opérabilité du cancer cervico-utérin. — Schémas anatomo-cliniques du cancer du col utérin (E. DOUAY). — Curiethérapie des cancers de l'utérus (RUBENS-DUVAL). — Technique de l'application du radium dans le cancer du col de l'utérus (S. RECASSENS). — Traitement du fibrome utérin. — Indications et contre-indications respectives des divers procédés opératoires et des deux modes de radiothérapie dans le traitement des fibromes utérins (P. PETIT-DUTAILLIS). — Indication de l'irradiation dans le traitement des fibromes utérins (F. JEUNET). — Hystérectomie pour fibrome et grossesse à terme. — Néphrectomie. — Hypertrophie de la prostate. — Cancer de l'estomac. — Ulcus gastrique et duodénal. — Dilatation du cæcum. — Méga-côlon congénital. — Cancer du rectum (*suite*).

> Un volume in-8 jésus de 304 pages avec 247 figures dessinées d'après nature, par S. Dupret.

Fascicule III (2ᵉ ÉDITION) : Indications de la Radicotomie (J.-A. SICARD). — Technique de la Radicotomie postérieure (M. ROBINEAU). — Indications du traitement opératoire des fractures récentes (CH. DUJARIER). — Cancer de la langue. — Radiumthérapie du cancer de la langue (F. JEUNET). — Traitement des goitres. — Chirurgie gastrique. — Gastro-pylorectomie pour ulcus gastrique ou duodénal. — Tumeurs du gros intestin. — Adénome prostatique.

> Un volume in-8 jésus de 242 pages avec 308 figures dessinées d'après nature, par S. Dupret.

Fascicule IV (2ᵉ ÉDITION) : Luxation récidivante de l'épaule. — Tumeurs du sein. — Ulcus duodénal. — Chirurgie des voies biliaires. — Appendicectomie. — Cancer du cæcum. — Anus iliaque. — Colites graves. — Rétrécissement cicatriciel du rectum. — Fistules recto-vaginales. — Traitement de la rétroversion (L. DARTIGUES). — Hystérectomie périnéale pour cancer du col utérin. — Tumeurs annexielles aseptiques.

> Un volume in-8 jésus de 250 pages avec 307 figures dessinées d'après nature, par S. Dupret.

Fascicule VI : Gastroptose. — Estomac biloculaire. — Enervation de l'estomac, Opération de Latarjet (BUTLER D'ORMONT). — Rétrécissements duodénaux ou sous-pyloriques. — Fistule de dérivation sur le grêle. — Anus cæcal. — Traitement des tumeurs du côlon gauche. — Sigmoïdectomie simplifiée. — Stase intestinale chronique. — Fistules de l'anus. — Cure radicale de la hernie crurale par voie inguinale (ROBINEAU). — Calculs de l'uretère pelvien. — Traitement des prolapsus génitaux avec cystocèle prédominante (ABADIE D'ORAN). — Cancer du col utérin (Hystérectomie vaginale élargie. Procédé de Schauta).

> Un volume in-8 jésus de 228 pages avec 200 figures dessinées d'après nature, par S. Dupret.

Fascicule VII : Traitement chirurgical des rides de la face et du cou (VIRENQUE). — Technique de la staphylorraphie (Victor VEAU). — Branchiomes du cou. — Cancer thyroïdien. — Traitement par les appareils des fractures récentes (Membre supérieur) (Henri JUDET). — Traitement des ulcus gastriques haut situés par la résection en gouttière. — Ulcus gastrique et duodénal. — Cancer de l'estomac. — Perforations duodénales aiguës.

> Un volume in-8 jésus de 249 pages avec 188 figures dessinées d'après nature, par S. Dupret.

Fascicule VIII : Greffes dermo-épidermiques. — Fistules salivaires (Pierre MORNARD). — Traitement des goitres. — Traitement des ulcus gastriques et duodénaux. — Occlusion intestinale. — Hémi-colectomie droite. — Cure de la hernie ombilicale chez les obèses amaigris. — Cancer prostatique. — Ectopie testiculaire (A. TIERNY). — Anus-Gargouille. — Prolapsus du rectum.

> Un volume in-8 jésus de 230 pages avec 234 figures dessinées d'après nature, par S. Dupret.

Fascicule IX : Traitement chirurgical des mastoïdites (G. LIÉBAULT). — Extirpation des kystes thyroglosses. — Prolapsus mammaire (P. MORNARD). — Traitement de l'ulcère duodénal. — Fermeture du duodénum. — Traitement des fistules gastro-jéjuno-coliques. — Chirurgie du gros intestin. — Fermeture d'un anus abdominal. — Péritonite plastique. — Cancers haut situés du rectum. — Cancer du rectum. — Les fistules biliaires. — Néphrectomie par voie antérieure (L. BAZY). — Traitement de l'hallux valgus. — Orteil en marteau (A. TIERNY).

> Un volume in-8 jésus de 264 pages, avec 246 figures dessinées d'après nature par S. Dupret.

VICTOR PAUCHET

LA
PRATIQUE CHIRURGICALE ILLUSTRÉE

FASCICULE V

DEUXIÈME ÉDITION REVUE, CORRIGÉE ET AUGMENTÉE

La névralgie du trijumeau, son traitement (Th. DE MARTEL). — Tumeur du plancher de la bouche. — Diverticule de l'œsophage. — Chirurgie biliaire, restauration du cholédoque, traitement des fistules biliaires. — Chirurgie gastro-duodénale. — Chirurgie gastro-intestinale, la meilleure suture continue, quelques types de gastro-entérostomie après gastrectomie. — Chirurgie du gros intestin, différents points de technique, traitement de l'occlusion intestinale par cancer du côlon. — Colectomie segmentaire en deux temps. — Les grosses hernies scrotales (André BUQUET). — Hystérectomie abdominale totale pour annexite suppurée (Gabriel LUQUET). — Hystérectomie fundique. — Traitement du prolapsus génital des vieilles femmes par le cloisonnement vaginal (opération de LE FORT).

304 figures dessinées d'après nature par S. DUPRET

PARIS

LIBRAIRIE OCTAVE DOIN

GASTON DOIN & C\ie, ÉDITEURS

8, PLACE DE L'ODÉON 8

1927

LA

PRATIQUE CHIRURGICALE ILLUSTRÉE

FASCICULE V

I

LA NÉVRALGIE DU TRIJUMEAU

SON TRAITEMENT

Par le D^r Th. DE MARTEL

La névralgie essentielle du trijumeau a des signes caractéristiques : le ou la malade a, généralement, dépassé la quarantaine ; sans cause apparente, des douleurs très vives surviennent dans le territoire du trijumeau, généralement localisées au début au territoire d'une ou deux branches seulement.

Ces douleurs procèdent par crises avec des exacerbations très marquées.

Elles sont séparées par des périodes d'accalmie, d'abord fort longues, puis de plus en plus courtes.

Elles siègent beaucoup plus fréquemment à droite qu'à gauche.

Elles sont d'une extrême violence.

Il n'y a pas de troubles objectifs de la sensibilité dans le territoire du trijumeau. Il existe souvent des troubles vaso-moteurs et sécrétoires dans le même territoire.

La neurotomie rétro-gassérienne, section de la racine sensitive du trijumeau entre le ganglion de Gasser et la protubérance, constitue, sans contestation possible, le traitement de choix de la névralgie faciale.

Cette opération comporte :

1° L'ouverture du crâne au-dessus de l'oreille ;

2° Le décollement de la dure-mère de la base du crâne et la recherche de la crête du rocher et du trou oval ;

3° La mise à nu entre ces deux points du bord inféro-externe du ganglion de Gasser et de sa racine sensitive.

4° La section de la racine ;

5° La suture des parties molles.

Position du malade. — La tête haute.

Anesthésie. — L'anesthésie générale est nécessaire pour les temps principaux de l'opération : découverte et section du nerf.

L'anesthésie locale suffit largement pour l'ouverture du crâne.

J'use de l'éther comme anesthésique général, de la novocaïne à 1/200 pour l'anesthésie locale.

Prise de la tension artérielle. — Il est bon, durant l'intervention, comme durant n'importe quelle intervention chirurgicale sérieuse, de prendre souvent la tension artérielle du sujet et d'en tenir le plus grand compte. Généralement la tension artérielle se maintient excellente d'un bout à l'autre de l'intervention. Si cependant elle baissait anormalement, *il ne faudrait pas hésiter à opérer en deux temps et à remettre* la suite de l'opération à quelques jours de là.

Incision. — Curviligne, en demi-cercle, au-dessus de l'oreille.

Incision à fond jusqu'à l'os et rabattement du lambeau musculo-cutané.

Hémostase des bords du lambeau avec des pinces en T.

Hémostase directe des temporales avec des pinces de Kocher et ligature immédiate pour débarrasser le champ opératoire.

Hémostase des perforantes avec de la cire si elles sont petites, avec des pointes d'os si elles sont grosses.

Trépanation. — Perforation de l'os avec n'importe quel trépan au centre de la surface découverte.

Agrandissement de la perforation à la pince-gouge.

Empiéter le plus possible, en bas, sur la portion horizontale du temporal.

En arrière, la pince est arrêtée par la face antérieure endocranienne du rocher au niveau de sa base.

Accidents. — *A.* Hémorragie par déchirure de la méningée adhérente à l'os.

B. Ouverture de la dure-mère parfois très adhérente.

Agir avec beaucoup de douceur et de prudence. Si l'artère méningée est déchirée, la lier au-dessus et au-dessous du point qui saigne avec un fil passé à l'aide d'une fine aiguille courbe.

Si la dure-mère est déchirée, oblitérer la déchirure avec un morceau de muscle introduit entre le cerveau et la dure-mère et fixé par deux points.

La déchirure de la dure-mère aggrave l'opération. Le liquide céphalo-rachidien s'écoule. Il ne protège plus la base du cerveau contre l'écarteur.

Décollement de la dure-mère de la base du crâne jusqu'au tubercule de Princeteau en arrière, jusqu'au trou petit rond en avant.

Procéder avec beaucoup de soin.

Commencer à la partie postérieure de la brèche osseuse.

Dénuder doucement la face antérieure endocranienne du rocher en poussant le décollement en dedans et en avant.

Reconnaître successivement :

1° L'éminentia arcuata (saillie arrondie mamelonnée répondant au canal semi-circulaire supérieur) ;

2° Une large dépression qui fait suite à la saillie de l'éminentia arcuata.

3° Le tubercule de Princeteau, sur la crête même du rocher. C'est immédiatement en dedans de ce tubercule que passe la racine du trijumeau au moment où sortant de la loge cérébelleuse, elle franchit le bord supérieur du rocher sous le sinus pétreux supérieur pour pénétrer dans l'étage moyen du crâne et s'étaler en éventail, entre les deux feuillets de la dure-mère dédoublée pour former le cavum de Meckel.

La dure-mère une fois décollée du rocher jusqu'au tubercule de Princeteau, la décoller de la portion horizontale de l'écaille du temporal jusqu'au trou petit rond, si elle ne l'est déjà.

Reconnaître le trou petit rond en y introduisant un crochet à strabisme et le remplir d'ouate tassée afin d'assurer l'hémostase du bout central de l'artère méningée moyenne (FRAZER).

Pousser alors le décollement jusqu'au trou ovale et en reconnaître la demi-circonférence antéro-externe à l'aide du crochet à strabisme.

Sachant où est le trou ovale et le tubercule de Princeteau, se représenter mentalement la direction du bord inférieur du ganglion de Gasser et de sa racine sensitive.

Avec un bistouri fin, inciser le long du bord antéro-externe du trou ovale l'étui que la dure-mère forme au nerf maxillaire inférieur.

Refouler cet étui en haut et en arrière vers le tubercule de Princeteau, avec le dos du crochet à strabisme.

Reconnaître les faisceaux bien visibles du nerf maxillaire inférieur.

Introduire le crochet à strabisme dans la gaine nerveuse retroussée et la dilacérer en découvrant le bord inféro-externe du ganglion

En continuant cette manœuvre, guetter attentivement le moment où apparaîtra la grosse racine sensitive blanche du trijumeau et où en même temps s'écoulera du liquide céphalo-rachidien.

Section de la racine au bistouri ou à l'aide d'un petit instrument spécial.

Si cette manœuvre est impraticable — et elle l'est quelquefois — on se contentera d'introduire le crochet à strabisme sous la racine et de la détacher de la protubérance avec beaucoup de douceur.

Durant toute l'intervention, il faut se servir d'un écarteur éclairant ou d'un éclairage frontal.

L'hémorragie, très abondante, est fort gênante. C'est au chirurgien à user suivant les circonstances, du tamponnement ou de l'aspiration.

Suites opératoires. — Elles sont remarquablement simples. Les malades se lèvent généralement le lendemain de l'opération et rentrent chez eux huit jours après.

On observe aussitôt après l'opération l'abolition du réflexe cornéen et une anesthésie très nette de tout le territoire du trijumeau. Il faut la rechercher par la piqûre très légère ou par l'effleurage avec un mince tampon d'ouate. Cette anesthésie diminue d'étendue au fur et à mesure qu'on s'éloigne de la date de l'opération.

Cette rétraction de la zone anesthésique se produit à la limite extérieure de son contour ; la limite interne nasale de la zone anesthésique restant immuable. Chez les malades qui ont subi plusieurs injections d'alcool, des suppléances nerveuses se sont déjà produites et il ne faut pas s'attendre à obtenir une anesthésie complète de tout le territoire trigémellaire.

Complications. — Une seule : la paralysie faciale périphérique du côté opéré, lorsqu'on a procédé à l'arrachement brutal de la racine du trijumeau.

C'est pour cela qu'il faut ou la détacher de la protubérance par une traction très douce, ou mieux encore la sectionner avec un petit instrument spécial. Quelquefois aussi on observe la paralysie de la sixième paire.

Il faut en général commencer par l'alcoolisation des branches nerveuses suivant le procédé de Beaudoin et Lévy, et cela surtout dans un but de diagnostic. Si le malade est soulagé par l'alcoolisation, il faut attendre la première récidive et alors pratiquer sans crainte la neurotomie rétro-gassérienne.

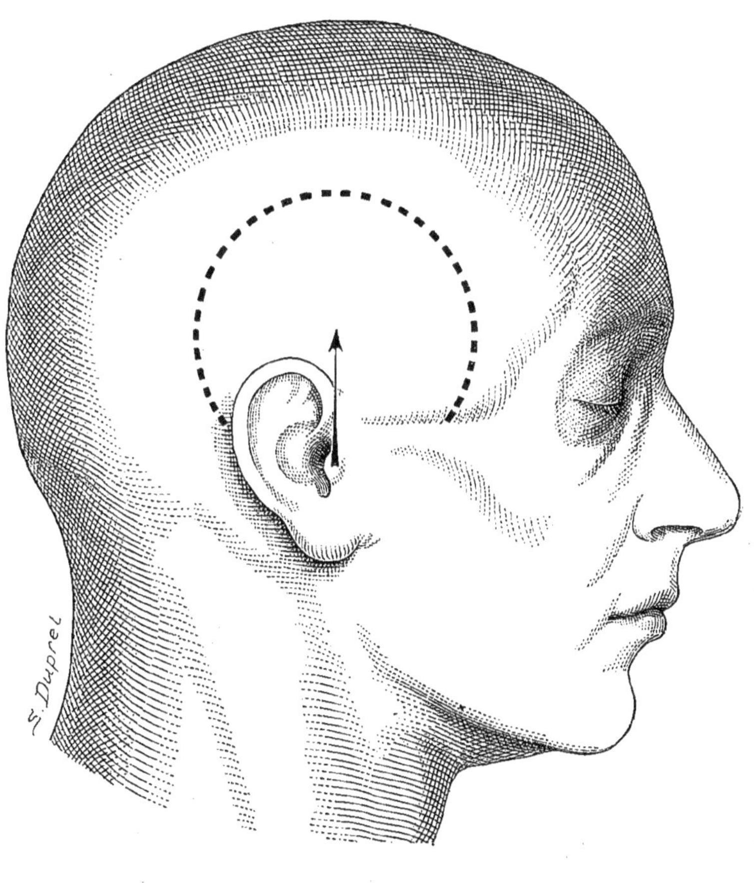

Fig. 1. — LA NÉVRALGIE DU TRIJUMEAU. SON TRAITEMENT.
Incision curviligne. Le milieu de la base du lambeau marqué
par une flèche répond au tragus.

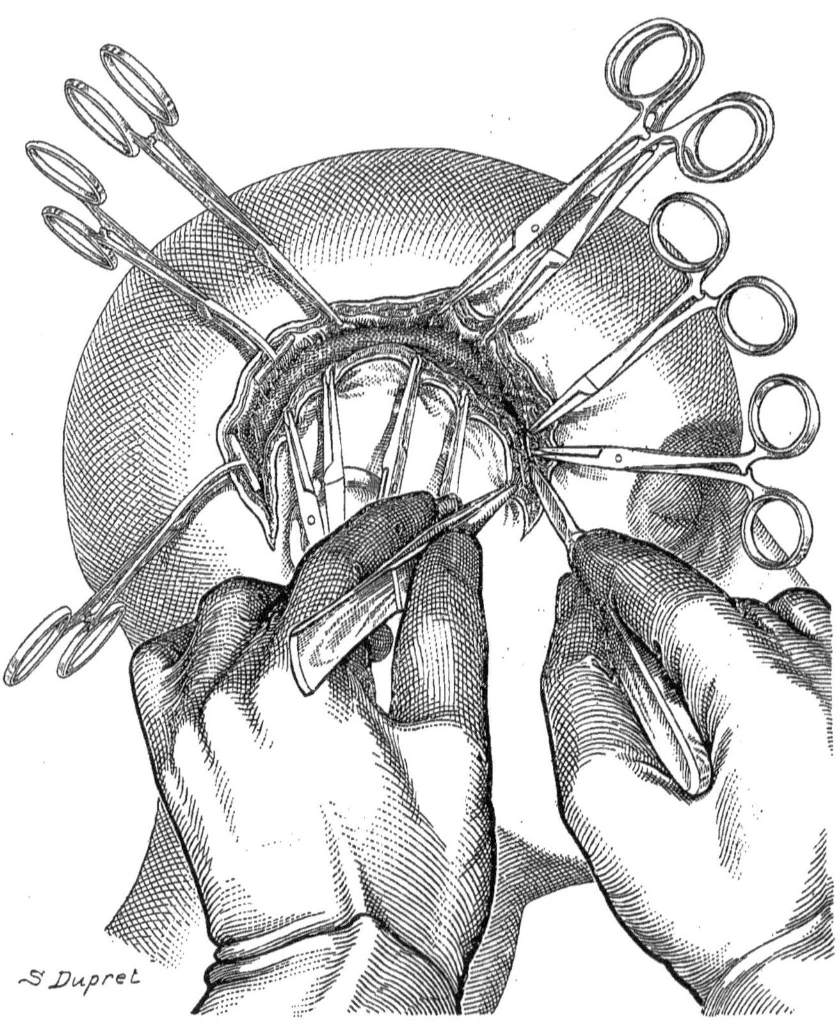

Fig. 2. — LA NÉVRALGIE DU TRIJUMEAU. SON TRAITEMENT.

Hémostase de l'incision, par des pinces en T, mais on pince avec une Kocher et on lie chaque vaisseau visible.

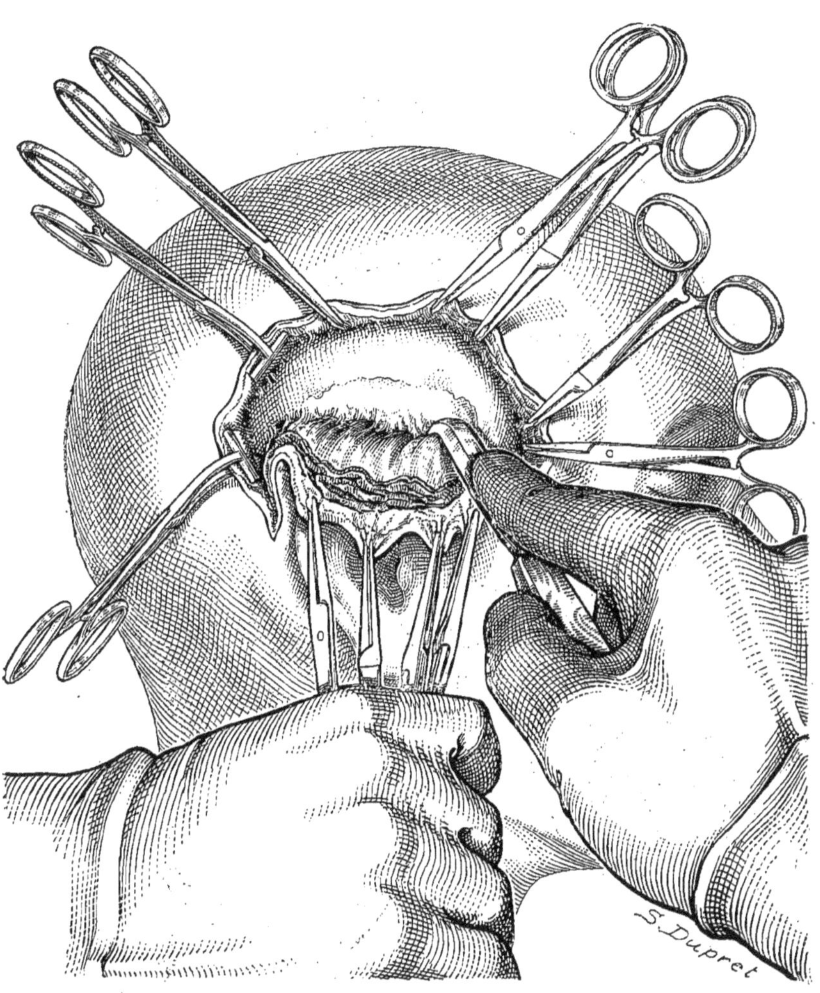

Fig. 3. — LA NÉVRALGIE DU TRIJUMEAU. SON TRAITEMENT.

Décollement à la rugine du muscle temporal... On peut tailler un lambeau cutané de même
siège mais sensiblement plus petit. Dans ce cas il suffit de passer entre les fibres du temporal et de les écarter.

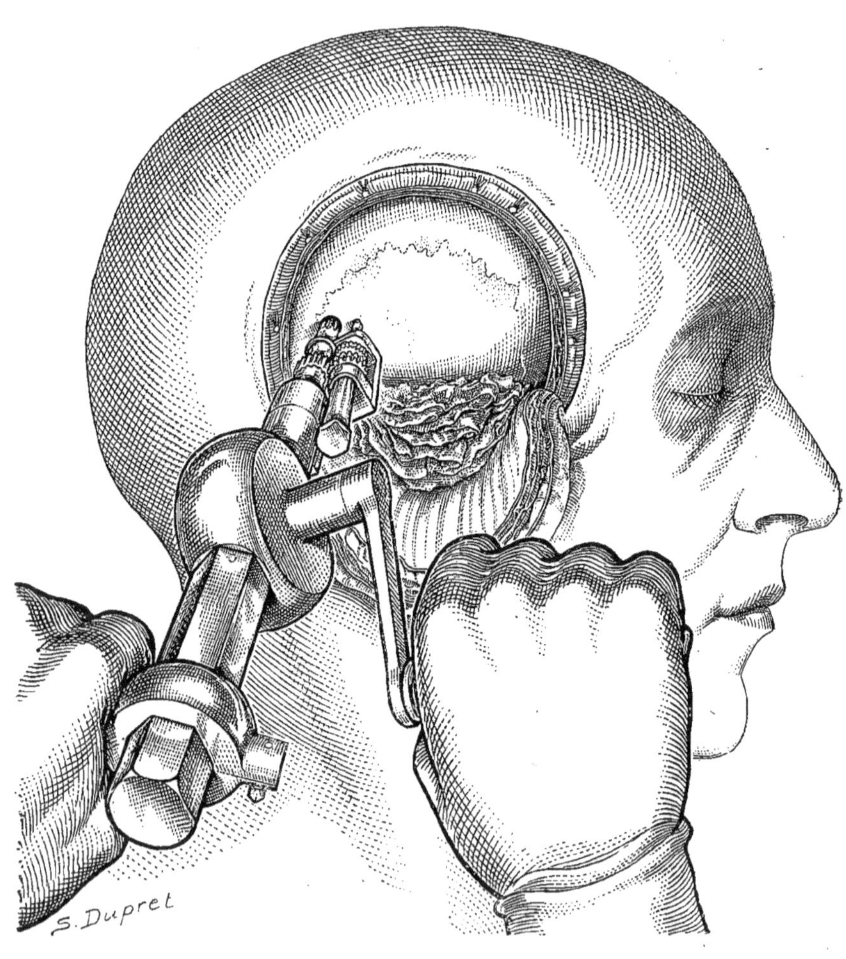

Fig. 4. — La névralgie du trijumeau. Son traitement.
Perforation de l'os avec mon perforateur à main.

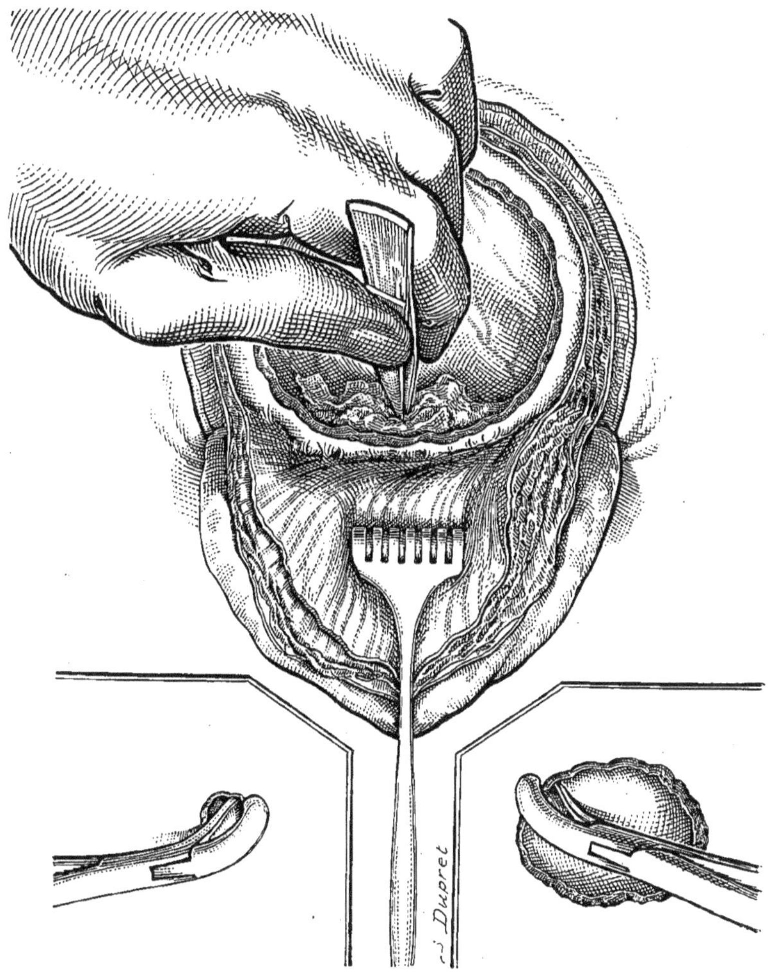

Fig. 5. — LA NÉVRALGIE DU TRIJUMEAU. SON TRAITEMENT.
Décollement de la dure-mère de la base du crâne à l'aide d'une compresse tassée.

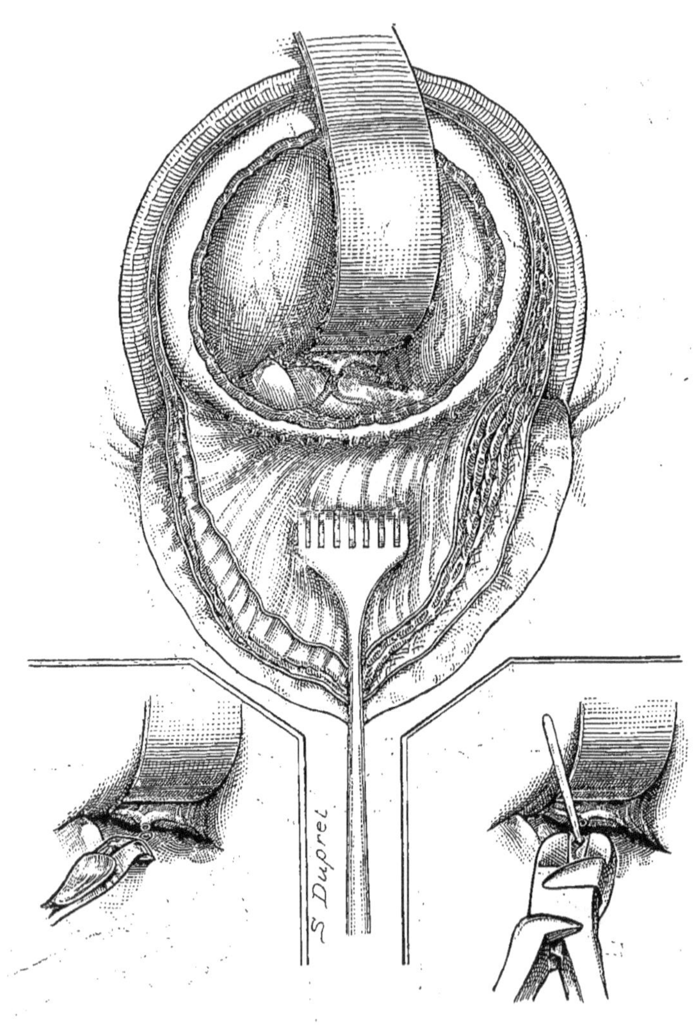

Fig. 6. — LA NÉVRALGIE DU TRIJUMEAU. SON TRAITEMENT.

L'écarteur malléable (qui peut être éclairant), récline et soulève le cerveau et on aperçoit l'artère méningée qui se tend. L'eminentia arcuata est bien visible en arrière. A gauche, d'un coup de rugine l'artère méningée est coupée. A droite, oblitération de l'orifice de l'artère méningée à l'aide d'une pointe d'os qui sera coupée à ras du crâne.

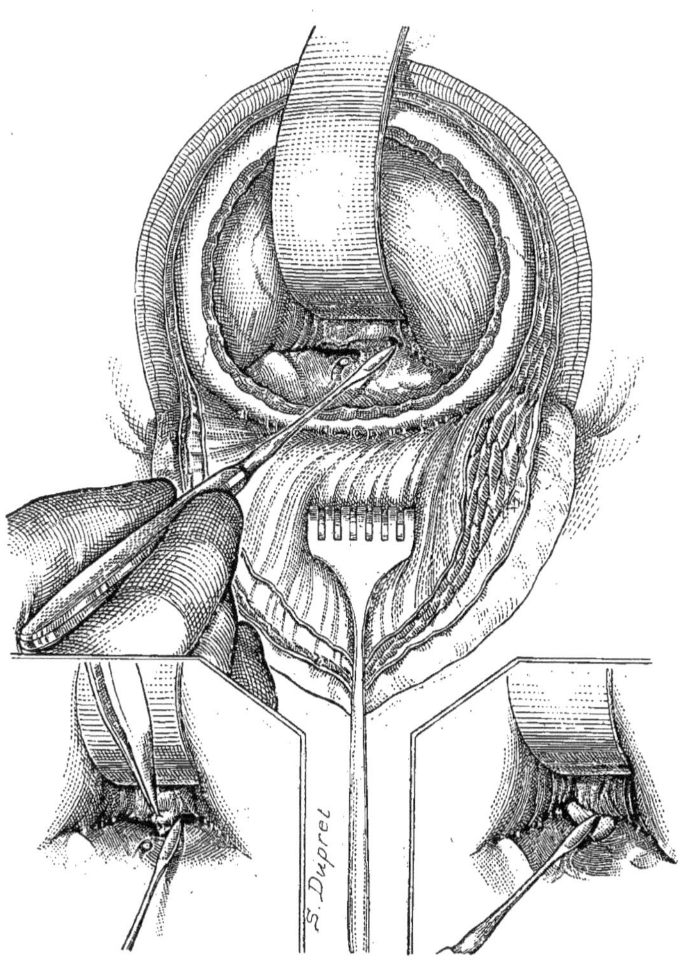

Fig. 7. — LA NÉVRALGIE DU TRIJUMEAU. SON TRAITEMENT.

Incision de la dure-mère le long du bord externe du trou ovale. A droite, l'étui dure-mérien
repoussé vers le haut par le dos du bistouri, le ganglion de Gasser apparaît.

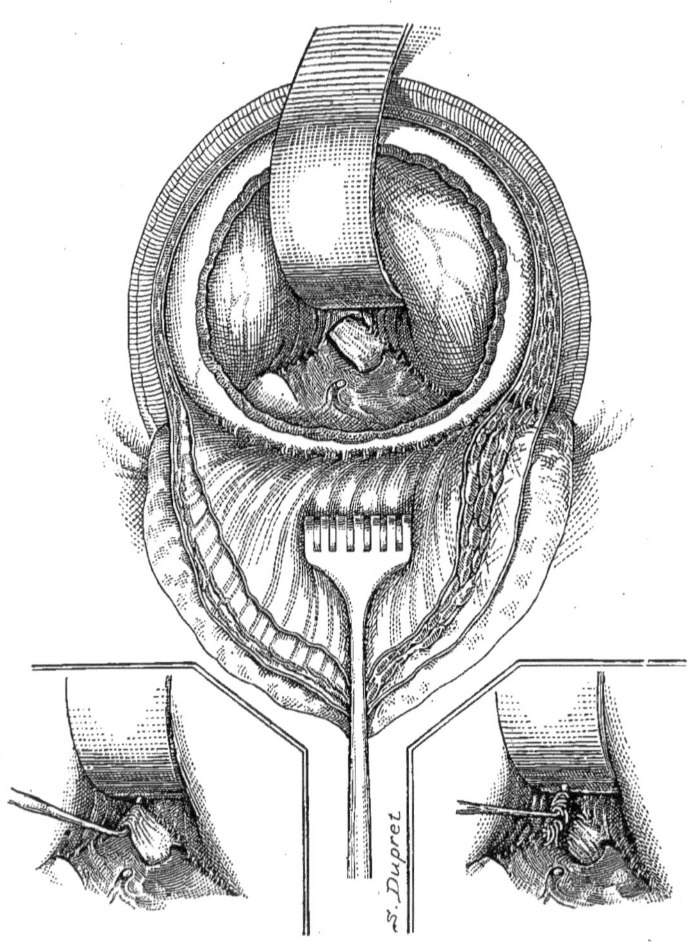

Fig. 8. — La névralgie du trijumeau. Son traitement.

L'opération est presque terminée. — La racine est visible. A gauche, la racine est chargée sur un crochet, il ne reste qu'à la couper ou à l'arracher. A droite, arrachement de la racine par traction douce.

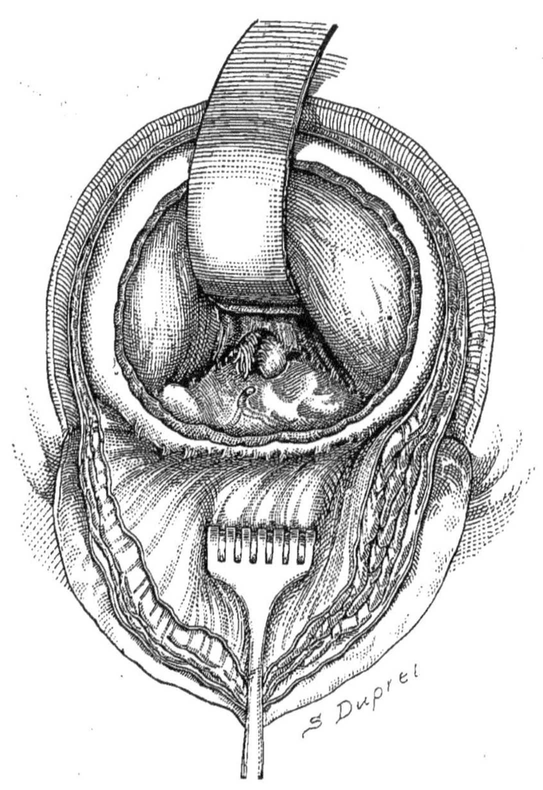

Fig. 9. — LA NÉVRALGIE DU TRIJUMEAU. SON TRAITEMENT.
La racine est arrachée. On aperçoit les faisceaux nerveux brisés et séparés.

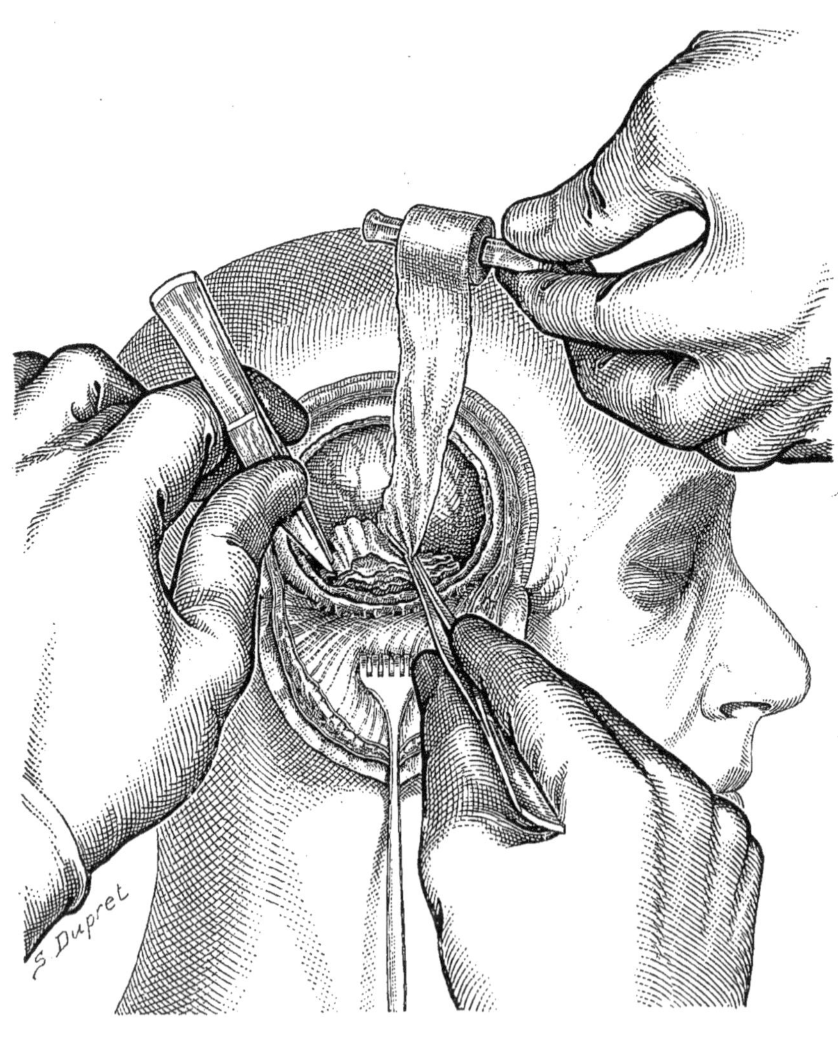

Fig. 10. — LA NÉVRALGIE DU TRIJUMEAU. SON TRAITEMENT.

Une mèche est tassée légèrement entre la dure-mère et le crâne.
Elle sera retirée au bout de vingt-quatre heures.

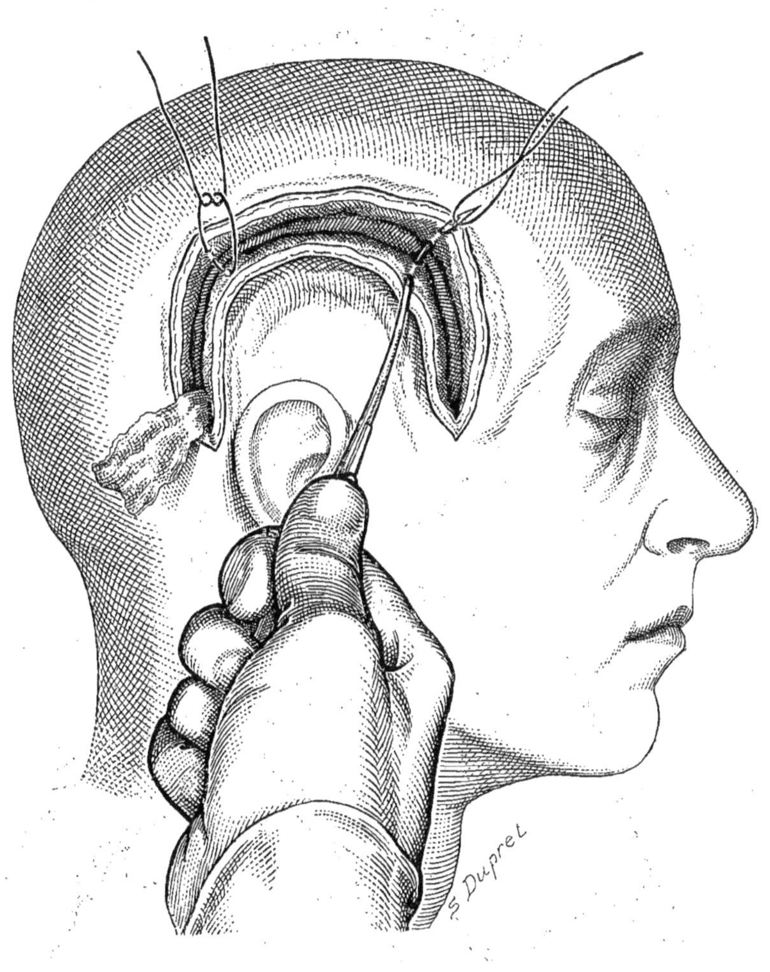

Fig. 11. — La névralgie du trijumeau. Son traitement.
Suture de l'épicrâne par points séparés. Catgut.

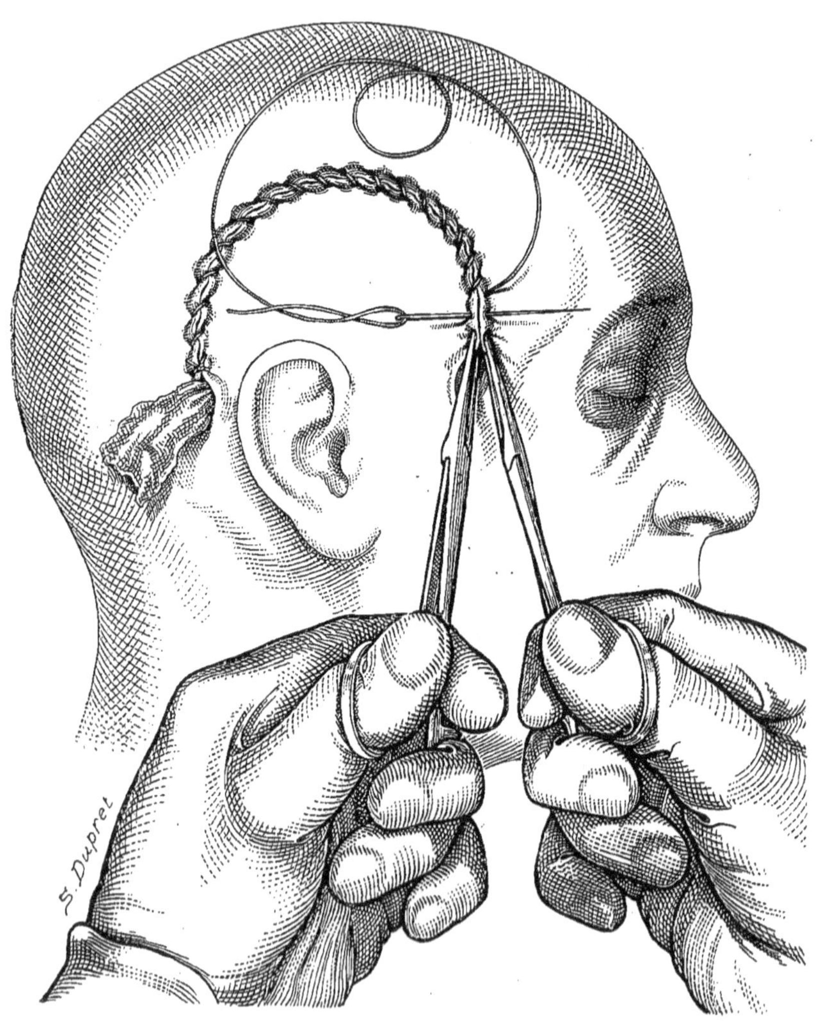

Fig. 12. — LA NÉVRALGIE DU TRIJUMEAU. SON TRAITEMENT.
Suture de la peau par un surjet au fil de lin. La mèche sort par l'angle postérieur de la plaie.

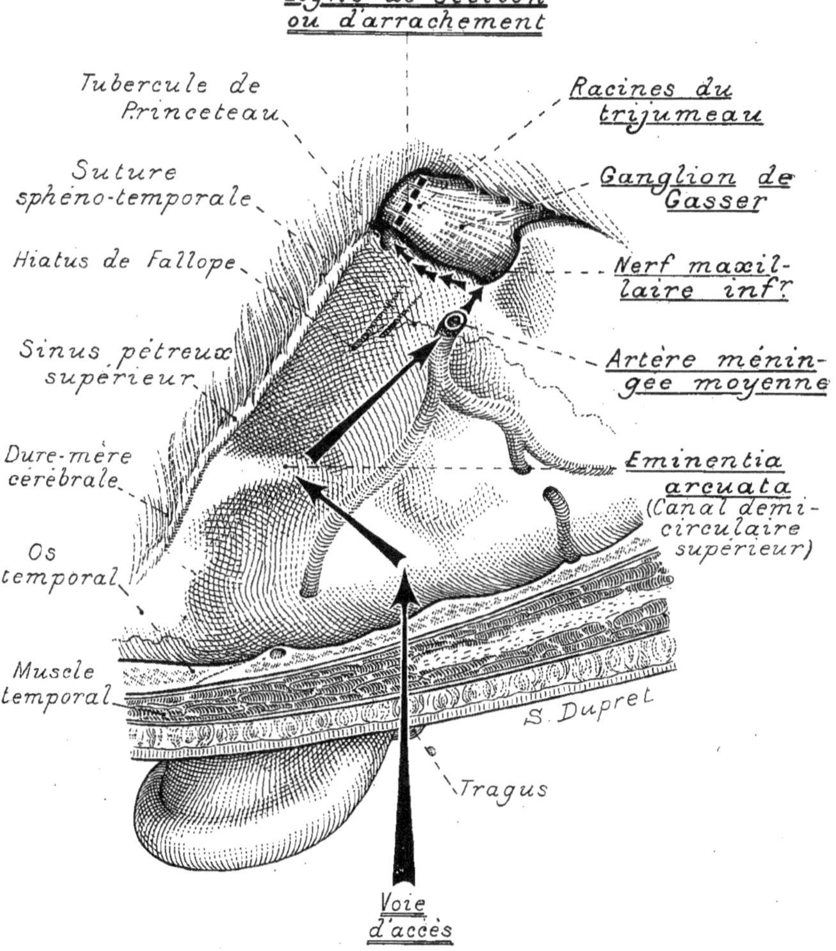

Fig. 13. — LA NÉVRALGIE DU TRIJUMEAU. SON TRAITEMENT.
Vue à vol d'oiseau de la région opératoire.

II

TUMEURS DU PLANCHER DE LA BOUCHE[1]

(GLANDE SOUS-MAXILLAIRE)

Toute affection du plancher de la bouche, dont le siège est plutôt extra-médian que médian, fera penser d'abord à une affection des glandes salivaires. La glande sub-linguale occupe la partie antérieure du plancher de la bouche, tandis que la sous-maxillaire n'est pas un organe qui appartient à la cavité buccale, mais à la région sus-hyoïdienne latérale. Seul, le canal de Wharton est un organe qui appartient au plancher de la bouche, étant donné qu'il traverse le muscle mylo-hyoïdien, sorte de diaphragme qui sépare le plancher de la bouche de la région sus-hyoïdienne ; le canal de Wharton suit la face inférieure de la glande sublinguale à laquelle il est accolé ; il se trouve ainsi au-dessous de la glande sub-linguale, accompagné de la veine linguale et du nerf lingual. Un calcul développé dans le canal lui-même fera saillie dans le plancher de la bouche et sera perceptible au doigt, à travers la muqueuse buccale. Ce détail est important, en pratique, car dans les cas où il ne s'agirait que d'un calcul du canal de Wharton, ou, ce qui est plus rare, d'une inflammation ou concrétion de la glande sub-linguale, il est logique d'intervenir par la voie buccale ; une simple incision suffira alors pour extraire un calcul ou pour inciser la glande sub-linguale suppurée.

L'opération, par voie buccale, préserve sûrement de l'inconvénient d'une fistule salivaire, que l'on a observée fréquemment après les interventions de ce genre, par la voie sus-hyoïdienne.

L'aspect clinique et l'indication thérapeutique change, lorsque l'affection, calcul ou inflammation, ou néoplasme, est développée dans la glande sous-maxillaire elle-même. La tuméfaction manifeste sa présence audessous de la mâchoire et la technique opératoire, en pareil cas, devient tout autre. C'est celle que nous allons décrire maintenant ; nous l'avons suivie dans le cas qui nous a servi de modèle pour nos dessins.

1. Voir dans le fascicule X le *Goitre lingual*.

Cette technique pourra s'appliquer à toutes les affections du plancher de la bouche qui s'étendent soit à la glande sous-maxillaire elle-même, soit aux ganglions qui l'entourent et se trouvent dans la loge fibreuse sous-maxillaire, en contact avec le parenchyme glandulaire. Tel est le cas des *affections cancéreuses de la langue*, où les ganglions de la région sous-maxillaire sont généralement envahis ; tel est le cas des inflammations chroniques de la glande sous-maxillaire : *sialo-lithiase* et *sialo-adénite* sous-maxillaires chroniques.

SYMPTOMATOLOGIE. — Lorsque le clinicien se trouve en présence d'une tuméfaction du plancher de la bouche, *à* siège unilatéral extra-médian, il s'agit généralement d'une affection des glandes salivaires ; cette affection peut être néoplasique, ce qui est d'ailleurs très rare, ou, ce qui est plus fréquent, inflammatoire. L'organe qui est particulièrement atteint, ou accessible aux affections et accidents infectieux du plancher de la bouche, est la glande sous-maxillaire ; elle est plus fréquemment atteinte que la glande sub-linguale. Les malades appartiennent presque tous (80 p. 100) au sexe masculin. L'affection est en général ascendante, c'est-à-dire qu'il y a whartonite, puis sous-maxillite ; le processus clinique présente alors une certaine analogie avec la lithiase biliaire. Les concrétions calculeuses sont secondaires à l'infection. Si les calculs se trouvent souvent dans le canal de Wharton, qui chemine dans le plancher de la bouche, il est aisé de les palper au doigt introduit sous la langue. Si l'affection lithiasique, ou inflammatoire, atteint en même temps la glande sous-maxillaire, celle-ci fait saillie dans la région sous-hyoïdienne latérale.

Le traitement à suivre, en pareil cas, est l'extirpation de la glande sous-maxillaire et, si nécessaire, aussi de la glande sub-linguale et du plancher buccal. La même conduite est d'ailleurs à suivre en cas de tumeur : épithéliome, sarcome primitif, adénome, ou chondrome, qui ont été exceptionnellement observés dans les glandes sous-maxillaires.

La glande sous-maxillaire est entourée de nombreux ganglions et lorsqu'ils sont tuméfiés, ils font, à la région sus-hyoïdienne, une saillie parfois si bien délimitée qu'on la confond, facilement, avec la glande elle-même.

DIAGNOSTIC DIFFÉRENTIEL. — La présence d'un *calcul* se confirme par les crises répétées de coliques salivaires, analogues aux crises de coliques hépatiques, ou rénales. Ensuite, par la salivation excessive, à la fin d'une de ces crises. En cas de calcul whartonien, en introduisant une sonde dans le canal de Wharton, on bute sur le calcul. Enfin, les calculs sont facilement accessibles à la radiographie.

Quant aux poussées inflammatoires, avec ou sans calcul, elles se révèleront, sauf des poussées de température, par l'apparition à l'ostium de Wharton, d'une goutte de pus, à la pression sur le plancher buccal.

Dans les affections inflammatoires chroniques de la glande sous-maxillaire, on peut noter quelquefois une infiltration ligneuse de la région sous-hyoïdienne.

L'examen histologique, en cas de sous-maxillite chronique, révèle généralement tous les signes d'une sclérose glandulaire atrophiante et progressive.

En cas de néoplasme malin opérable, les malades seront à soumettre à des séances de radiothérapie profonde post-opératoire. Le champ des rayons intéressera surtout la région sus-hyoïdienne latérale.

Si la tumeur paraît inopérable, elle est soit purement radio ou radium-thérapique, soit accessible au bistouri, seulement après avoir obtenu, par les rayons X, un état d'opérabilité par suite de la régression et fonte partielle du tissu envahi.

ANESTHÉSIE RÉGIONALE (syncaïne à 1 p. 100)[1].

TECHNIQUE OPÉRATOIRE. — Celle-ci sera suivie indifféremment dans les cas où il s'agira d'une tumeur ou d'une affection inflammatoire chronique des glandes salivaires, avec saillie, sous le plancher buccal, et dans la région sus-hyoïdienne latérale.

1° *Incision* commençant à deux travers de doigt au-dessous du lobe de l'oreille, à 1 centimètre en dehors du bord interne du sterno-cléido-mastoïdien ; incision parallèle au bord de ce muscle, jusqu'à trois travers de doigt au-dessus de son insertion sterno-claviculaire. Section du tissu cellulaire sous-cutané ; section de la gaine du muscle sterno-cléido-mastoïdien ; le muscle, sorti de sa gaine, est récliné en arrière. Découverte et section du tronc veineux thyro-linguo-facial. Section de l'aponévrose cervicale moyenne, en réclinant en arrière le muscle sterno-cléido-mastoïdien ; découverte des carotides interne et externe, avec leurs branches. La carotide externe se reconnaît à ses multiples ramifications, notamment à l'artère thyroïdienne supérieure ; elle est liée entre l'artère thyroïdienne et l'artère linguale. Cette ligature préventive empêche les hémorragies profuses au cours de l'opération.

L'opérateur voit l'anse descendante du nerf grand hypoglosse, traversant obliquement la carotide interne et externe et se dirigeant vers le plancher de la bouche ; il s'engage derrière le ventre postérieur du digastrique et derrière la glande sous-maxillaire.

2° *La glande sous-maxillaire est largement mise à nu*, par une incision

1. Anesthésie régionale. PAUCHET et SOURDAT. Doin, édit.

branchée sur la première, en équerre, c'est-à-dire perpendiculaire à celle-ci. Cette incision se termine sur le bord inférieur de la mâchoire, au niveau du menton. Nous rabattons alors les deux lambeaux cutanés, en les disséquant au bistouri, le supérieur jusqu'au ras de la mâchoire, l'inférieur autant qu'il le faut pour mettre à découvert toute la région de l'os hyoïde et de la loge sous-maxillaire.

3° *Evidement de la loge sous-maxillaire.* — Extirpation de la glande sous-maxillaire et des ganglions péri-glandulaires. Procéder par énucléation, de haut en bas ; ne pas léser la carotide externe et la veine jugulaire interne, qui sont séparées par une faible distance de l'extrémité postérieure de la glande ; elles sont souvent entourées d'une chaîne ganglionnaire plus ou moins épaisse.

4° *Examen du fond de la loge sous-maxillaire.* — Cette loge est formée par les deux ventres du digastrique, d'une part, et par le bord inférieur du maxillaire d'autre part. Le fond de cette loge est formé par les muscles hyo-glosse et mylo-hyoïdien. Après ligature de l'artère faciale, au ras du maxillaire, incision du muscle mylo-hyoïdien transversalement et parallèlement au bord du maxillaire et à une distance de 1 à 2 centimètres de celui-ci. Le muscle mylo-hyoïdien fendu, le plancher buccal est ouvert ; l'opérateur se trouve en présence des organes du plancher buccal proprement dit, c'est-à-dire de la glande sub-linguale et du canal de Wharton.

5° La langue est tirée par-dessous le maxillaire, dans le champ opératoire ; il s'agit maintenant de la libérer de la masse de tissus sur laquelle repose la néoplasie ou la masse inflammatoire glandulaire. Pour cela, il faut inciser depuis la base jusqu'au phrénulum, séparant en un seul bloc, la glande sub-linguale et le canal de Wharton, qui adhère à sa face profonde. Cette manière de faire réalise une exérèse large et, en cas de néoplasie, nous donne le plus de garantie de ne pas laisser le tissu envahi.

6° La langue est refoulée dans la bouche et on achève la dissection du bloc qui comprend à la fois les organes contenus dans le plancher buccal, la masse sous-maxillaire et sub-linguale avec ganglions sous-maxillaires et carotidiens réunis par l'aponévrose cervicale moyenne, le tout formant un bloc unique.

7° *Suture du plancher de la bouche.*

8° *Suture du ventre postérieur du muscle digastrique* avec le sterno-cléido-mastoïdien ; suture du sterno-hyoïdien et thyro-hyoïdien dans la portion sous-hyoïdienne.

9° *Fermeture de la plaie* par points séparés au catgut pour le tissu cellulaire cutané et au crin pour la peau. Mèche à drainage dans la loge sous-maxillaire.

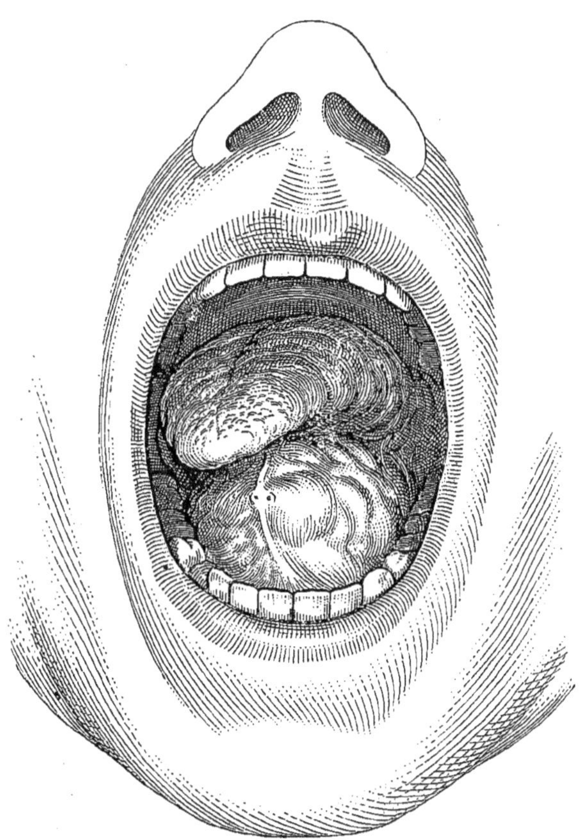

Fig. 14. — Tumeur du plancher de la bouche. Ablation.

Cette tumeur est développée aux dépens des glandes salivaires : sub-linguale et sous-maxillaire. Son évolution et son aspect furent ceux d'un néoplasme. En réalité, il s'agissait d'une tumeur inflammatoire comme le montra l'examen histologique.

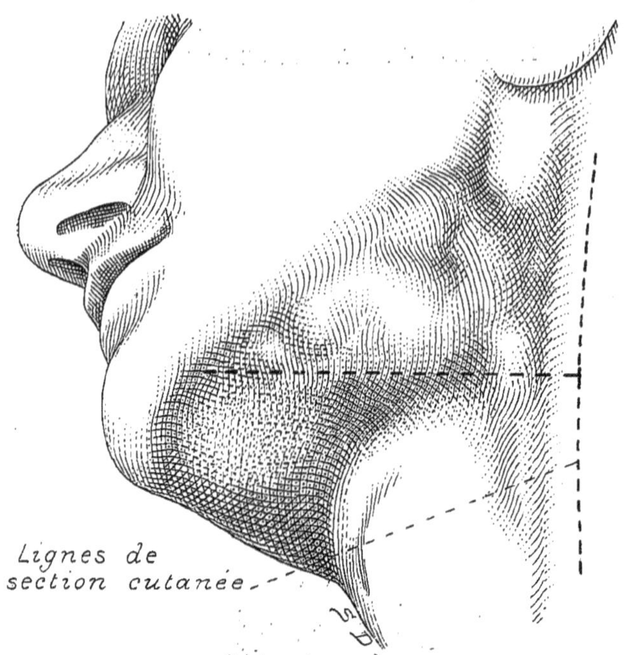

Fig. 15. — Tumeur du plancher de la bouche. Ablation.

Aspect de la tumeur, dans la région cervicale et sous-maxillaire. Adénopathie cervicale sous la peau, saillie bosselée et dure formée par la glande sous-maxillaire. Tracé de l'incision en pointillé.

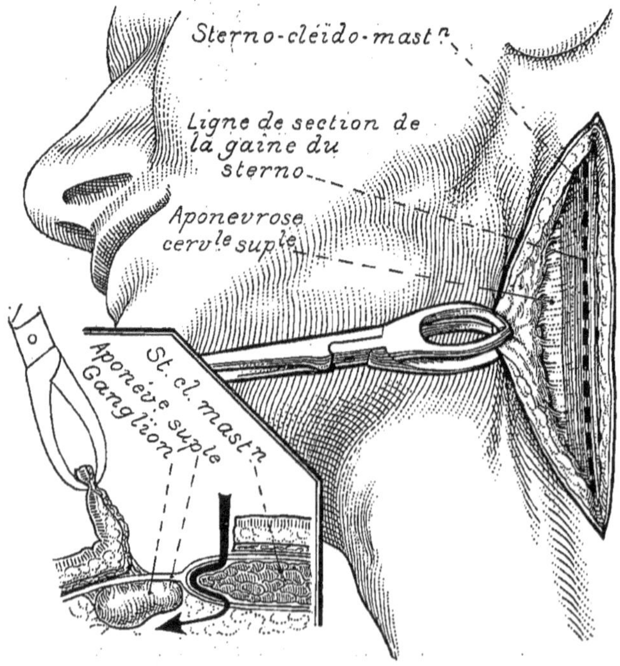

Fig. 16. — Tumeur du plancher de la bouche. Ablation.

Incision de la peau et de l'aponévrose cervicale. Le pointillé est parallèle au bord antérieur du sterno-mastoïdien. En bas de la figure et à gauche, la flèche indique le trajet du bistouri.

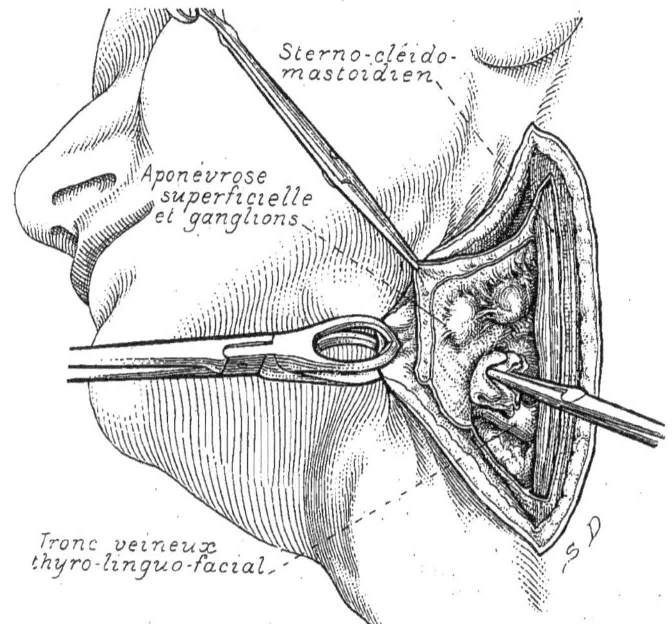

Fig. 17. — Tumeur du plancher de la bouche. Ablation.

Le premier temps de l'opération consiste à sectionner l'aponévrose et à refouler le tissu cellulaire de la région cervicale, avec les ganglions contenus dans cette épaisseur. Cette manœuvre se fait tantôt à la compresse, tantôt au bistouri. Les ganglions et l'aponévrose en haut et en avant.

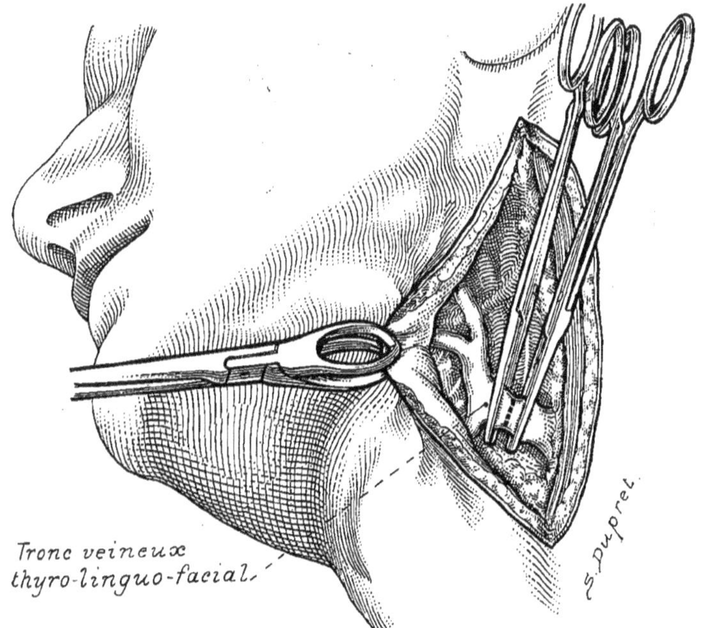

Fig. 18. — Tumeur du plancher de la bouche. Ablation.

La dissection dénude le tronc veineux thyro-linguo-facial. Celui-ci est sectionné et lié.

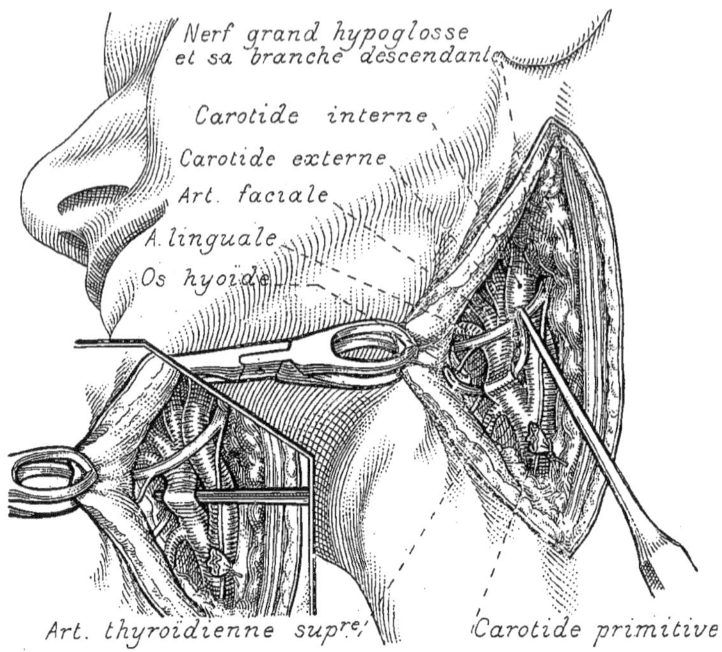

Fig. 19. — TUMEUR DU PLANCHER DE LA BOUCHE. ABLATION.

La masse cellulo-ganglionnaire disséquée et refoulée permet à l'opérateur de découvrir la carotide externe. Celle-ci est reconnaissable à la saillie de l'os hyoïde ou grand hypoglosse et aux branches collatérales. L'artère est liée.

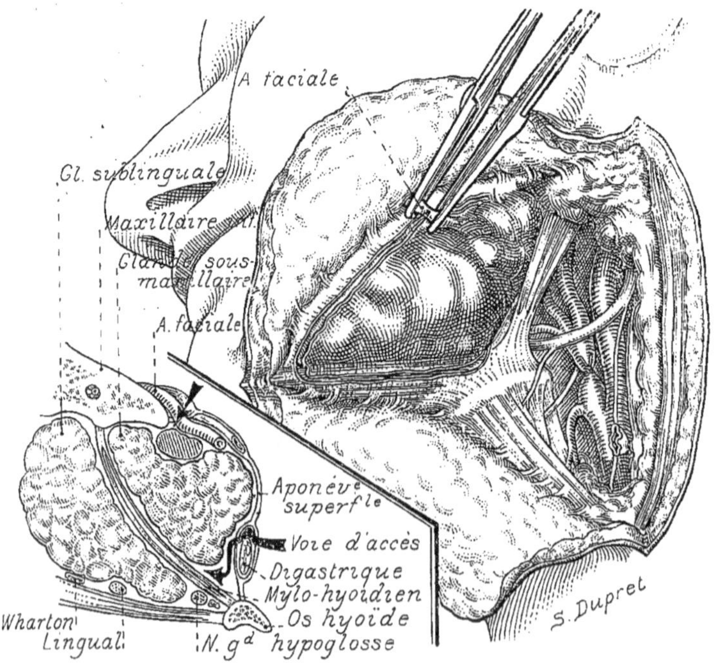

Fig. 20. — TUMEUR DU PLANCHER DE LA BOUCHE. ABLATION.

Par refoulement et dissection, la masse cellulo-ganglionnaire a été repoussée en haut. L'opérateur incise l'aponévrose cervicale, sur le bord inférieur du maxillaire et sur le corps du muscle digastrique.

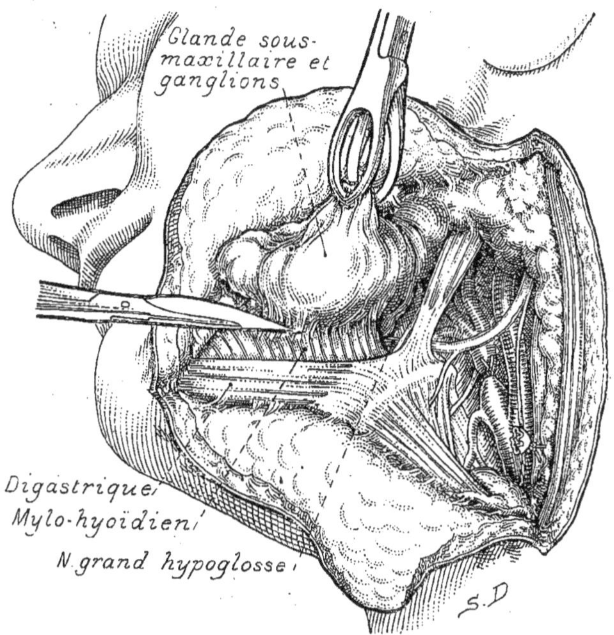

Fig. 21. — Tumeur du plancher de la bouche. Ablation (*suite*).

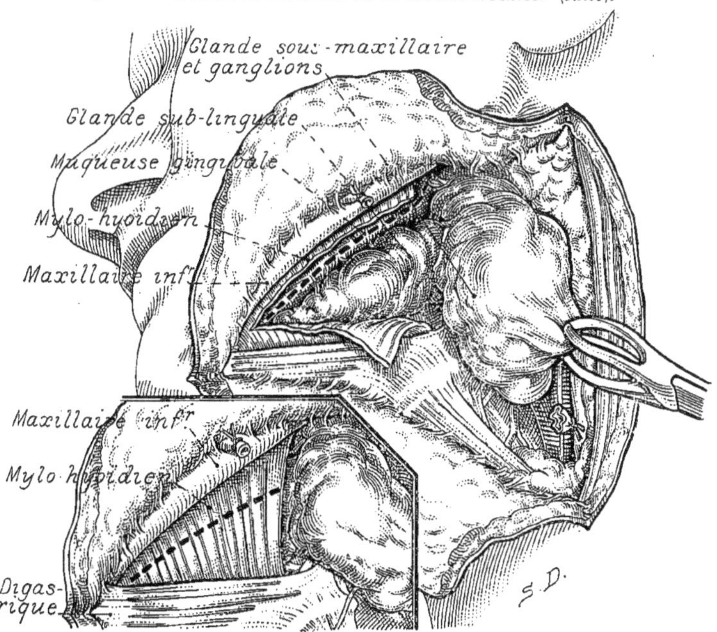

Fig. 22. — Tumeur du plancher de la bouche. Ablation.

Après libération de la glande sous-maxillaire hypertrophiée et dure, l'opérateur voit son prolongement sous le muscle mylo-hyoïdien. Remarquer, en bas de la figure, l'incision du muscle mylo-hyoïdien et en haut la saillie de la masse continuée par la glande sublinguale également dure et grosse.

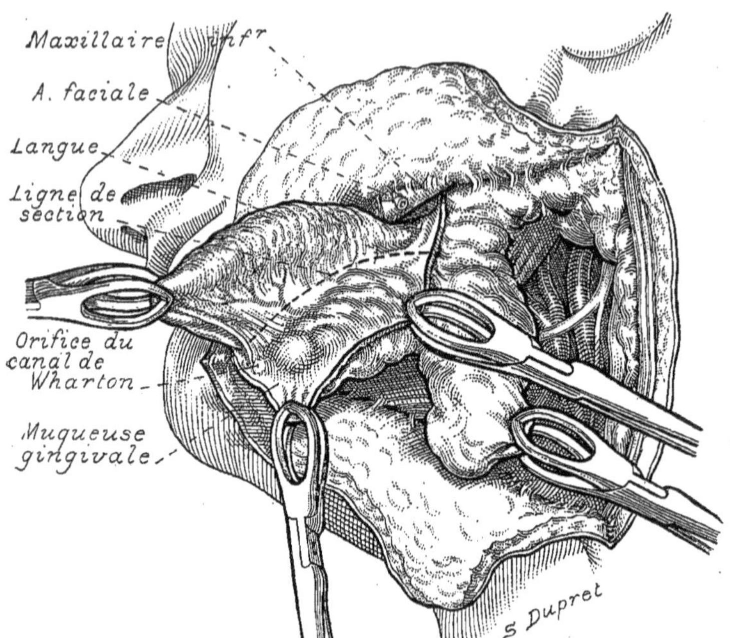

Fig. 23. — Tumeur du plancher de la bouche. Ablation.

La masse sublinguale est adhérente à la muqueuse ; comme on craint la possibilité d'un néoplasme, celle-ci sera excisée. La langue est attirée dans le champ opératoire. Le pointillé indique le point où la muqueuse adhérente sera sectionnée.

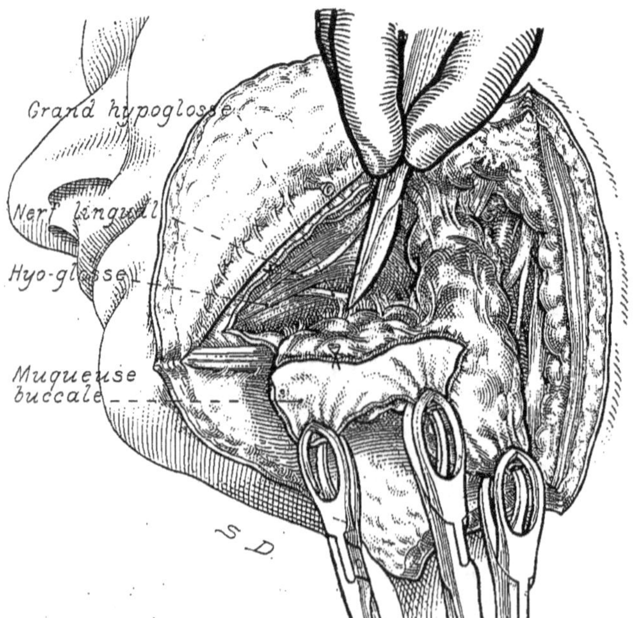

Fig. 24. — Tumeur du plancher de la bouche. Ablation.

Le lambeau de la muqueuse buccale est saisi par deux tenailles. Il est attiré en bas, tandis que le bistouri continue à disséquer la face profonde de la masse adhérente au muscle hyoglosse. La langue a été replacée dans la bouche.

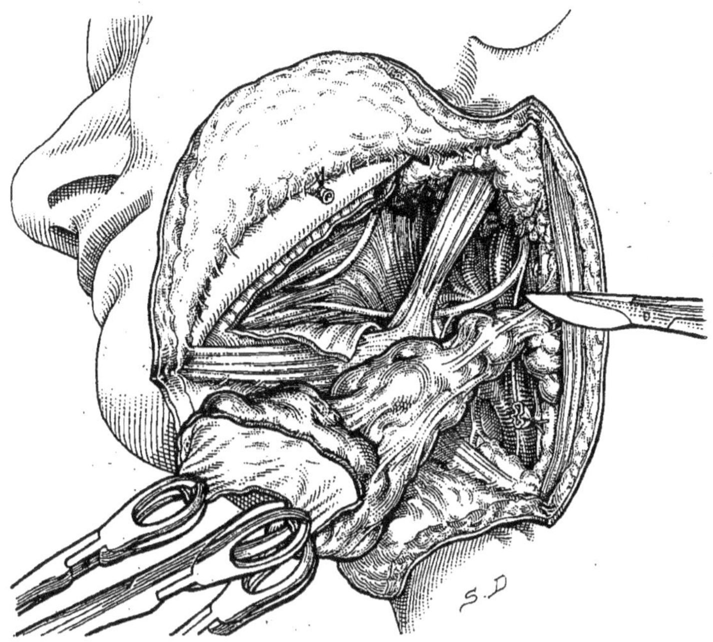

Fig. 25. — Tumeur du plancher de la bouche. Ablation.

La masse sublinguale et sous-maxillairé ainsi que les ganglions qui ont été refoulés au début de l'opération, forment une masse se continuant aux quelques tractus celluleux qui relient encore la masse ganglionnaire à l'aponévrose cervicale.

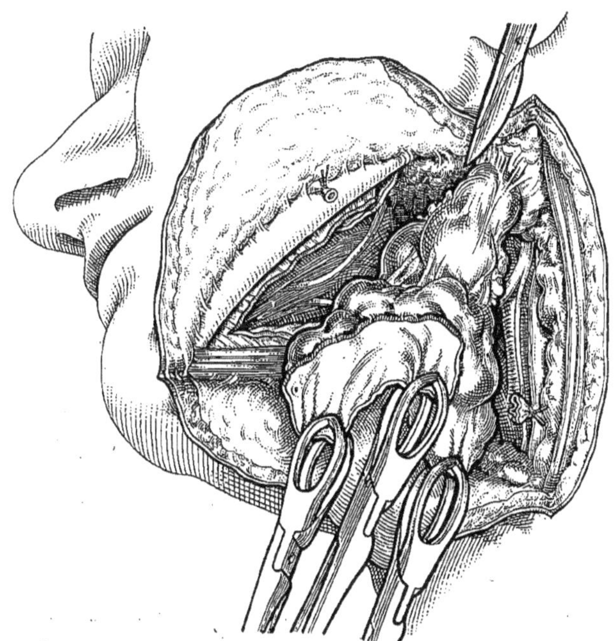

Fig. 26. — Tumeur du plancher de la bouche. Ablation.

Section des tractus fibreux qui unissent la masse péri-ganglionnaire à la parotide.

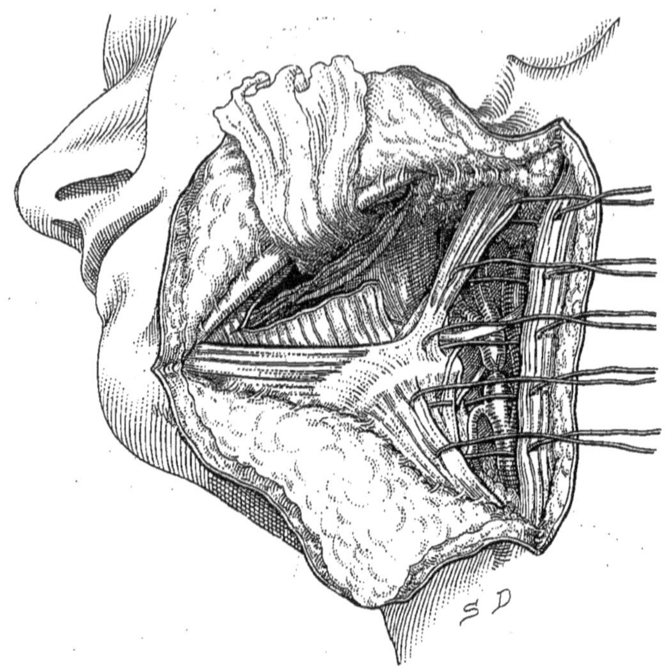

Fig. 27. — Tumeur du plancher de la bouche. Ablation (*suite*).

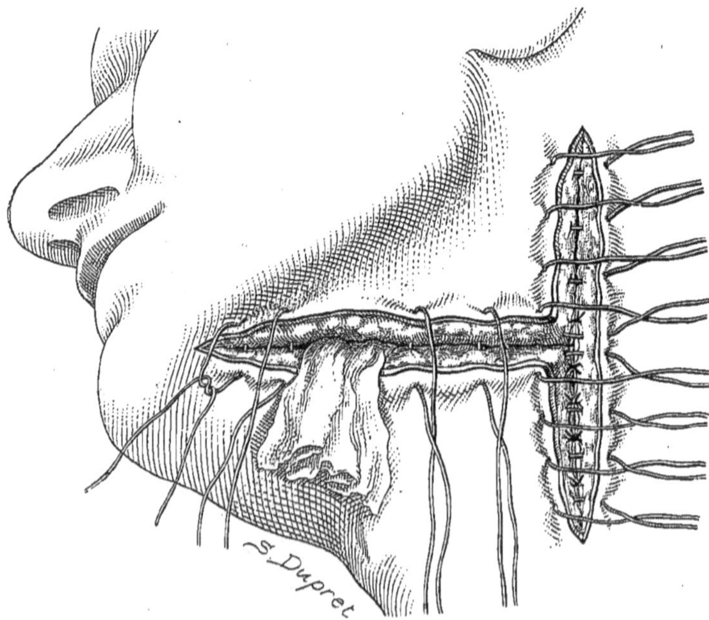

Fig. 28. — Tumeur du plancher de la bouche. Ablation.

La plaie a été lavée à l'éther. Une petite mèche est introduite entre les bords de la peau. Cette mèche rejoint la suture du plancher de la bouche, mais ne pénètre pas dans la cavité buccale. La peau est suturée au fil par points séparés.

III

DIVERTICULES DE L'ŒSOPHAGE[1]

Les *diverticules* de l'œsophage sont des dilatations limitées en un point de la paroi de ce conduit qui fait véritablement hernie, et on doit les distinguer, d'après leur *siège*, en *diverticules du pharynx* et en *diverticules œsophagiens* proprement dits. Ces derniers sont beaucoup plus rares et la plupart des diverticules décrits autrefois comme œsophagiens sont uniquement pharyngiens. Ainsi que l'œsophagoscopie l'a bien établi, ils prennent naissance immédiatement au-dessus de la bouche de l'œsophage, dans la portion inférieure du pharynx que l'on appelle l'*hypopharynx*.

D'après leur mode de formation, on les distingue en *diverticules par pulsion* et *diverticules par traction*, suivant qu'on suppose leur production due à l'application d'une force appuyant de dedans en dehors, ou, au contraire, à une attraction d'un point de la paroi par une adhérence à un organe voisin en voie de retrait (ganglion ordinairement). Les diverticules hypopharyngiens constituent à eux seuls presque tout le premier groupe ; le second renferme les deux types.

Longtemps on ne s'est pas entendu sur la fréquence relative de ces deux genres de diverticules, et tandis qu'un auteur affirmait que « les diverticules par propulsion sont plus rares que ceux par traction », un autre avançait le contraire. En réalité, il faut admettre aujourd'hui que les diverticules par traction donnent rarement des troubles sérieux parce qu'ils sont petits et qu'on les laisse passer souvent sans les diagnostiquer et les observations de *diverticules par pulsion* sont beaucoup plus nombreuses.

1. Les figures ont été faites d'après deux opérations que j'ai exécutées en deux temps avec guérison. Le texte a été rédigé par Guisez.

Certains auteurs ont décrit également des *diverticules congénitaux* qui auraient leur origine dans des vestiges du sinus de His, et localisés dans l'hypopharynx. Quelques autres diverticules congénitaux ont été signalés aussi dans la portion cervicale et dans la portion thoracique de l'organe. Même pour ceux de l'hypopharynx, du reste, l'accord n'est pas fait et quelques-uns en font au contraire des récessus dus à la propulsion du triangle de l'hypopharynx qui est privé de fibres musculaires. Leur existence, défendue par von Bergmann, est niée par Starck, Killian, Guisez, etc.

Ainsi donc les diverticules de l'hypopharynx par pulsion sont ceux qui doivent seuls nous intéresser ici, les autres siégeant toujours dans la région thoracique ne sont que des trouvailles œsophagoscopiques ou d'autopsie et ne s'accompagnent d'aucun trouble fonctionnel.

On donne encore aux *diverticules par pulsion* le nom de *diverticules de Zenker*. Ils présentent, au sujet de leur mécanisme de formation, de leur siège et de leur pathogénie, des caractères particuliers.

Deux *sortes de causes* donnent lieu communément à ces diverticules pharyngo-œsophagiens : 1° les contractures spasmodiques de la bouche de l'œsophage et les sténoses inflammatoires qui lui sont consécutives ; 2° accessoirement les sténoses cicatricielles, du tiers supérieur de l'œsophage.

La *pathogénie* des diverticules de l'*hypopharynx est intimement liée à celle des spasmes de la bouche de l'œsophage*. Normalement, la bouche de l'œsophage doit s'ouvrir au moment de la déglutition, si elle reste fermée sous l'influence de la contracture, le bol ne pouvant descendre dans l'œsophage, va distendre les parois de l'hypopharynx qui va se dilater tout comme l'œsophage se dilate dans le cardiospasme.

Seulement, à l'inverse de l'œsophage thoracique qui se dilate de façon régulière, l'hypopharynx, dont les parois sont différemment soutenues, va se distendre en son point faible. La paroi antérieure est soutenue par le larynx, le chaton cricoïdien ; restent donc les parois latérales et la paroi postérieure. La paroi postérieure est sans doute adossée à la colonne vertébrale, mais au-devant de celle-ci se trouve du tissu cellulaire lâche, sur lequel elle peut glisser dans les mouvements de déglutition ; les parois latérales sont également libres ; elles pourront donc se distendre. C'est ce qui arrive, et c'est aux dépens de la paroi postérieure et des parois latérales que se forment toujours les diverticules de l'hypopharynx.

Sous l'influence d'une pression venue d'en haut, la muqueuse fait hernie en un point entre les fibres musculaires : il résulte un diverticule qui se développe surtout en arrière ou latéralement et, sous l'influence

de cette pression, glisse souvent plus bas que la bouche de l'œsophage
proprement dite, dans la partie supérieure du thorax.

En somme, c'est surtout consécutivement au spasme et à la contracture spasmodique de la bouche de l'œsophage que se forment les diverticules de l'hypopharynx. Or le spasme de la bouche de l'œsophage est dû
surtout à la *mauvaise mastication.* Tous ceux qui s'occupent de la
recherche de corps étrangers de l'œsophage sous l'œsophagoscope ont pu
se rendre compte de l'énorme volume de la bouchée de viande qui contient un os par exemple. Ce sont des *édentés*, et de fait les spasmes et
diverticules de l'œsophage ne sont pas rares chez les gens âgés, ou des
gens qui mangent beaucoup trop vite, sans mastiquer. La bouche œsophagienne refuse de s'ouvrir pour accepter un bol alimentaire mal préparé, le spasme se constitue et sous l'influence des efforts de déglutition
pour que le bol franchisse la bouche œsophagienne, la paroi de l'hypopharynx cède en son point le plus mal soutenu.

Les *rétrécissements cicatriciels traumatiques* (potasse caustique) de la
bouche de l'œsophage peuvent donner naissance à des diverticules de
l'hypopharynx, mais cette étiologie est exceptionnelle (4 fois dans la statistique de Guisez, dont un consécutif à une blessure de guerre[1]).

Diagnostic clinique. — Les diverticules sont précédés, pendant des
années, par des prodromes qui consistent en de légers *troubles dysphagiques* et en phénomènes *d'irritation pharyngée; grattage* et *sécheresse* du
pharynx, salivation abondante, expulsion de mucosités, quintes de toux,
sensation de corps étranger, etc. Il est exceptionnel que l'affection se
révèle d'une façon soudaine.

Les symptômes n'apparaissent que si le sac diverticulaire atteint un
certain volume. Ils sont dus, soit à la pénétration des aliments dans la
cavité, soit à la compression qu'exerce sur l'œsophage et sur les organes
voisins, cette poche remplie d'aliments et de sécrétions.

Des malades éprouvent une *sensation d'arrêt* des *aliments;* ils les loca-
lisent derrière le larynx puis plus bas dans le thorax au fur et à mesure
que la poche se dilate. Les fragments alimentaires les plus gros sont
seuls arrêtés au début, puis le malade éprouve de la difficulté à avaler
des morceaux plus petits ; finalement, les liquides eux-mêmes sont arrêtés.
Les *troubles dysphagiques* présentent des alternatives en rapport avec la
situation et le volume du diverticule. Tantôt ce sont les premières bouchées
qui s'arrêtent et les suivantes qui passent ; tantôt c'est l'inverse ; le
malade mange avec lenteur et prudence ; il aide la déglutition du bol alimentaire en inclinant le corps dans diverses directions, sans pouvoir

1. Voir Guisez. Rétrécissements de l'œsophage. Masson, éditeur, 1923, page 277.

obtenir des résultats. Il arrive qu'un morceau passe sans difficultés, alors que la bouchée suivante s'arrête. Il peut y avoir une véritable *rumination*; les aliments non digérés revenant à plusieurs reprises dans la bouche, avant d'être définitivement déglutis.

Les malades ont une sensation de *mauvais goût dans la bouche.* L'arrêt des aliments peut se compliquer d'une sensation d'étouffement, de congestion de la face qui correspond au *bloquage de l'œsophage* (Bensaude et Grégoire). Ce bloquage se produit par intermittence, au cours d'un repas. Le patient est dans l'impossibilité d'avaler ce qui est dans sa bouche; s'il insiste, il se produit une douleur rétro-sternale, accompagnée d'étouffement. Le visage se congestionne, le malade se lève de table pour régurgiter les aliments avalés. S'il tarde à faire cette *régurgitation*, il peut se produire du vertige.

La régurgitation spontanée des aliments est un symptôme constant. Le contenu ne s'évacue pas en une seule fois; mais en plusieurs régurgitations. Parfois il comprend des aliments ingérés dans un repas antérieur. Les aliments régurgités ne sont pas modifiés et ne contiennent aucune trace d'acide chlorhydrique. Ils baignent dans des mucus.

Le diverticule produit, parfois, quand il est plein, une *voussure* cervicale, que l'on rencontre dans 1/3 des cas; pour la mettre en évidence, il faut placer la tête en extension.

La tuméfaction peut occuper les deux fosses claviculaires; généralement elle est unilatérale; le volume de la tumeur est égal à celui d'un œuf ou d'une poire. Elle change de volume, suivant le degré de son remplissage. Après les repas, des régurgitations la font diminuer ou disparaître.

La *percussion* de cette tumeur révèle parfois une partie inférieure mate, une partie supérieure sonore. Ces zones perceptibles pendant les repas disparaissent ensuite.

Au palper, la tumeur est molle et fluctuante. Elle diminue sous l'influence de la pression. Au moment de la déglutition, elle peut accompagner les mouvements du larynx. En exprimant le contenu de la tumeur, on peut provoquer une éructation ou un gargouillement. Ce dernier bruit est dû à ce que le sac diverticulaire contient de l'air; c'est parfois le premier symptôme d'un diverticule. Quand, après une injection d'eau, on exerce une pression latérale sur le cou, l'auscultation permet d'entendre un bruit de glouglou. On peut même trouver un bruit de succussion, le matin à jeun, après déglutition d'un verre d'eau.

Quand le diverticule se vide incomplètement, on observe une *fétidité prononcée de l'haleine*, symptôme aussi pénible pour le malade que pour son entourage.

On observe parfois les *troubles de compression* suivants : dyspnée, congestion du visage, névralgies cervicales, brachiales, thoraciques et interscapulaires, raucité de la voix, troubles oculo-pupillaires par compression du sympathique.

Les erreurs de diagnostic sont fréquentes : le diverticule est pris parfois pour une *sténose cancéreuse* de l'œsophage, qui peut s'accompagner d'une pesanteur rétro-sternale et d'une tumeur cervicale, donnant à la pression la sensation d'une tumeur molle.

Les signes généraux du cancer ne sont guère utiles au diagnostic, car la plupart des diverticules ne sont reconnus qu'entre quarante et soixante ans. L'histoire du malade est très utile, il faut relever d'une façon précise l'évolution des troubles. Si la durée est longue, avec des prodromes très anciens, si le développement de la dyspnée est lent, progressif, on deut conclure à l'existence d'un diverticule.

Cathétérisme. — Le cathétérisme de l'œsophage est toujours très difficile en matière de diverticule et souvent on n'arrive à franchir la bouche de l'œsophage spasmodiée qu'après de multiples tentatives avec la fine bougie qui toujours glisse dans le diverticule. Dès que l'on a franchi cette bouche on peut introduire sur cette filiforme une bougie de plus gros calibre et entre ces deux premières en introduire une troisième réalisant ainsi la dilatation multibougiaire de l'orifice sténosé de la bouche œsophagienne (Guisez). Bensaude et Grégoire ont indiqué le procédé du *fil conducteur*. Un fil avalé traverse spontanément l'œsophage, même rétréci, puis pénètre dans l'estomac et l'intestin et se trouve fixé là, de telle façon qu'il ne peut être retiré par traction. Ce fil sert à guider une olive perforée ; il est fait de soie résistante (cordonnet), enduite de cire. Le fil placé sur la base de la langue est dégluti avec une gorgée d'eau ; plusieurs mètres sont avalés ; au bout de vingt-quatre heures, l'extrémité déglutie est fixée à l'intestin et résiste à toute traction. Si le fil n'a pas traversé l'estomac, il se laisse retirer facilement. Il traverse les rétrécissements serrés, surtout si on a administré de la belladone. Une fois fixé, on le passe dans l'orifice que porte la sonde à son extrémité, le cathétérisme se fait sans risque, car l'instrument suit la lumière de l'œsophage, si étroit, si défectueux qu'il soit (Bensaude et Grégoire). La sonde à béquille permet de reconnaître l'orifice du sac diverticulaire et sa situation ; l'entrée et « le seuil » (Guisez) sont toujours postérieurs, pour pénétrer dans l'œsophage on tourne la béquille en avant, pour entrer dans le sac on la tourne en arrière.

La sonde introduite dans le diverticule ne se trouve pas serrée comme dans le rétrécissement ; elle donne l'impression de se trouver dans un espace libre.

RADIOSCOPIE. — Le malade sera examiné successivement dans diverses positions : oblique, latérale, latéro-postérieure. La position couchée permet de voir les rapports de la poche avec l'œsophage, car elle entraîne le ralentissement de la traversée œsophagienne par le repas opaque. Le malade sera à jeun. Le mélange opaque est avalé. Le remplissage du diverticule se voit sous l'écran ; il se fait de haut en bas, la substance opaque descend du pharynx dans le sac sans pénétrer dans l'œsophage et s'accumule rapidement. Les dimensions du diverticule sont comprises entre celles d'une noisette et d'une grosse orange.

Une réplétion complète, en distendant progressivement le diverticule, montre que *celui-ci est doué d'une grande extensibilité*. Ce signe spécial au diverticule doit être recherché. L'image présente une forme ovalaire à *contour régulier*. Son fond est uni, sans prolongement vers le bas ; à la partie supérieure apparaît souvent une zone claire, due à une bulle d'air.

La situation est constante ; le sac siège au niveau de la région cervicale, en arrière du conduit œsophagien, dans l'espace pré-vertébral. Quand il arrive à un certain degré de développement, son fond descend dans le médiastin et peut atteindre la bifurcation des bronches. Le diverticule déborde d'abord sur l'œsophage et apparaît sur une des faces latérales de celui-ci. C'est le cas du malade qui a servi d'exemple aux figures ci-jointes.

L'évacuation a lieu comme le remplissage, par la partie supérieure du diverticule.

Le diverticule étant rempli, il faut mettre l'œsophage en évidence par une nouvelle absorption de crème barytée. La substance opaque glisse rapidement le long des parois œsophagiennes et n'y laisse pas de particules adhérentes, comme cela se produit en cas de dilatation produite au-dessus d'une sténose cancéreuse. L'œsophage n'est pas visible quand il est refoulé et comprimé par un diverticule volumineux. En comprimant le diverticule avec les doigts, ceux-ci peuvent repousser la substance opaque vers le pharynx et en faire pénétrer un filet dans l'œsophage.

Le cathétérisme se fera avec une sonde béquille, sous le contrôle de l'écran ; le trajet de l'œsophage rendu ainsi apparent, il est possible de s'assurer si la poche s'insère à la partie postéro-supérieure de l'œsophage et s'il s'agit bien d'un diverticule pharyngo-œsophagien.

Ne pas confondre les diverticules avec les dilatations qui se produisent.

au-dessus d'un *rétrécissement* ou *d'un cancer*. En cas de rétrécissement ou de cancer, la dilatation présente, à sa partie inférieure, un contour irrégulier, déchiqueté, dû à l'infiltration néoplasique.

Le rétrécissement spasmodique peut également être pris par erreur pour un diverticule. Chaque fois que les difficultés d'interprétation laissent un doute sur la nature de l'image diverticulaire, il ne faut se prononcer en faveur du diverticule que si on peut constater les rapports avec l'œsophage, et vérifier son insertion postérieure à l'union du pharynx et de l'œsophage. L'examen sera pratiqué dans la position assise après lavage de la poche diverticulaire avec un tube court de 35 centimètres et de 11 millimètres. Invariablement le tube pénètre dans le diverticule et s'arrête au fond de la poche.

OEsophagoscopie. — Il est toujours très difficile de retrouver la bouche œsophagienne : le meilleur moyen est dès que l'on a pénétré dans le diverticule de retirer le tube tout doucement tout en appuyant avec son extrémité sur la paroi antérieure. A un moment donné et surtout si l'on provoque un mouvement de poussée, on aperçoit une sorte d'hiatus qui s'ouvre brusquement et qui n'est autre chose que la bouche de l'œsophage.

Traitement. — Le TRAITEMENT MÉDICAL est toujours indiqué, car il est bon, même quand on doit opérer, de préparer le malade et de désinfecter le diverticule. Le traitement consiste à maintenir le *diverticule vide* et à *combattre la sténose œsophagienne*. Il faut vider la poche quand les aliments y pénètrent et faciliter leur évacuation. Recommander les potages épais, le tapioca, les purées, les aliments gras qui passent facilement; quelques malades ne peuvent avaler que des liquides.

Interdire les aliments qui laissent des résidus, tels que les fruits à pépins, salade, etc... S'abstenir d'excitants (alcool, épices, vin). Recommander de mâcher lentement et bien insaliver.

Beaucoup de malades réussissent à laver le diverticule et à le débarrasser de tout aliment en buvant immédiatement après le repas et en régurgitant l'eau avalée.

Après le repas, le malade doit débarrasser le diverticule des restes d'aliments qui séjournent et laver la poche, à l'aide de la sonde béquille ou même un tube de Faucher quand la poche est volumineuse. Les lavages réguliers de la poche améliorent beaucoup la déglutition du malade, en évitant l'inconvénient du diverticule, etc.

Il faut dilater la sténose continuelle ou spasmodique de l'œsophage. Si le malade a maigri, on peut le nourrir à la sonde.

La dilatation systématique de la bouche œsophagienne sténosée, et surtout si l'on emploie la *dilatation multibougiraire*, pare aux inconvénients du diverticule et même dans les cas récents on peut voir celui-ci rétrocéder. Mais dans les cas anciens à diverticules volumineux, le seul traitement réellement efficace, c'est le *traitement chirurgical*.

Le TRAITEMENT CHIRURGICAL est toujours indiqué, il est relativement bénin. Les opérations proposées sont les suivantes :

a) L'*opération de Bevan* qui consiste à invaginer le diverticule par une série de points en bourse ; la cavité se trouve, de ce fait, oblitérée.

b) L'*extirpation* est un procédé plus simple ; faite en un temps, elle est grave, car elle risque de produire de la cellulite du cou, de la médiastinite. L'opération en deux temps est bénigne. C'est celle que nous avons pratiquée. La première intervention consiste dans l'extériorisation du diverticule, elle prépare la réaction et la défense cellulaire du cou, avant d'ouvrir la cavité œsophagienne.

La série de figures que nous avons reproduites ici montre comment nous avons procédé :

1° *Incision* sur le bord *antérieur* du sterno-mastoïdien. Cette incision se fera tantôt à gauche, tantôt à droite. Il faut choisir le côté où la poche a tendance à faire saillie. La radioscopie renseigne sur ce point.

Chez notre malade, nous avons pratiqué une incision du sterno-mastoïdien à son insertion inférieure, car le diverticule était volumineux et nous croyons cette manœuvre nécessaire pour l'extérioriser facilement.

Le bord antérieur du sterno-mastoïdien est mis à nu ; il est récliné en dehors ; couper le muscle sous-hyoïdien (non indispensable). *Sectionner l'homo-hyoïdien* au niveau de son tendon intermédiaire.

2° *Recherche du diverticule.* — La sonde cannelée et la pince anatomique isolent le paquet vasculaire et le tractus trachéo-œsophagien. Un écarteur Farabeuf placé sur les vaisseaux, les récline en dehors. L'opérateur recherche le diverticule au-dessous du niveau du cartilage cricoïde ; il est exactement placé au milieu de cet espace ainsi creusé, reposant sur la colonne vertébrale. Il déborde toujours l'œsophage d'un côté ou de l'autre, souvent les deux côtés. Il est reconnaissable à sa coloration blanchâtre. On le prendrait pour un sac herniaire ou pour l'aponévrose prévertébrale épaissie. La pince à disséquer saisit cette tunique blanchâtre qui se trouve au fond de l'espace creusé entre le paquet vasculaire et le tractus trachéo-œsophagien contre la colonne vertébrale. Il se laisse attirer aisément; le clivage se fait avec la plus grande facilité ; il n'y a pas d'hésitation possible pour le chirurgien, car il ne peut y avoir autre chose en ce point.

3° *Extériorisation du diverticule*. — La sonde cannelée refoule facilement le tissu cellulaire lâche qui entoure la poche, plus facilement que s'il s'agissait d'un sac herniaire. On éprouve quelques difficultés cependant au voisinage du collet; à ce niveau, le tissu conjonctif devient fibreux et résistant; la sonde cannelée travaille en collaboration avec la pince; la paroi du diverticule apparaît traversée par quelques *tractus conjonctifs* et des *fibres musculaires* (c'est entre ces fibres musculaires que la hernie diverticulaire se produit). Si le pédicule est large, comme dans notre cas, il est assez difficile de savoir dans quelle mesure on peut tirer sur le diverticule et l'œsophage. En effet, *la traction du diverticule coude l'œsophage*, exagère le rétrécissement ; il faut penser à l'alimentation du malade par la suite.

Il est bon de placer une sonde dans l'œsophage, de façon à contrôler constamment sa direction et son calibre et à savoir où se trouve l'orifice d'entrée du diverticule. Il faut que l'axe de l'œsophage ne soit pas coudé, qu'il reste vertical comme normalement.

4° *Résection du diverticule*. — Nous n'avons pas pratiqué la résection du diverticule en un temps. Grégoire recommande de placer une pince sur le diverticule, au niveau de son implantation et une autre un peu au-dessous, du côté du diverticule. La première pince ferme la cavité pharyngo-œsophagienne; la seconde évite l'écoulement de la salive contenue dans le sac. Le pédicule est sectionné entre les deux pinces, au thermo.

5° *Suture de la fente*. — Grégoire conseille de faire un premier rang de suture, un surjet au catgut, en évitant de prendre la surface muqueuse. Lorsque le surjet est terminé, on peut enlever la pince. La cavité pharyngo-œsophagienne est fermée. Un second rang de suture, à points séparés, est placé par-dessus le premier, en prenant les points superficiels du conduit.

Ce temps opératoire m'a paru personnellement très difficile ; on ne ferme pas une plaie œsophagienne comme une plaie intestinale ou gastrique. Les parois sont friables, le conduit est profond, les risques de contamination sont nombreux. Je l'ai constaté plusieurs fois au cours des œsophagostomies externes.

Pour cette raison, je préfère recourir à l'opération en deux temps, qui est peut-être moins brillante, mais ne fait pas courir de risques au malade.

En général il est utile de faire la gastrostomie préalable, de façon à alimenter le sujet dès le premier jour. C'est une bonne précaution. Si le sujet est cachectisé, famélique la gastrostomie ne comporte aucun risque. Dès que la plaie cervicale est guérie on retire la sonde stomacale et l'orifice se ferme spontanément.

Cette *gastrostomie* peut être remplacée par la mise à demeure d'une *sonde alimentaire* introduite de *préférence par les fosses nasales*. Elle permet de faire boire le malade pendant les trois ou quatre premiers jours ; en général, la déglutition est de nouveau possible dès le 5ᵉ ou 6ᵉ jour ; cela surtout si l'on n'a pas trop tiré sur le diverticule pour l'extérioriser (pour ne pas couder l'œsophage).

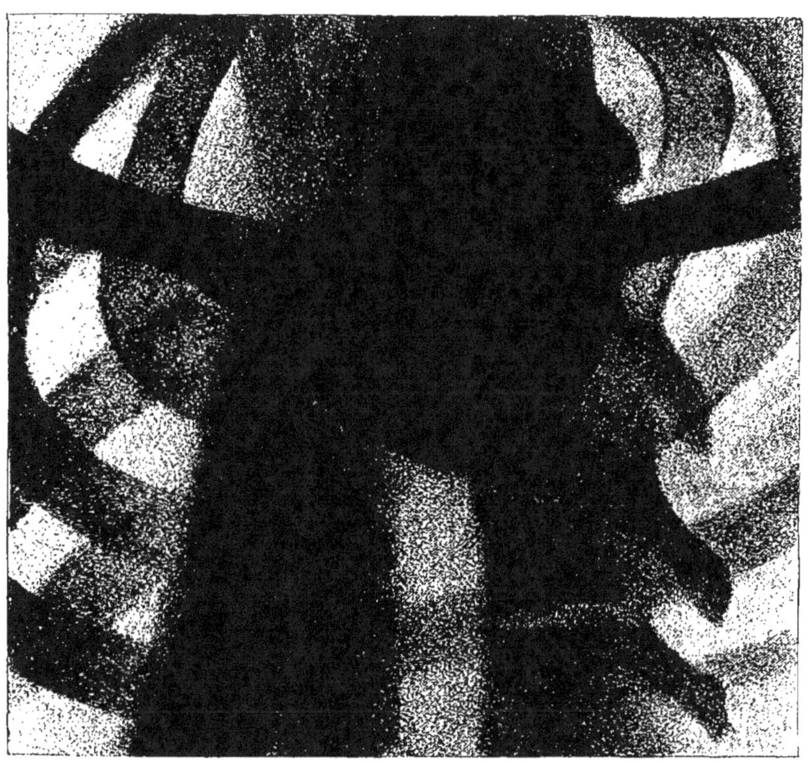

Fig. 29. — DIVERTICULE DE L'ŒSOPHAGE.

Examen radiographique. Le diverticule rempli de bismuth est opaque aux rayons X.

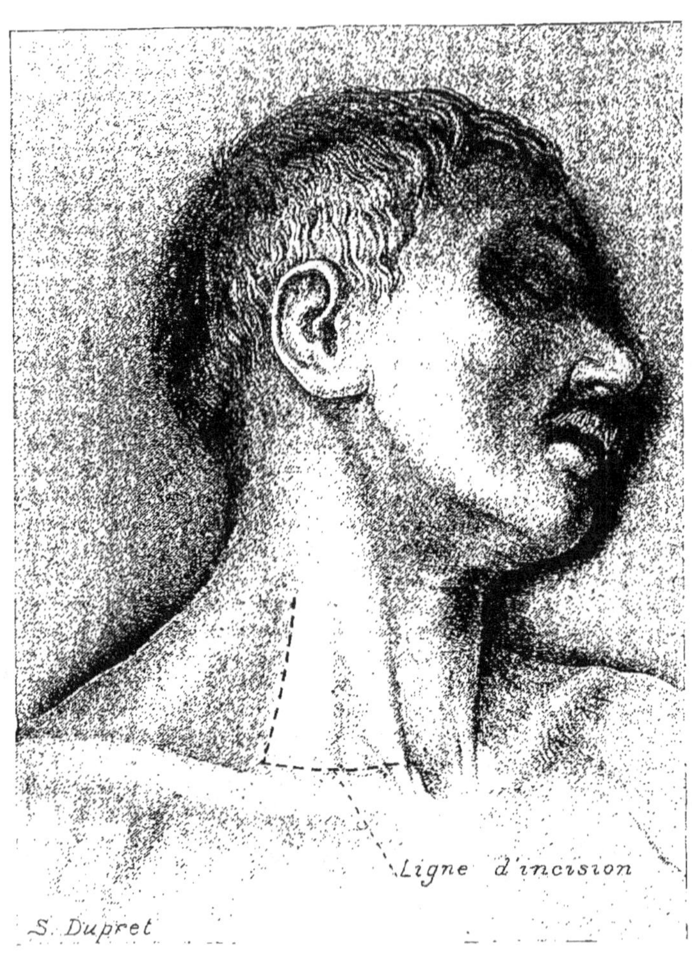

Fig. 30. — DIVERTICULE DE L'ŒSOPHAGE.

Incision en L, pour aborder, si nécessaire, le médiastin postérieur. L'opérateur se donne un jour important pour avoir le meilleur accès sur le diverticule et ne pas risquer de le rompre au cours des manœuvres. La section du sterno-mastoïdien importe peu, parce qu'elle sera réparée après l'opération.

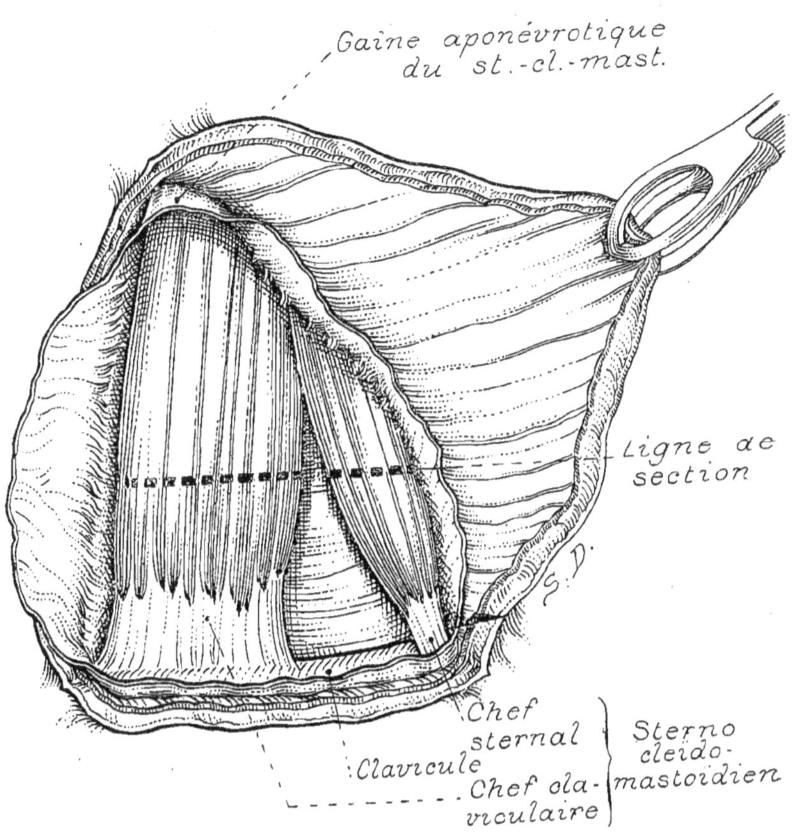

Fig. 31. — Diverticule de l'oesophage.

Aspect de l'incision une fois que la gaine du sterno-mastoïdien est ouverte ; la section porte
sur le corps charnu, assez loin de la clavicule, pour faciliter la suture et la réparation du
muscle.

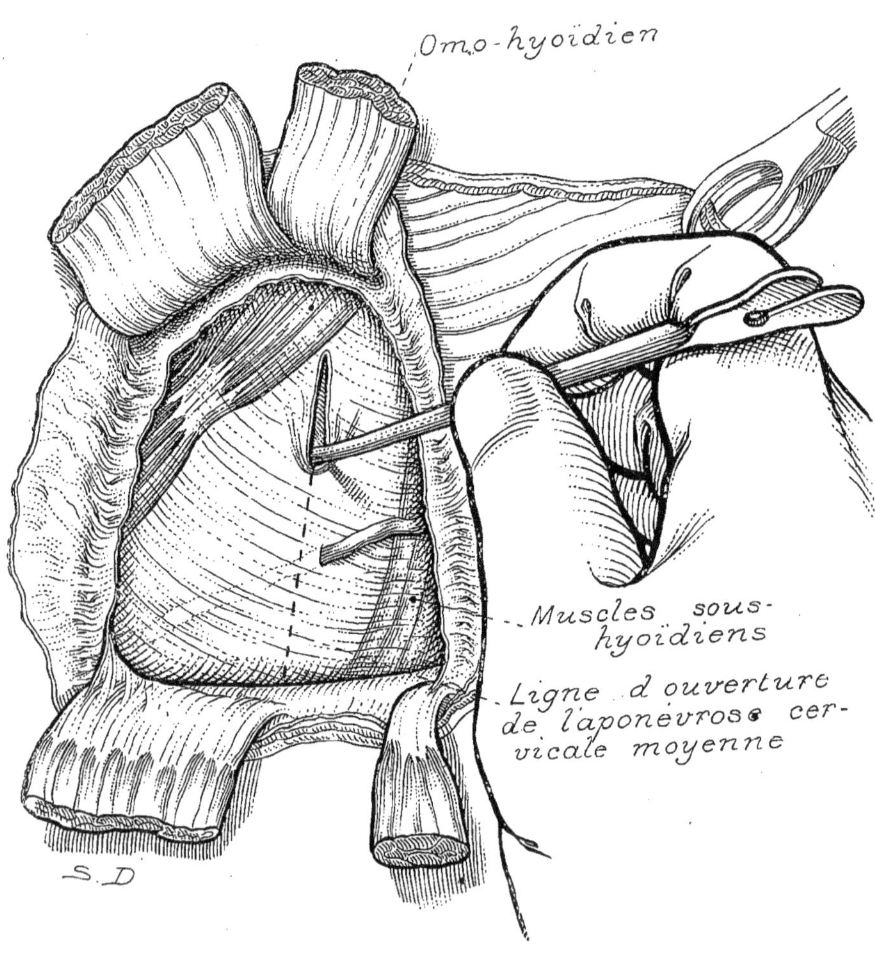

Fig. 32. — Diverticule de l'œsophage.

Effondrement de l'aponévrose cervicale moyenne une fois que l'extrémité
du sterno-mastoïdien a été relevée.

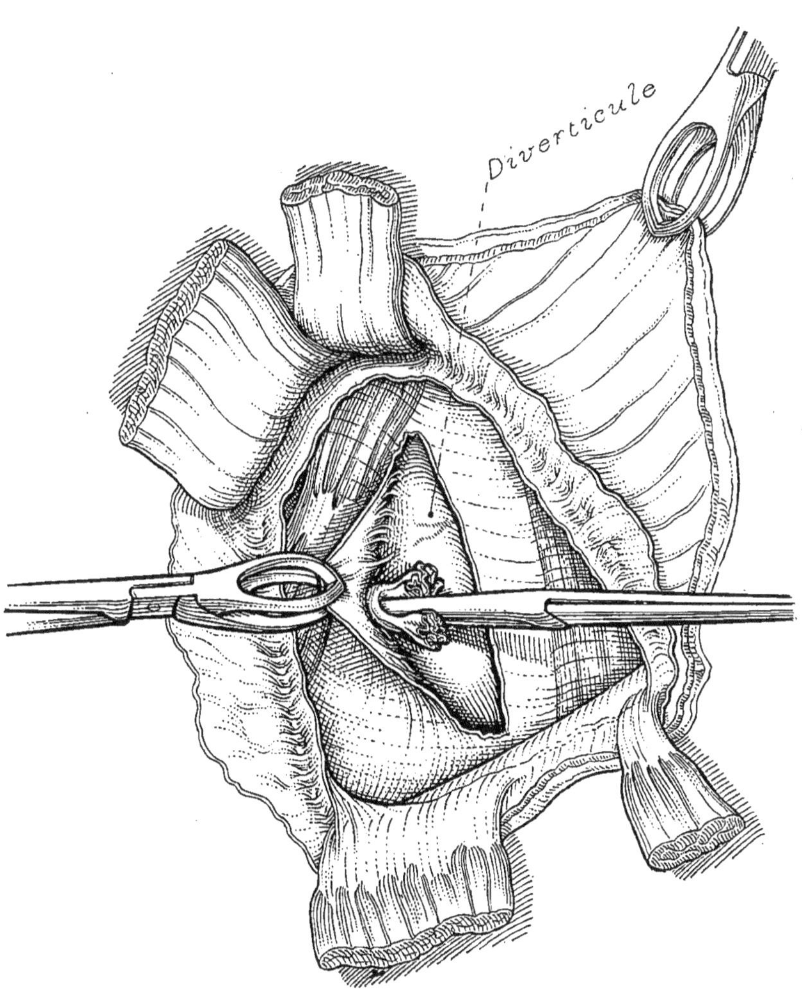

Fig. 33. — DIVERTICULE DE L'OESOPHAGE.

Recherche du diverticule ; celui-ci apparaît blanc grisâtre comme un sac épais de hernie. On l'identifie uniquement parce qu'on trouve là une membrane épaisse qui n'existe jamais en ce point.

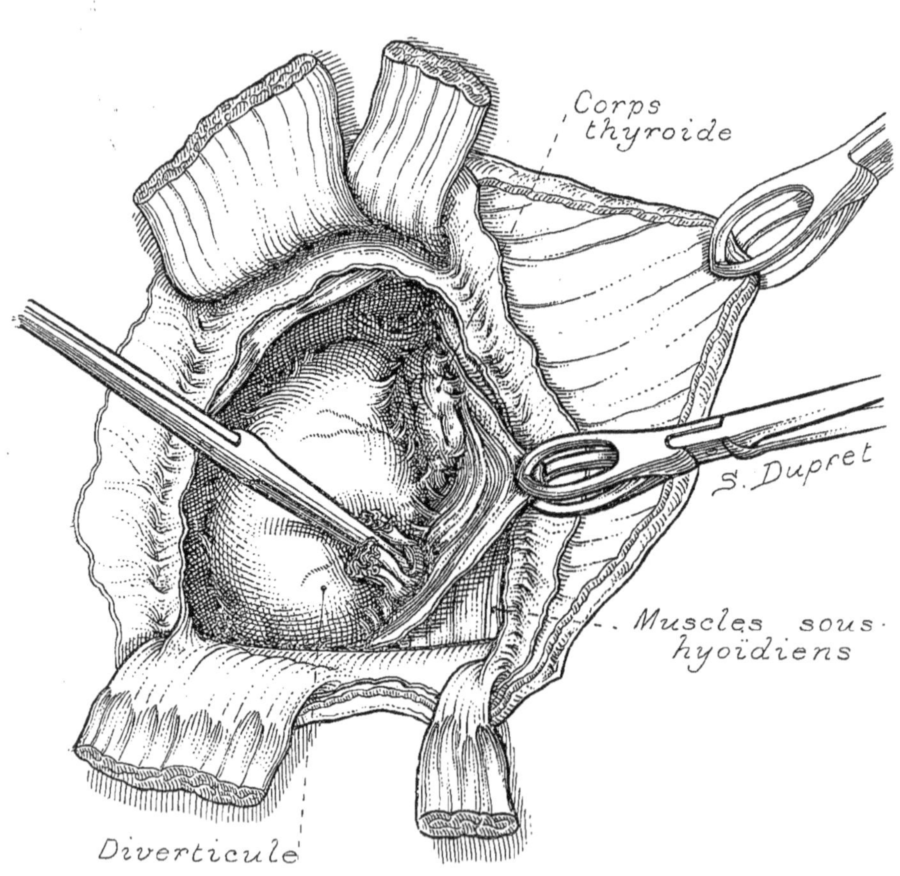

Fig. 34. — Diverticule de l'œsophage.

La thyroïde est refoulée en dedans. Le diverticule est libéré avec un tampon, monté sur une pince ; ce diverticule est totalement caché dans le thorax. C'est peu à peu qu'il s'amène, au fur et à mesure qu'il est dénudé.

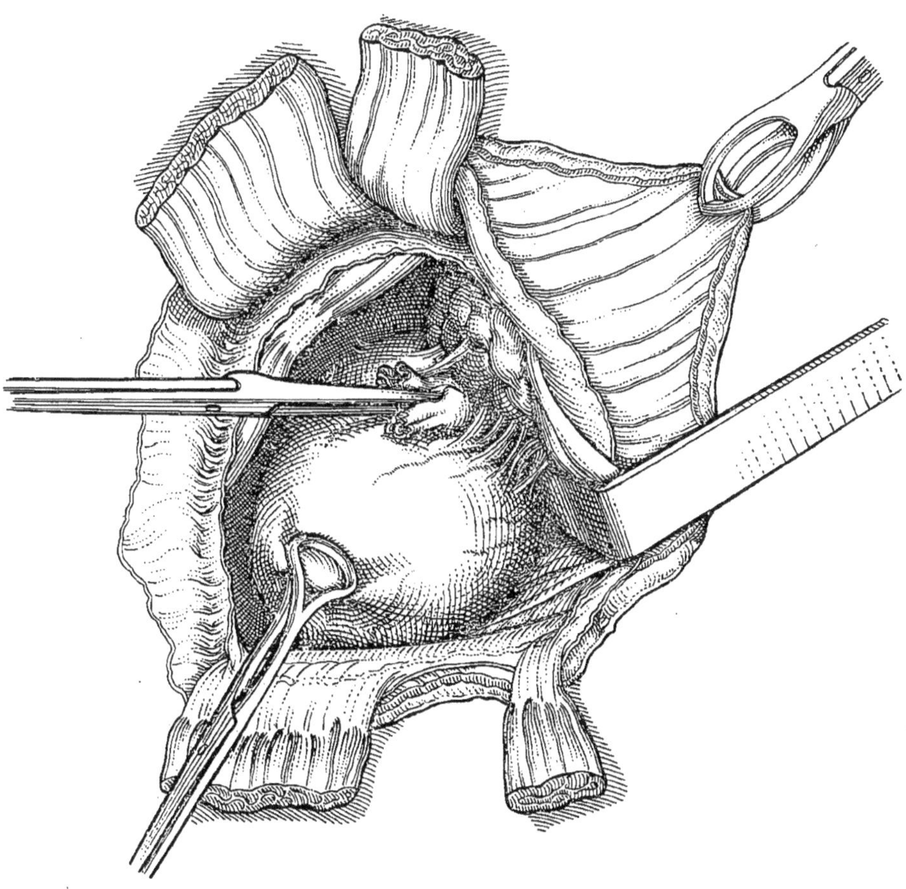

Fig. 35. — DIVERTICULE DE L'OESOPHAGE.

Le diverticule est séparé d'avec la thyroïde. Il a été amené de la région endo-thoracique
par une pince à cadre.

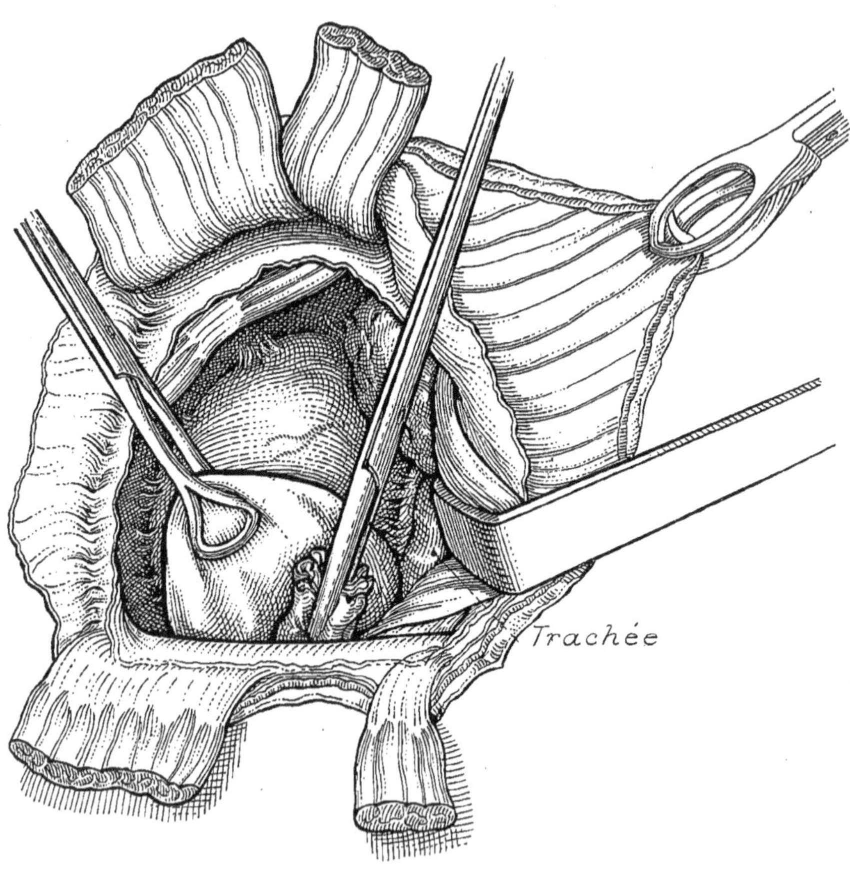

Fig. 36. — DIVERTICULE DE L'ŒSOPHAGE.

L'extrémité inférieure du diverticule est extériorisée. Deux instruments sont utilisés, d'une part une pince à cadre, qui tire sur son extrémité, d'autre part, une pince porte-tampon.

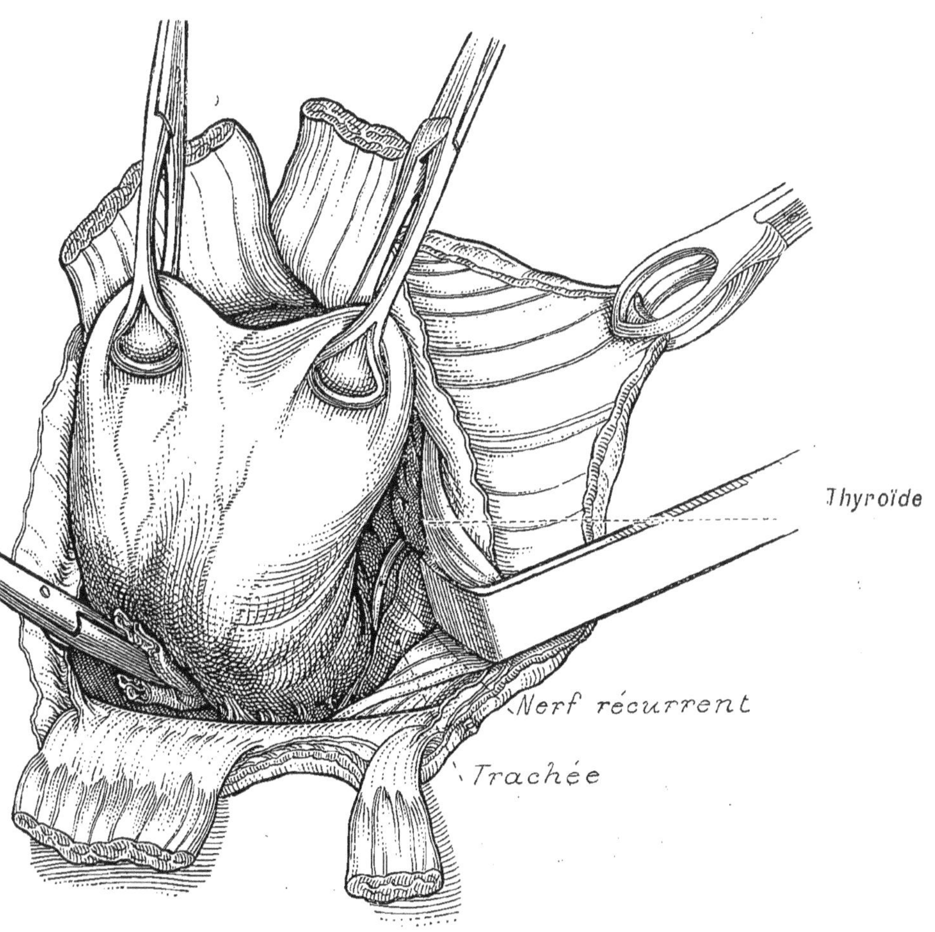

Fig. 37. — DIVERTICULE DE L'OESOPHAGE.

L'insertion du diverticule à l'œsophage continue à être libérée. Remarquer la situation de la thyroïde, de la trachée et du nerf récurrent.

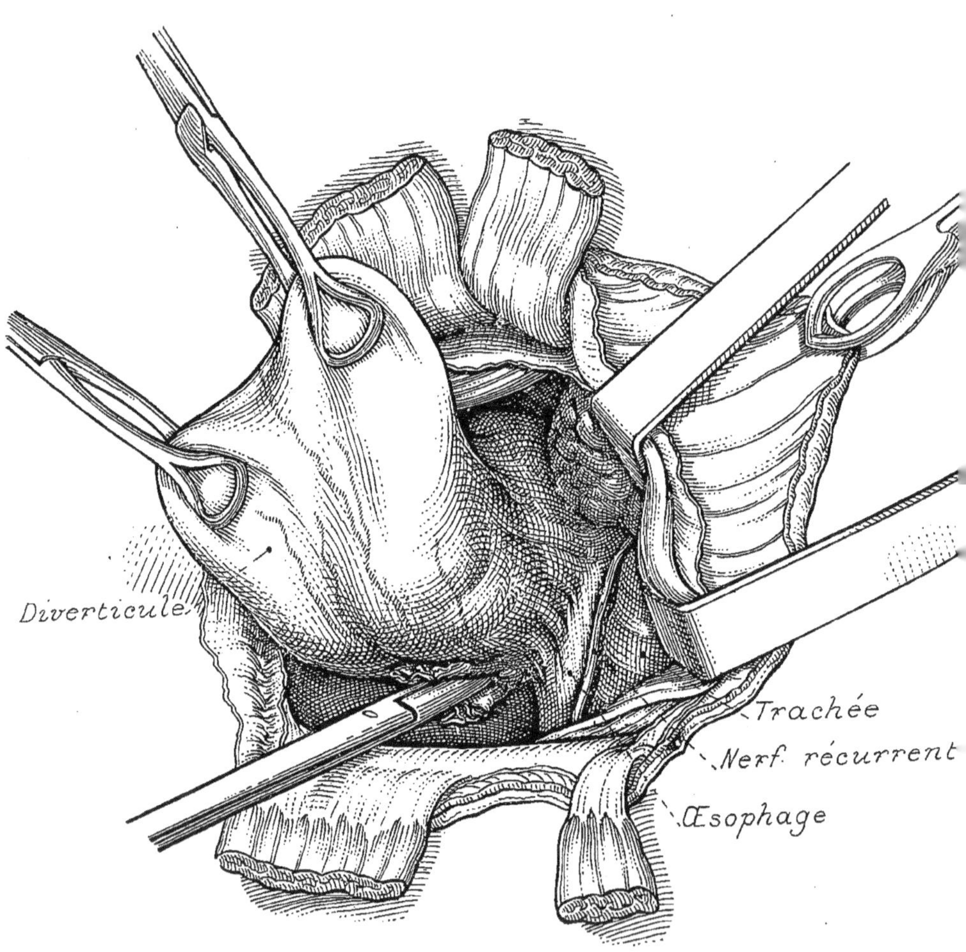

Fig. 38. — Diverticule de l'œsophage.

Remarquer la large implantation du diverticule sur l'œsophage; il est difficile de séparer l'un de l'autre. L'opérateur a tendance à extérioriser trop l'œsophage, ce qui provoque sa coudure; nécessité de mettre un tube dans l'œsophage, pour se rendre compte de l'étoffe qui doit rester pour constituer son canal.

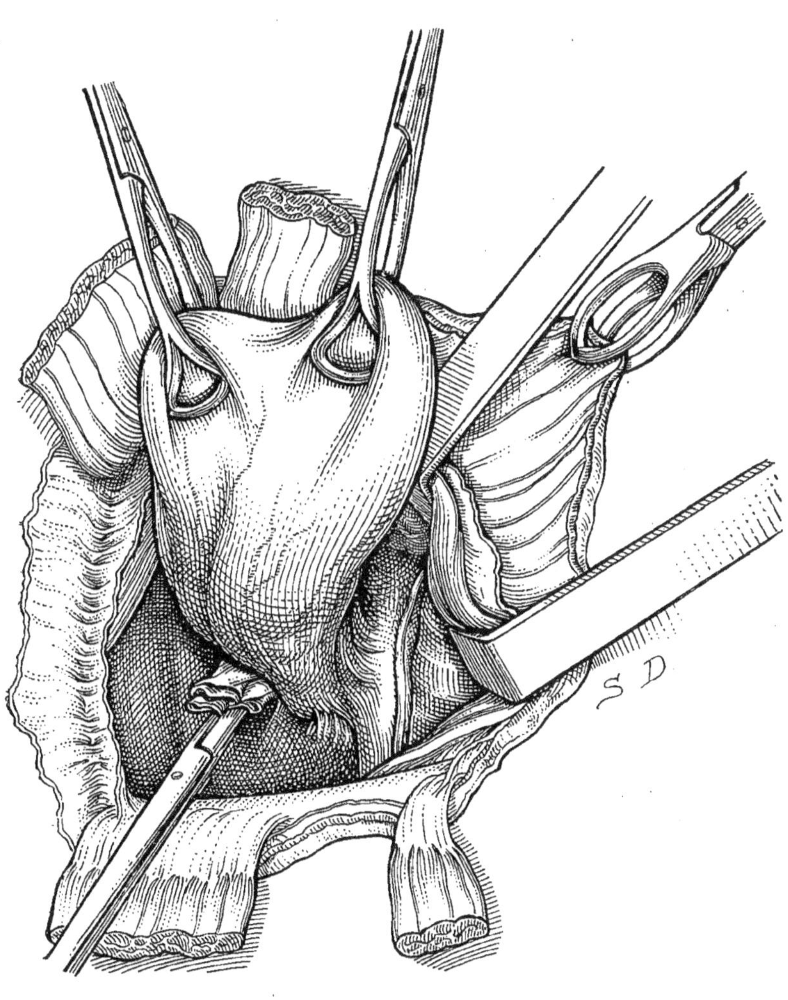

Fig. 39. — DIVERTICULE DE L'OESOPHAGE.
Libération du pédicule diverticulaire en arrière.

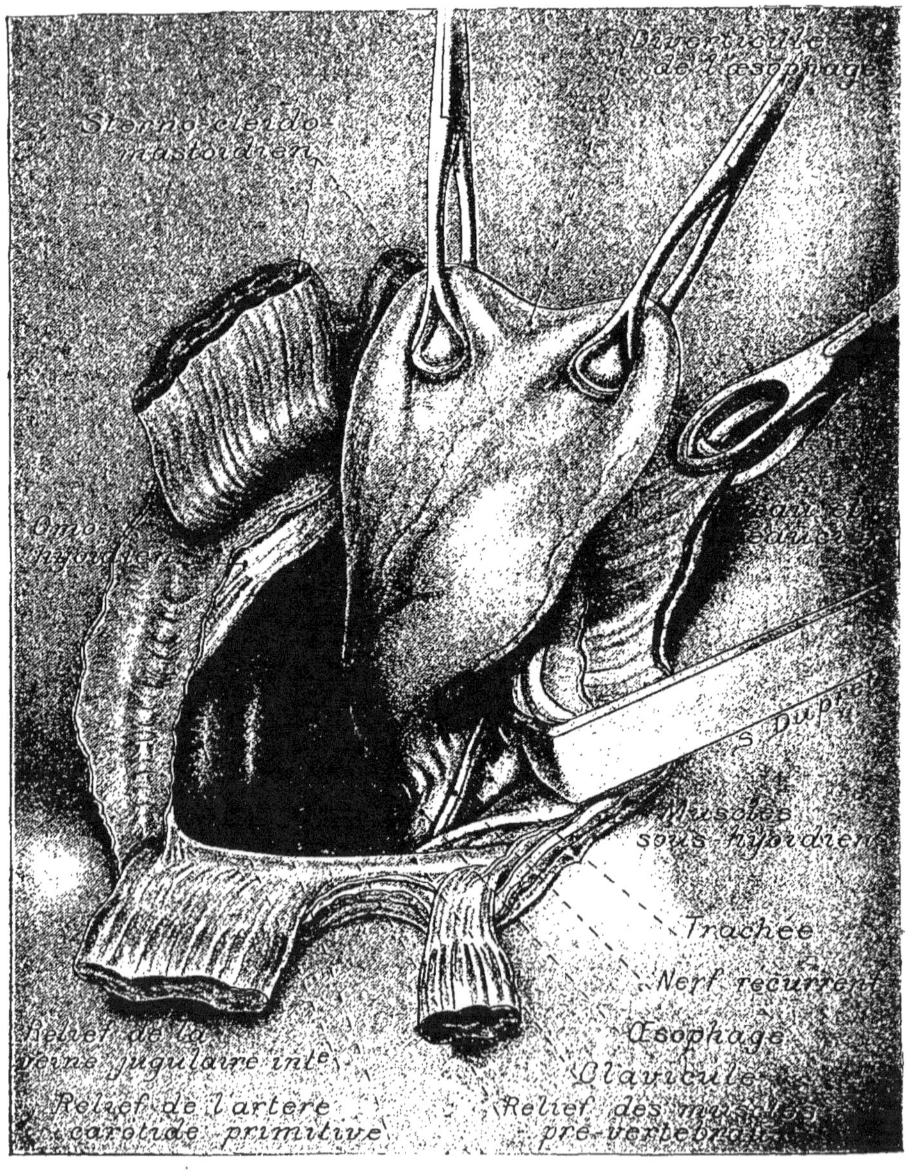

Fig. 40. — Diverticule de l'œsophage.

Aspect de la région du cou quand la libération du diverticule est terminée.
Ce diverticule entièrement endo-thoracique est tout à fait extériorisé.

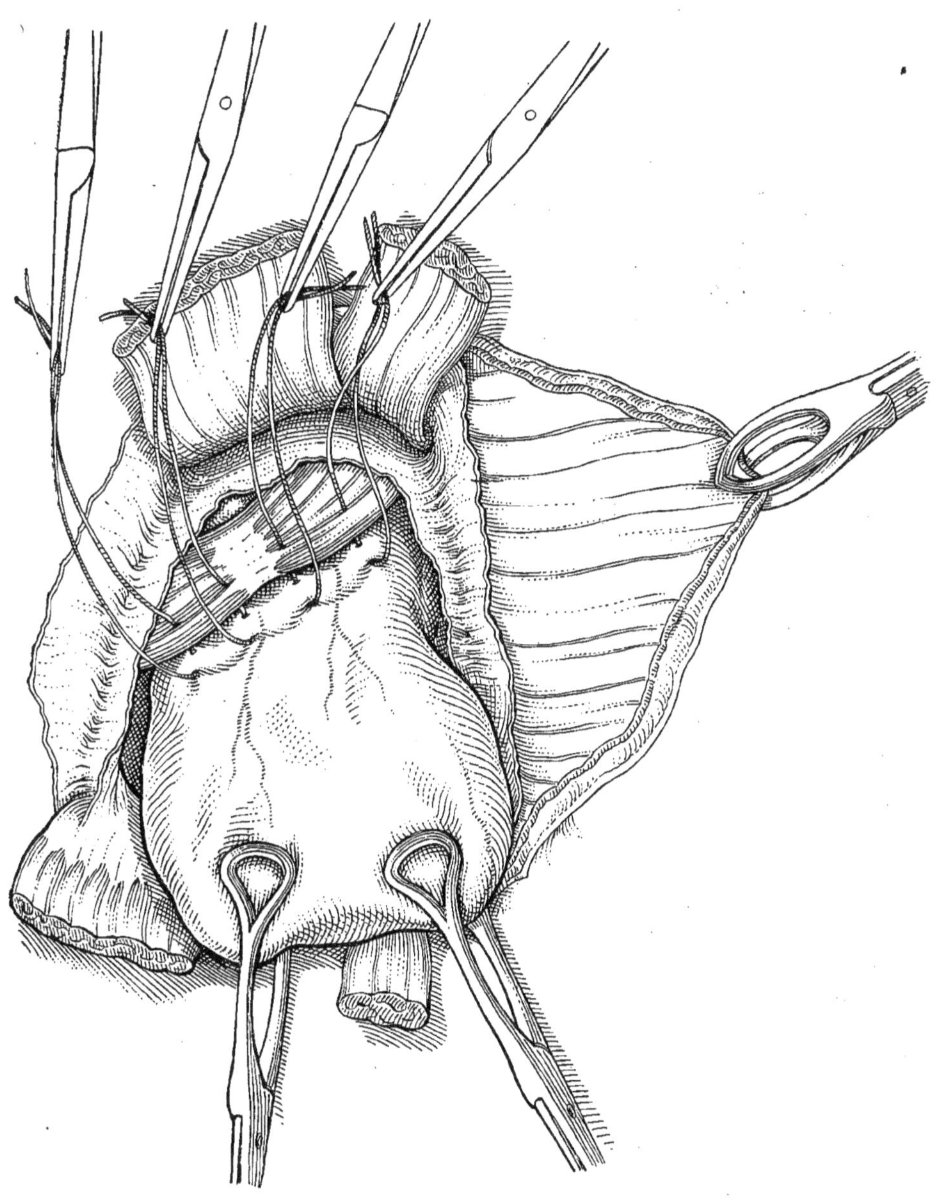

Fig. 41. — Diverticule de l'œsophage.

Fixation du diverticule à l'homo-hyoïdien pour éviter sa rétraction. C'est là que la présence d'une sonde intra-œsophagienne est utile, car l'on risque de suturer l'œsophage, au muscle.

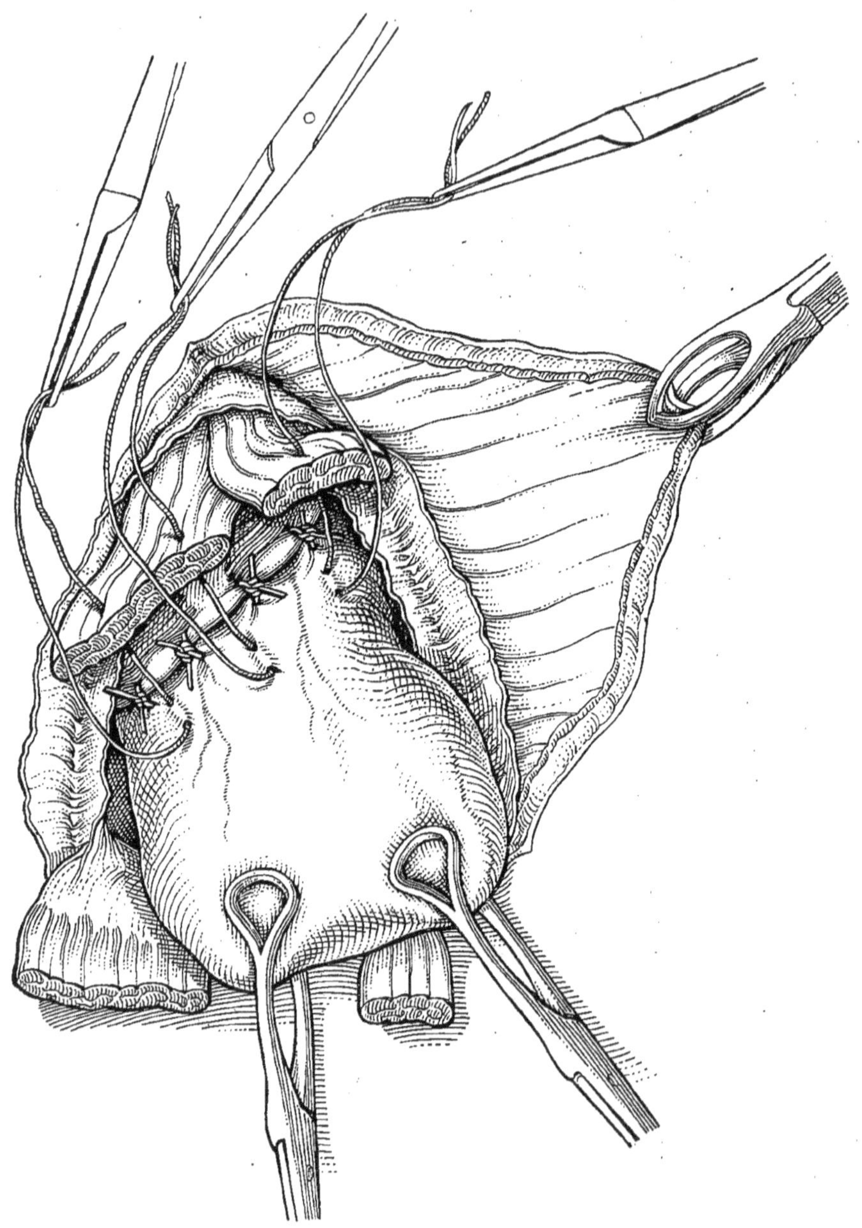

Fig. 42. — DIVERTICULE DE L'OESOPHAGE.

La paroi du diverticule est suturée aux extrémités du sterno-mastoïdien; c'est donc après la résection secondaire du diverticule qu'on pourra suturer les deux extrémités du sterno-mastoïdien.

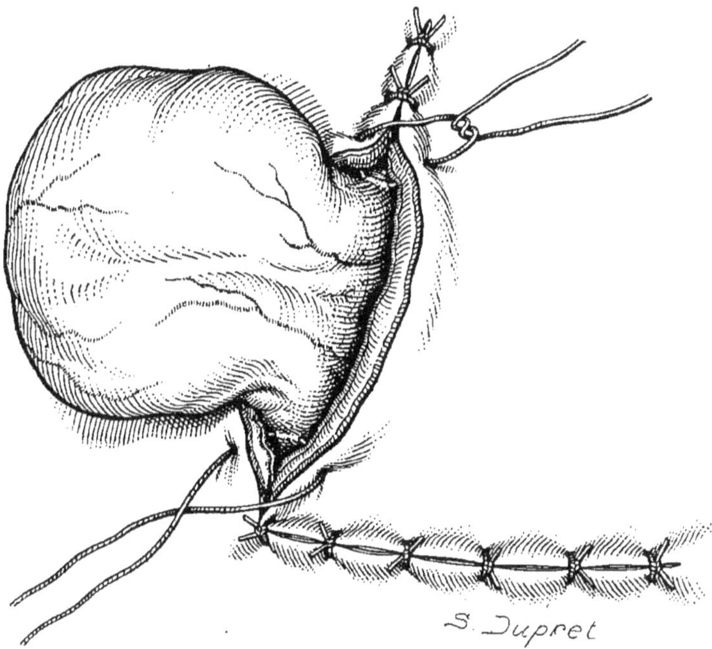

Fig. 43. — Diverticule de l'œsophage.
Aspect du diverticule qui fait saillie hors de la peau.

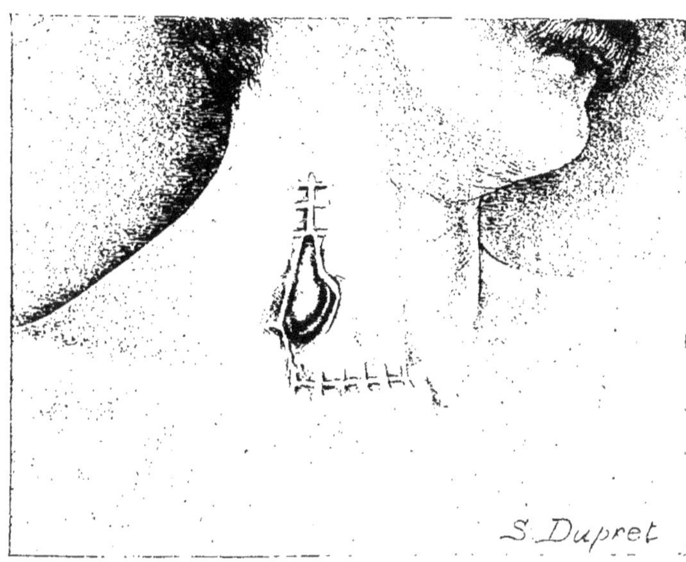

Fig. 44. — Diverticule de l'œsophage.
Aspect du diverticule rétracté, couvert de tissu embryonnaire,
un mois après l'opération.

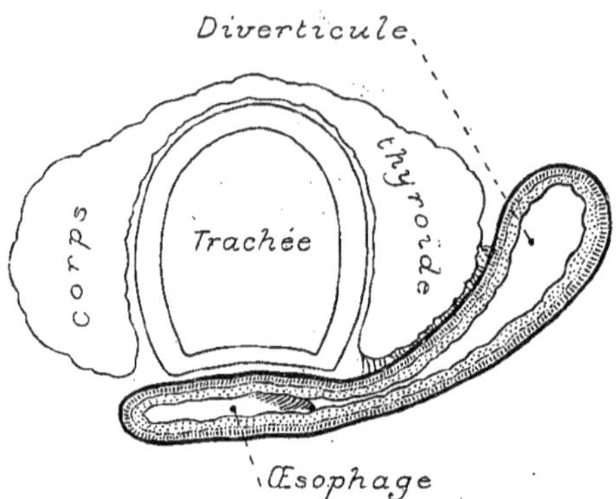

Fig. 45. — DIVERTICULE DE L'ŒSOPHAGE.
Schéma montrant l'aspect du diverticule sur une coupe transversale du cou.

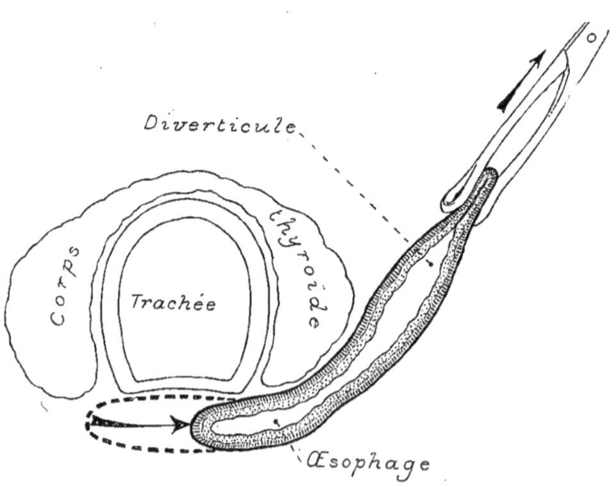

Fig. 46. — DIVERTICULE DE L'ŒSOPHAGE.
Schéma montrant comment l'œsophage se laisse entraîner par la pince à anneaux qui tire
sur le diverticule. L'œsophage quittant sa place, il en résulte que l'opérateur peut ou le
léser, en réséquant le diverticule, ou extérioriser celui-ci trop près du canal alimentaire,
ce qui provoquerait une sténose secondaire.

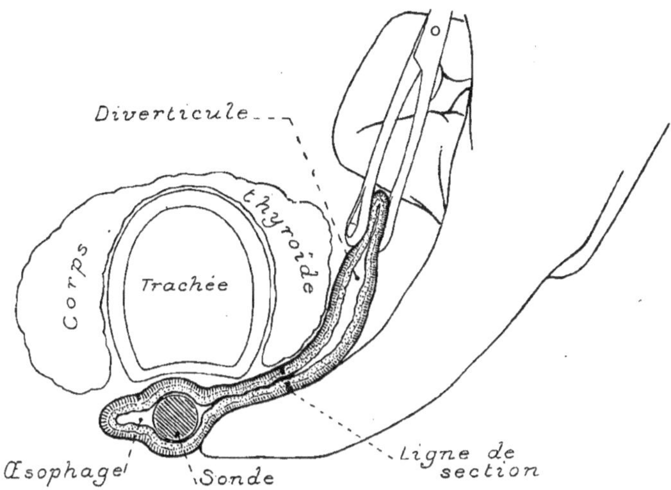

Fig. 47. — Diverticule de l'œsophage.

Comment on évite d'entraîner trop loin l'œsophage; comment on évite de le sectionner sur la paroi même du canal alimentaire. La sonde, placée avant l'intervention, permet de le repérer. L'opérateur se rend compte ainsi s'il reste à sa place ou si, au contraire, il est dévié. Le trait noir indique où portera la ligne de section.

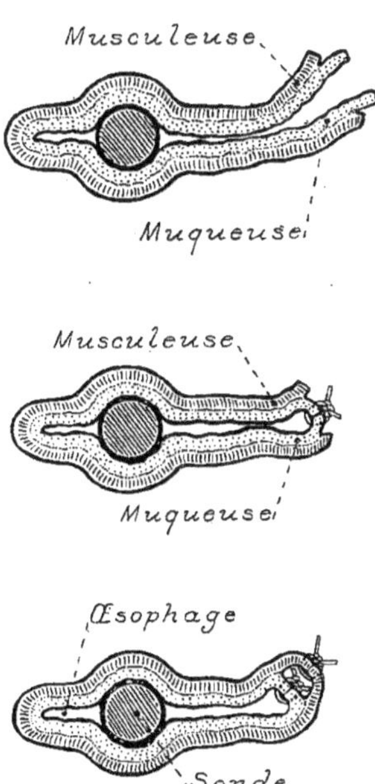

Fig. 48. — Diverticule de l'œsophage.

Schémas de l'opération montrant la suture de l'œsophage, à l'union du diverticule, que l'opération se passe en un ou deux temps.

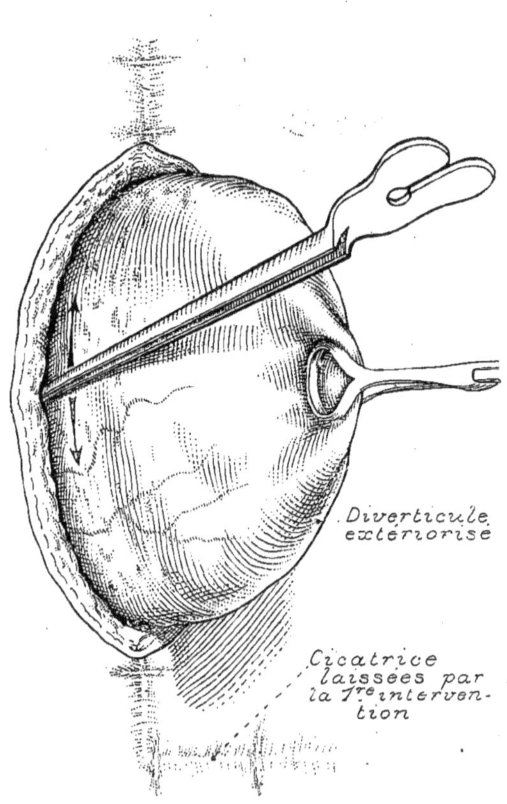

Fig. 49. — DIVERTICULE DE L'ŒSOPHAGE.

Deuxième temps. — La poche ayant d'abord été fixée à l'extérieur, est ensuite libérée,
à la sonde cannelée, pour pouvoir être supprimée.

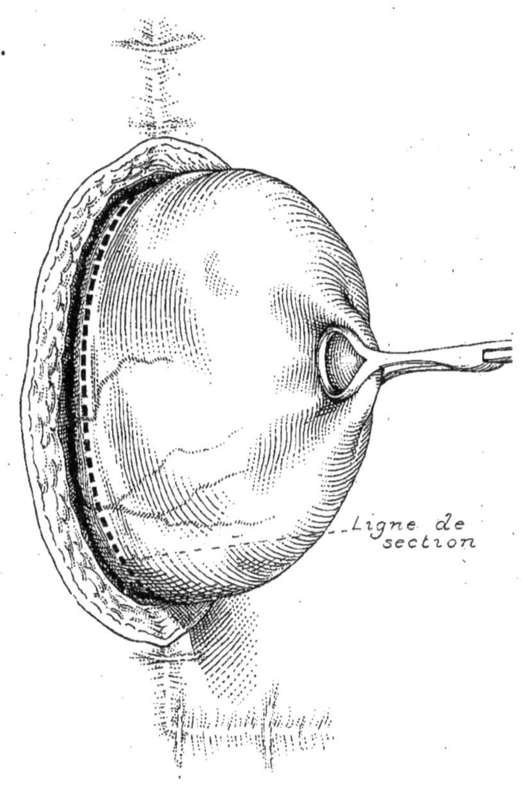

Fig. 50. — DIVERTICULE DE L'OESOPHAGE.

Deuxième temps. — Le pointillé indique l'endroit où la sonde cannelée ou le bistouri
ont séparé la poche extériorisée et adhérente, d'avec le tissu voisin.

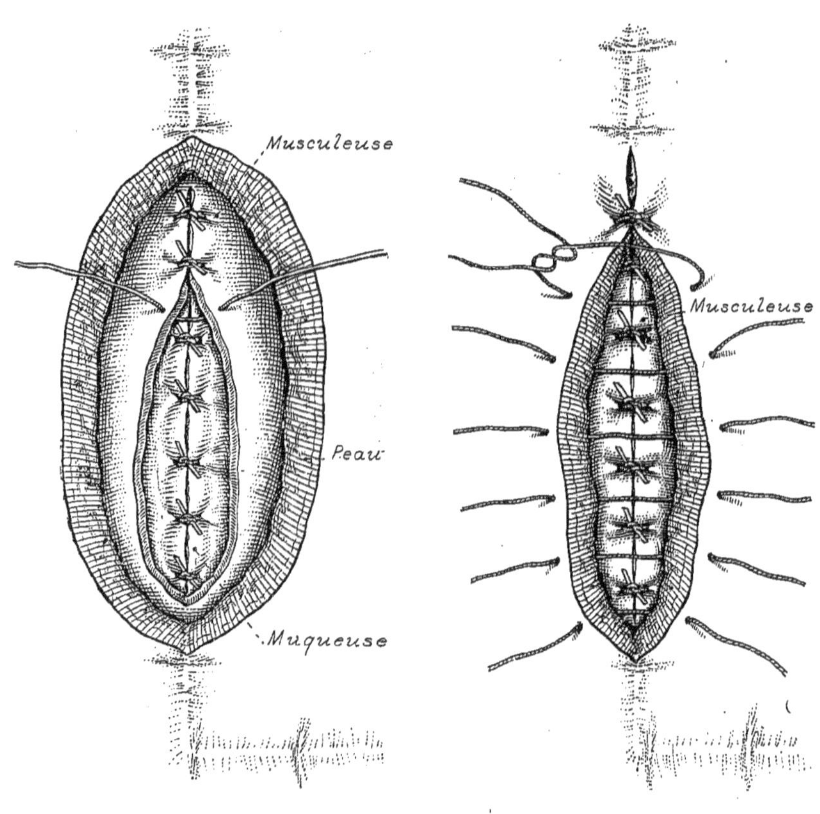

Fig. 51. — DIVERTICULE DE L'OESOPHAGE.

Deuxième temps. — Le diverticule extériorisé, une fois sectionné, la plaie est fermée en deux plans.

Fig. 52. — DIVERTICULE DE L'OESOPHAGE.

Deuxième temps.
L'opération est terminée.

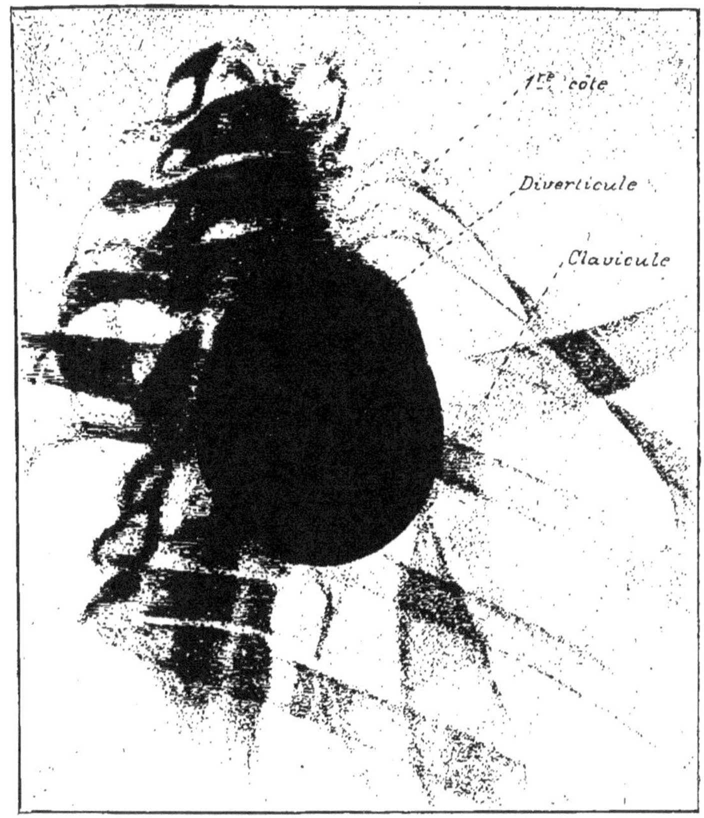

Fig. 53. — Diverticule de l'œsophage. Extirpation en deux temps.
Radiographie (malade de Guisez).

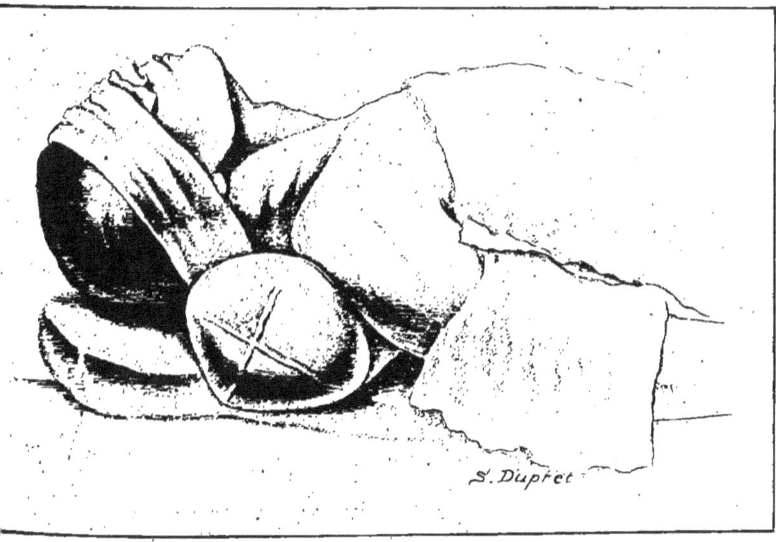

Fig. 54. — Diverticule de l'œsophage. Extirpation en deux temps.
Premier temps. — Anesthésie locale. Position du malade sur la table d'opérations.

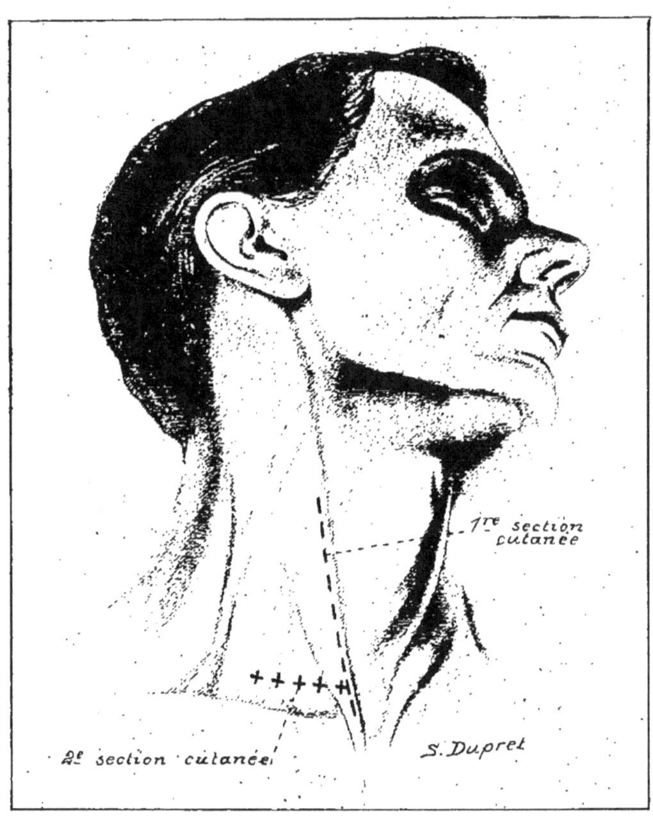

Fig. 55. — DIVERTICULE DE L'ŒSOPHAGE. EXTIRPATION EN DEUX TEMPS.

Premier temps. — La première incision est celle qui paraissait devoir suffire.
La deuxième section fut nécessaire pour donner du jour.

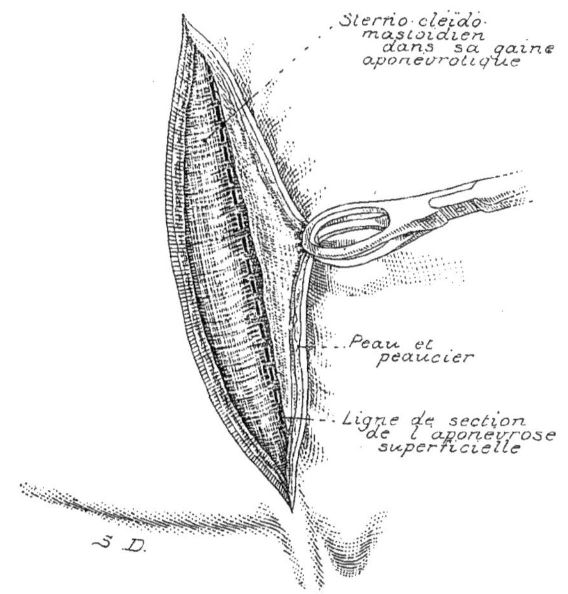

Fig. 56. — DIVERTICULE DE L'OESOPHAGE. EXTIRPATION EN DEUX TEMPS.
Premier temps. — Section de la peau et de l'aponévrose.

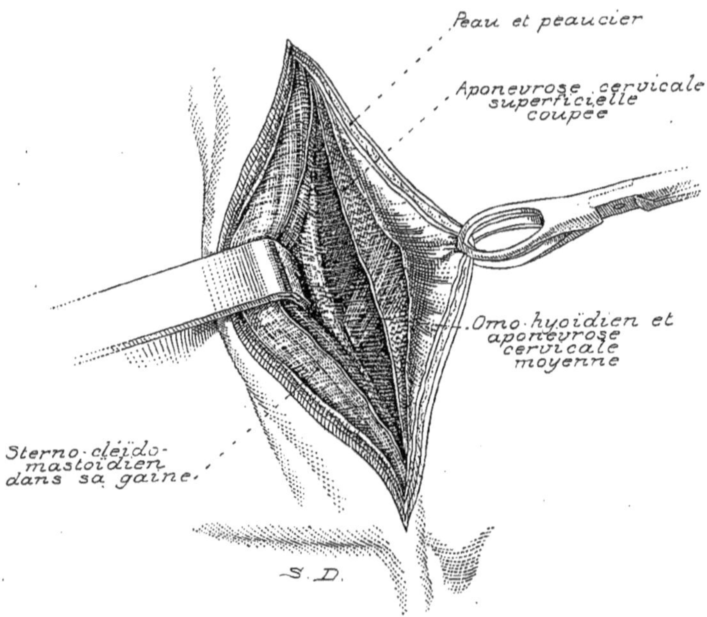

Fig. 57. — Diverticule de l'œsophage. Extirpation en deux temps.

Premier temps. — Découverte des muscles sous-jacents au sterno-mastoïdien.

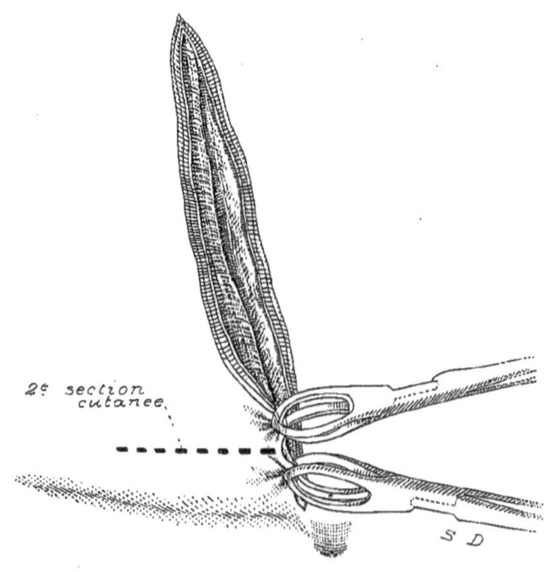

Fig. 58. — Diverticule de l'œsophage. Extirpation en deux temps.

Premier temps. — Deuxième section de la peau. Le jour se montre insuffisant.

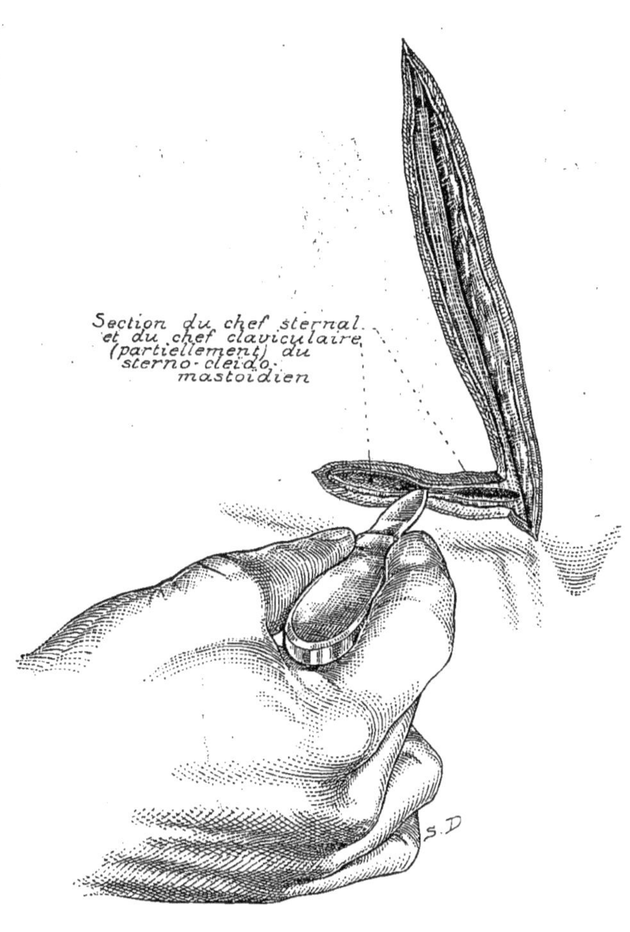

Fig. 59. — DIVERTICULE DE L'OESOPHAGE. EXTIRPATION EN DEUX TEMPS.
Premier temps. — Section du sterno-mastoïdien.

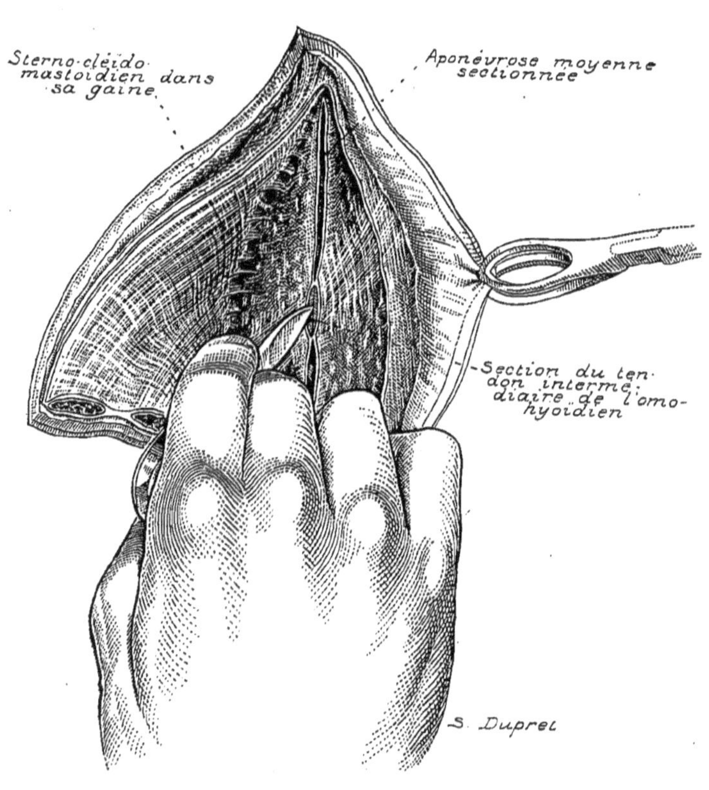

Fig. 60. — DIVERTICULE DE L'ŒSOPHAGE. EXTIRPATION EN DEUX TEMPS.
Premier temps. — Section des plans cervicaux profonds.

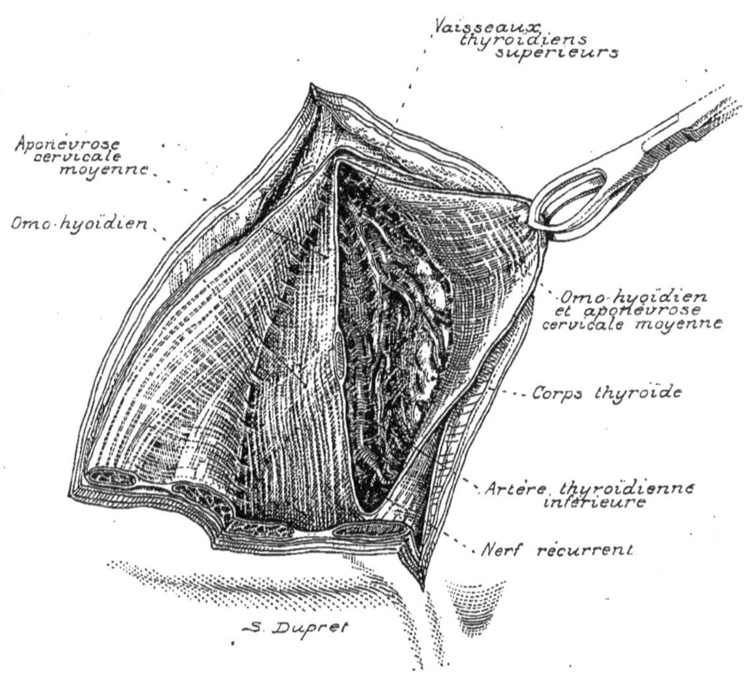

Fig. 64. — DIVERTICULE DE L'ŒSOPHAGE. EXTIRPATION EN DEUX TEMPS.
Premier temps. — Découverte de la thyroïde, des vaisseaux thyroïdiens et du nerf récurrent.

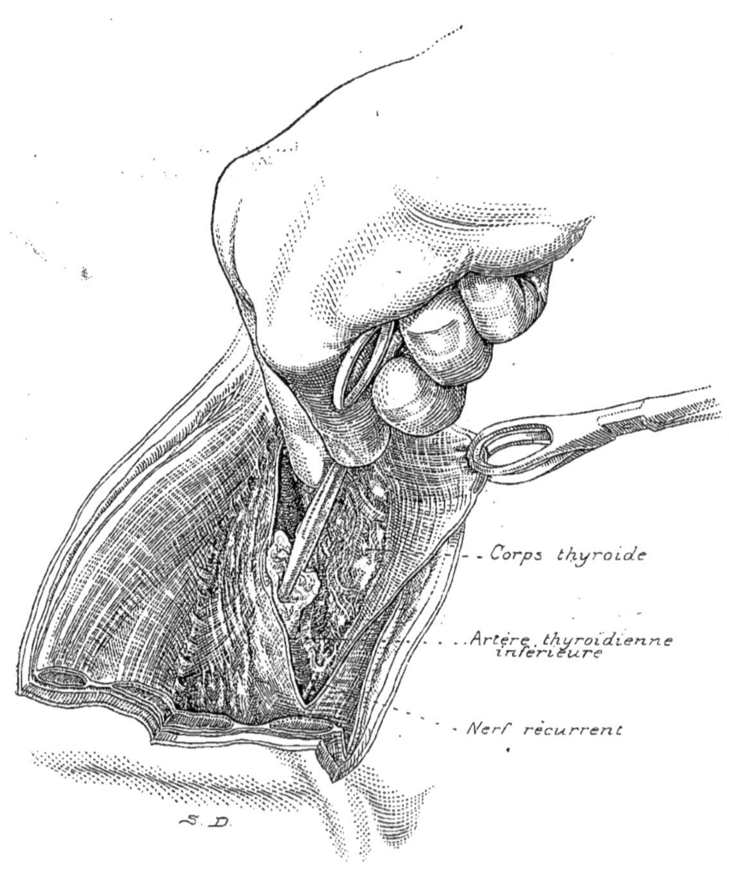

Fig. 62. — Diverticule de l'œsophage. Extirpation en deux temps.

Premier temps. — Recherche du pharynx et de l'œsophage, par dissection mousse au tampon.

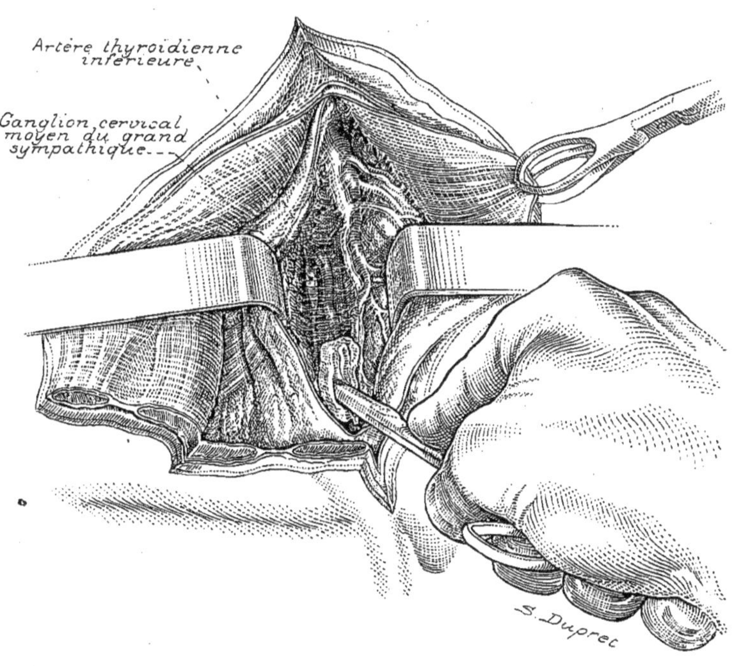

Fig. 63. — DIVERTICULE DE L'OESOPHAGE. EXTIRPATION EN DEUX TEMPS.
Premier temps. — Découverte des plans prévertébraux.

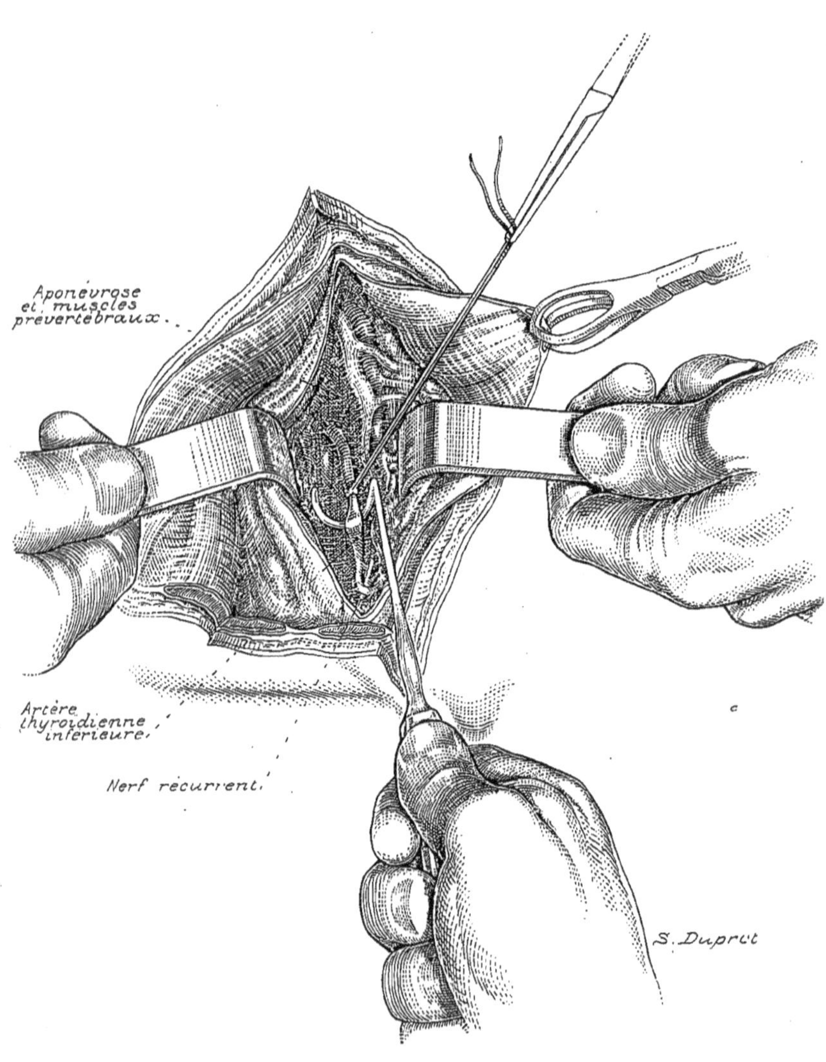

Fig. 64. — DIVERTICULE DE L'OESOPHAGE. EXTIRPATION EN DEUX TEMPS.

Premier temps. — Ligature de l'artère thyroïdienne inférieure, qui gênait l'opérateur.

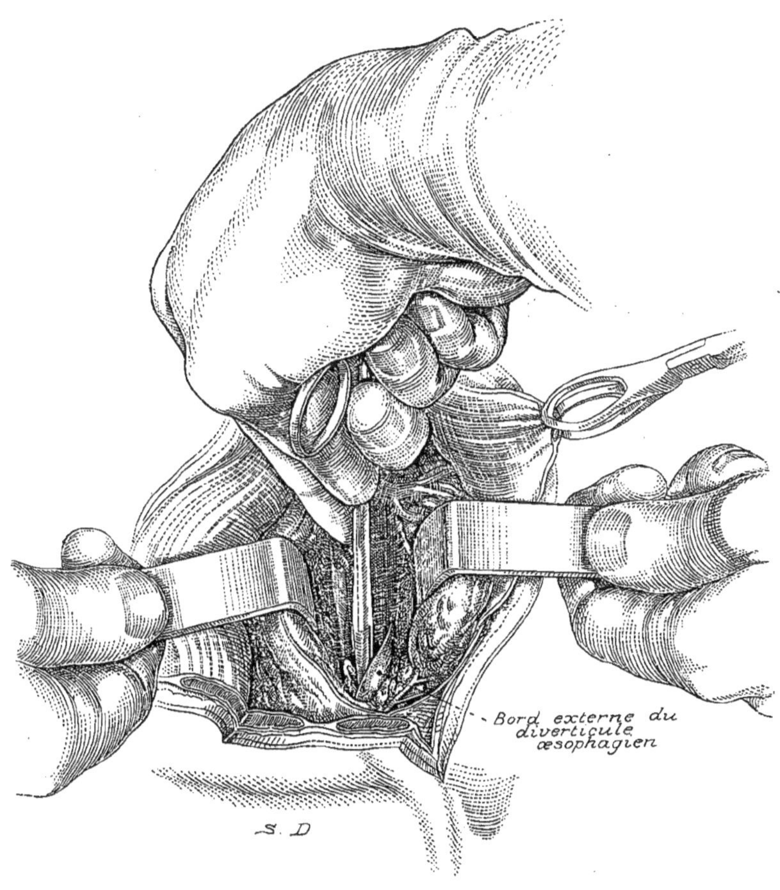

Fig. 65. — Diverticule de l'oesophage. Extirpation en deux temps.

Premier temps. — Recherche du diverticule à surface blanchâtre qui ressemble
à un sac herniaire.

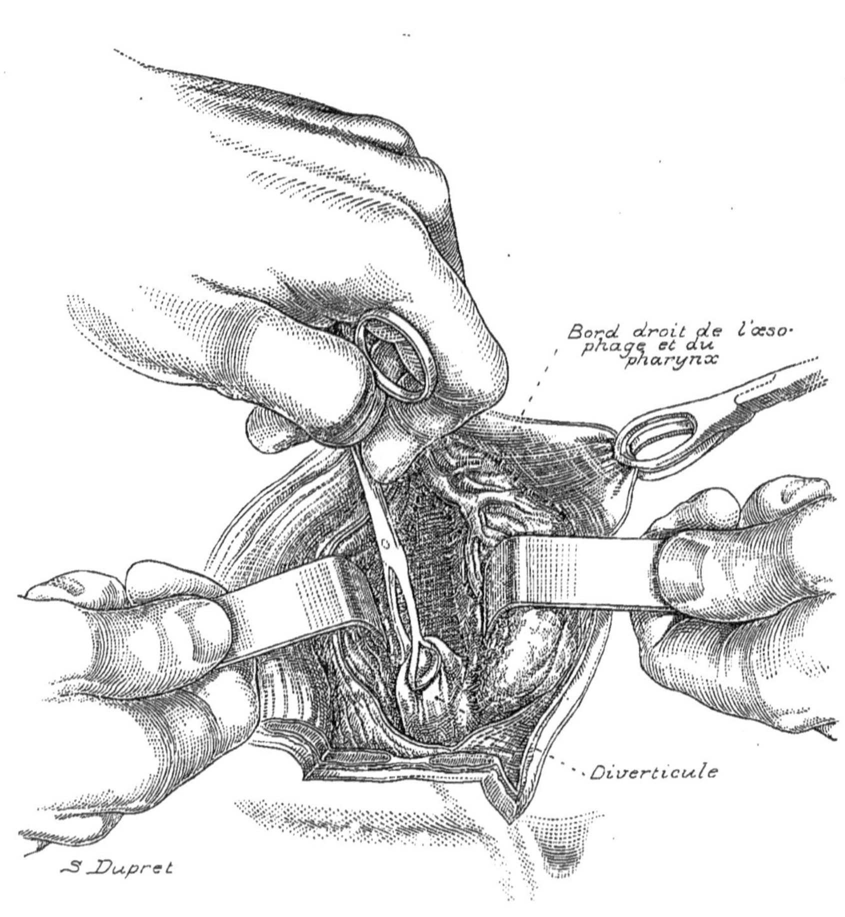

Fig. 66. — Diverticule de l'œsophage. Extirpation en deux temps.
Premier temps. — Le diverticule est saisi par une pince à cadre.

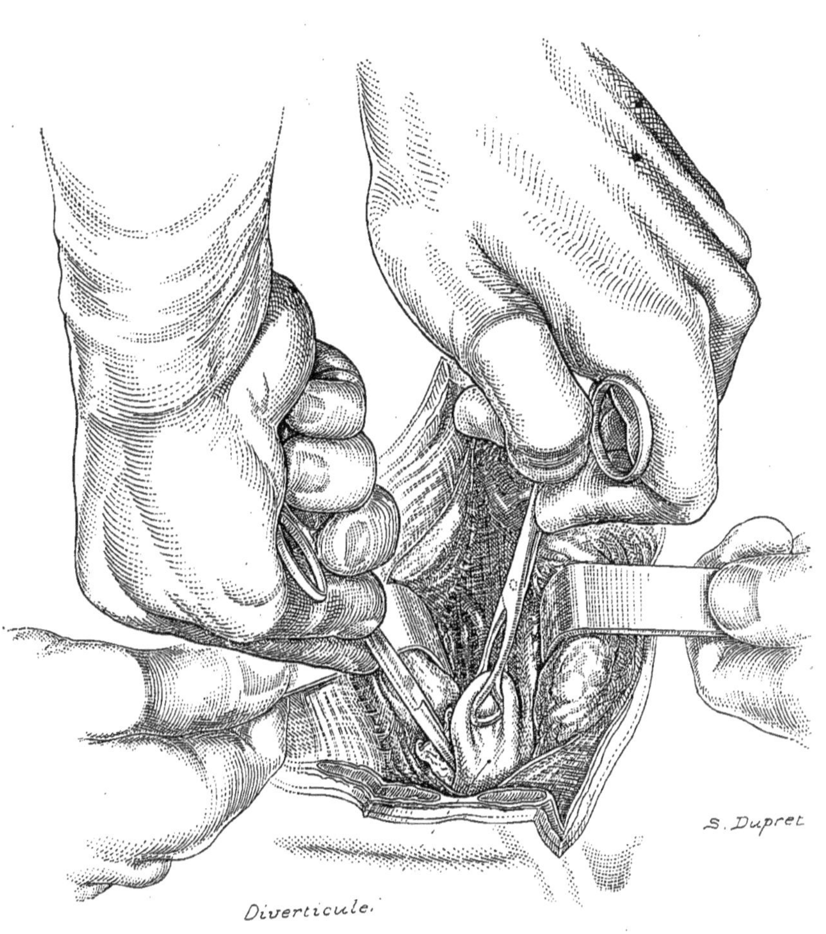

Fig. 67. — DIVERTICULE DE L'OESOPHAGE. EXTIRPATION EN DEUX TEMPS.
Premier temps. — Traction sur le diverticule. Ce temps est facile.
Le diverticule s'amène sans effort.

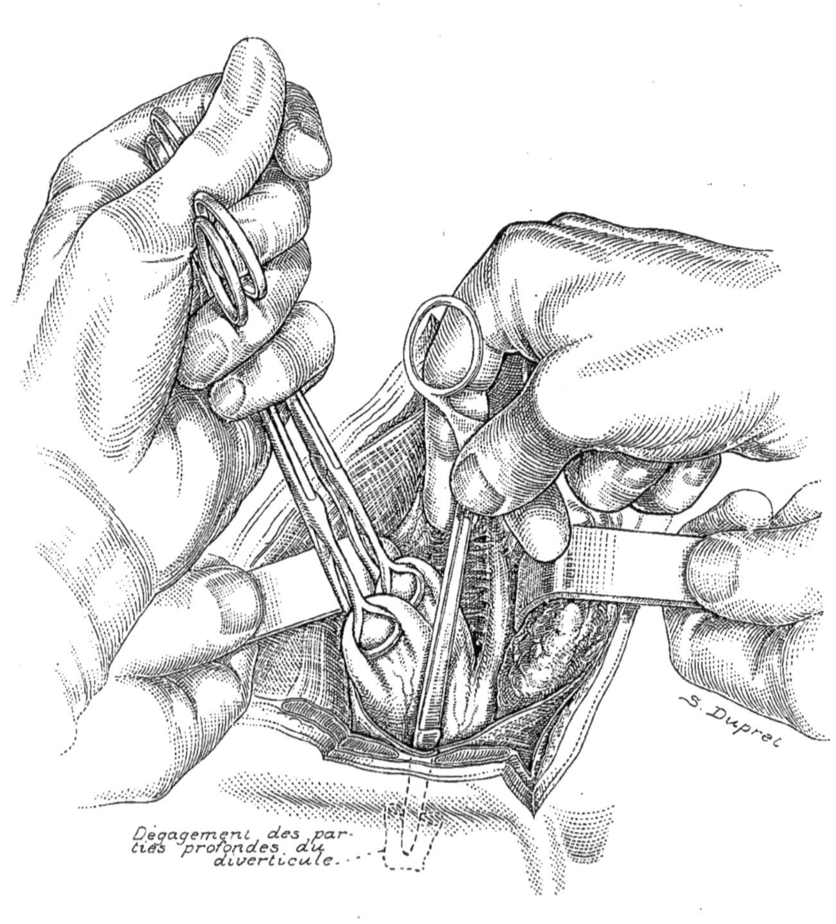

Fig. 68. — DIVERTICULE DE L'OESOPHAGE. EXTIRPATION EN DEUX TEMPS.

Premier temps. — L'extériorisation du diverticule continue.

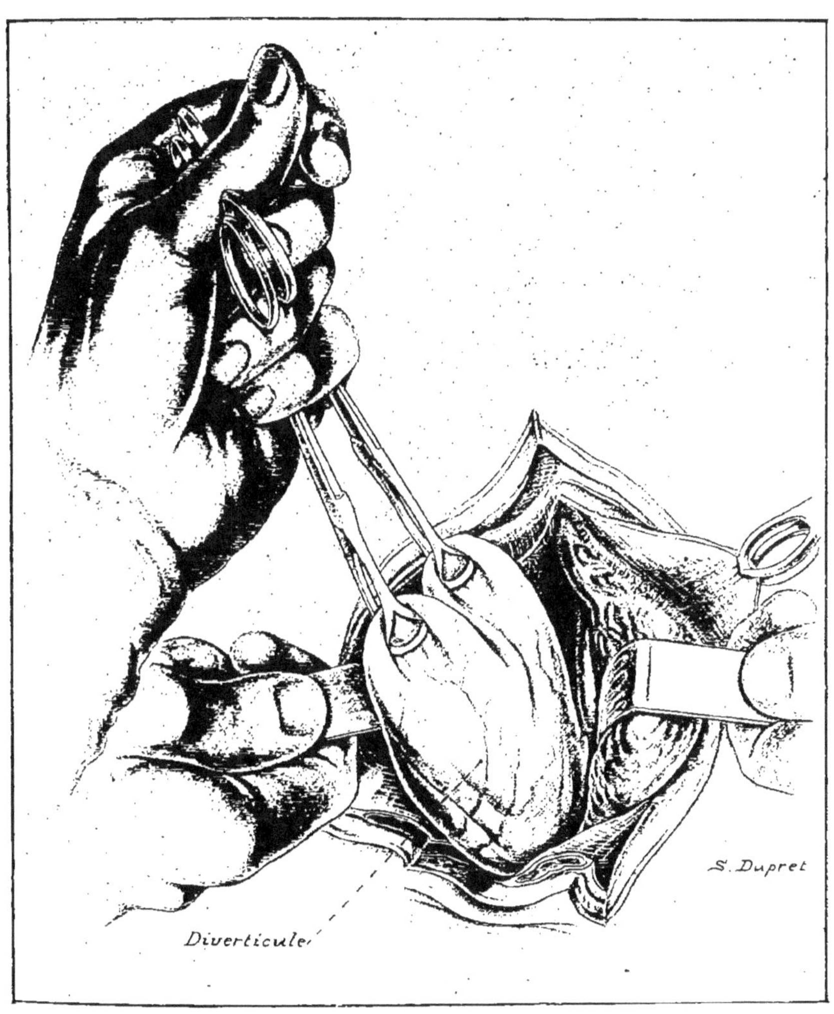

Fig. 69. — DIVERTICULE DE L'OESOPHAGE. EXTIRPATION EN DEUX TEMPS.

Premier temps. — Le sac diverticulaire est amené dehors ; malheureusement son pédicule est très large.

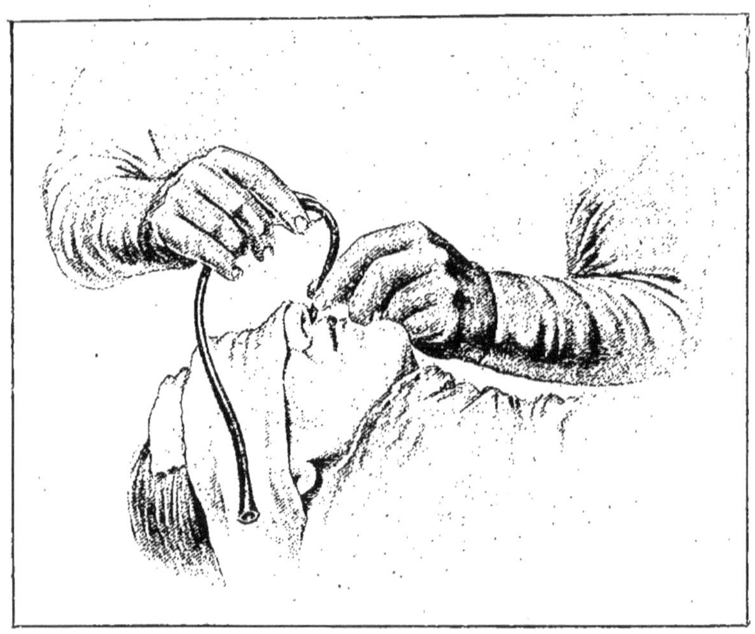

Fig. 70. — DIVERTICULE DE L'ŒSOPHAGE. EXTIRPATION EN DEUX TEMPS.
Premier temps. — Introduction d'une sonde.

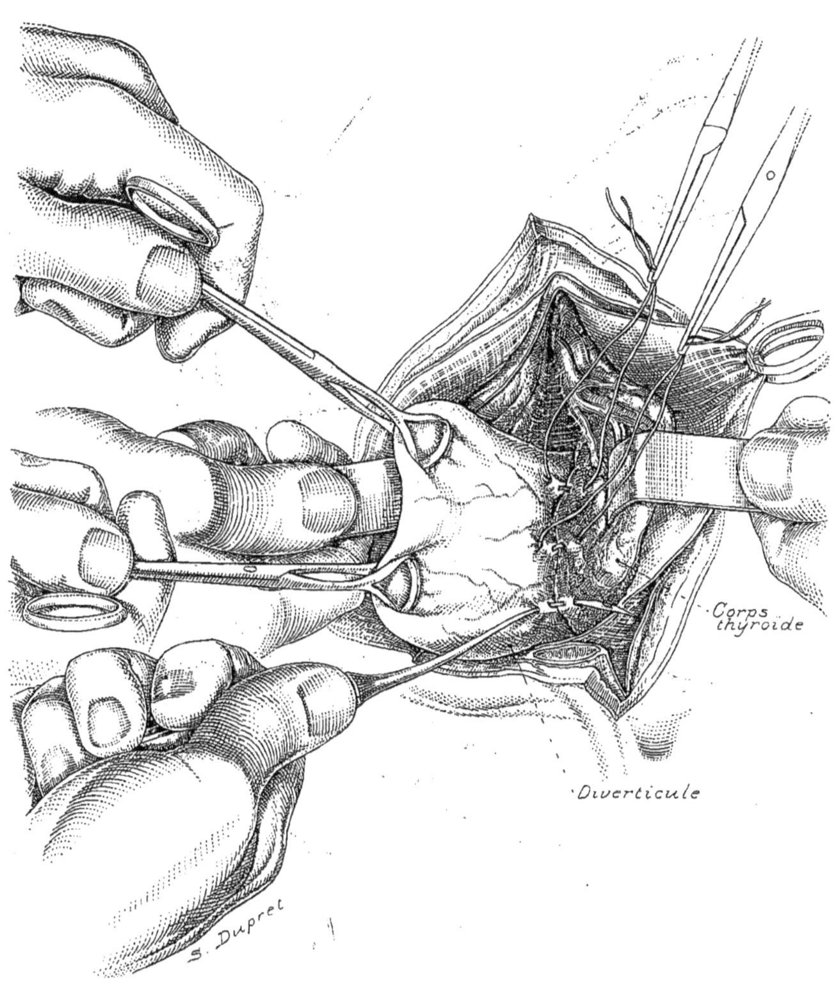

Fig. 74. — Diverticule de l'oesophage. Extirpation en deux temps.

Premier temps. — Le diverticule est extériorisé ; son pédicule est large ; trois points de suture le fixent à la thyroïde.

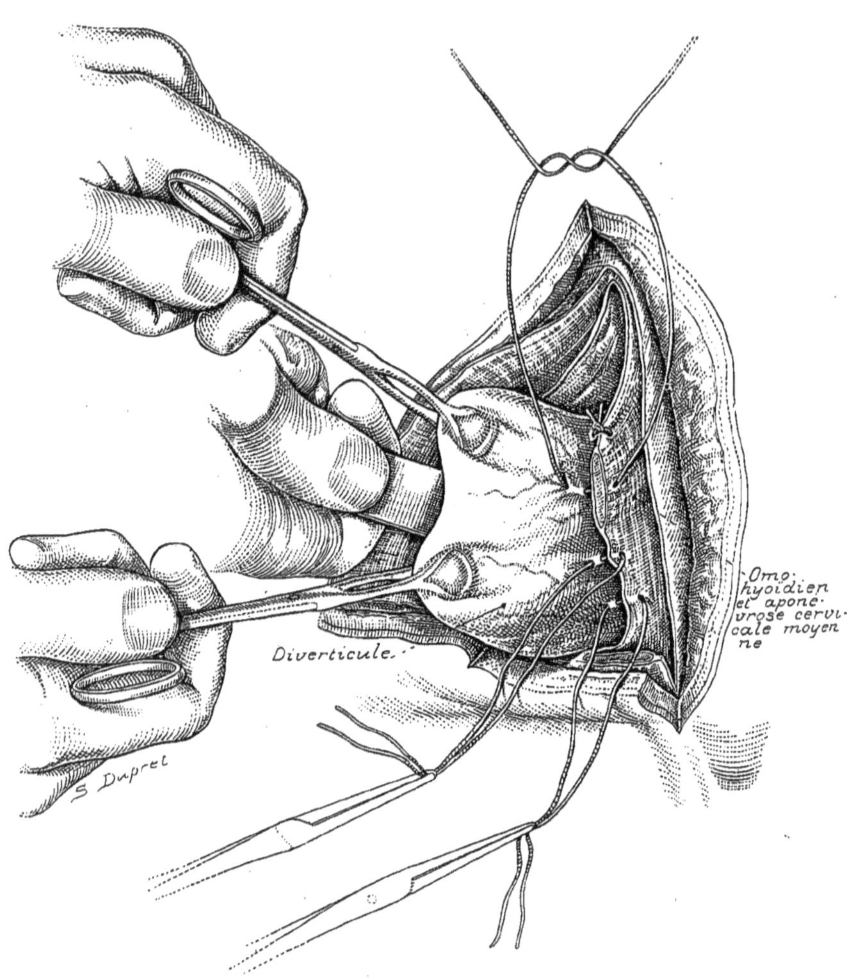

Fig. 72. — DIVERTICULE DE L'ŒSOPHAGE. EXTIRPATION EN DEUX TEMPS.

Premier temps. — Le diverticule est fixé aux plans musculo-aponévrotiques
par trois points au catgut.

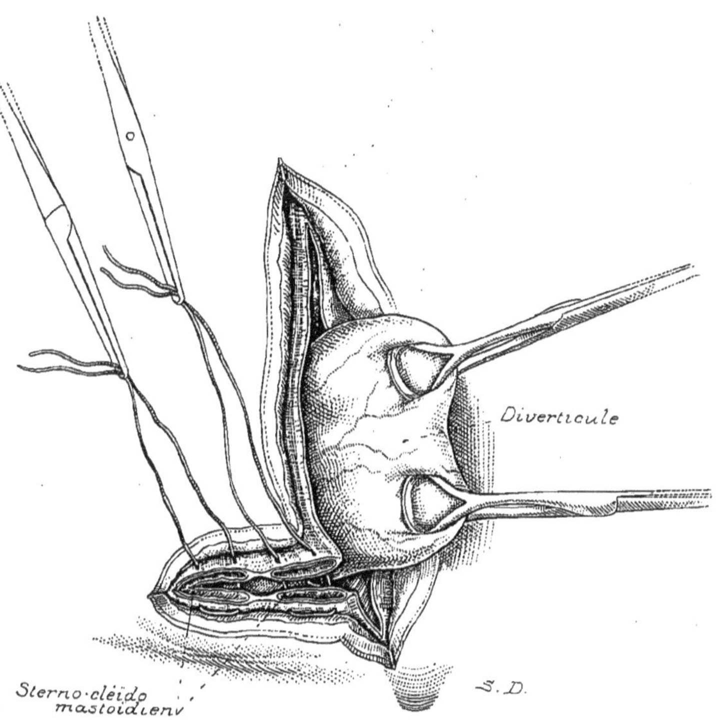

Fig. 73. — DIVERTICULE DE L'OESOPHAGE. EXTIRPATION EN DEUX TEMPS.
Premier temps. — Suture, par deux points en U, du sterno-mastoïdien.

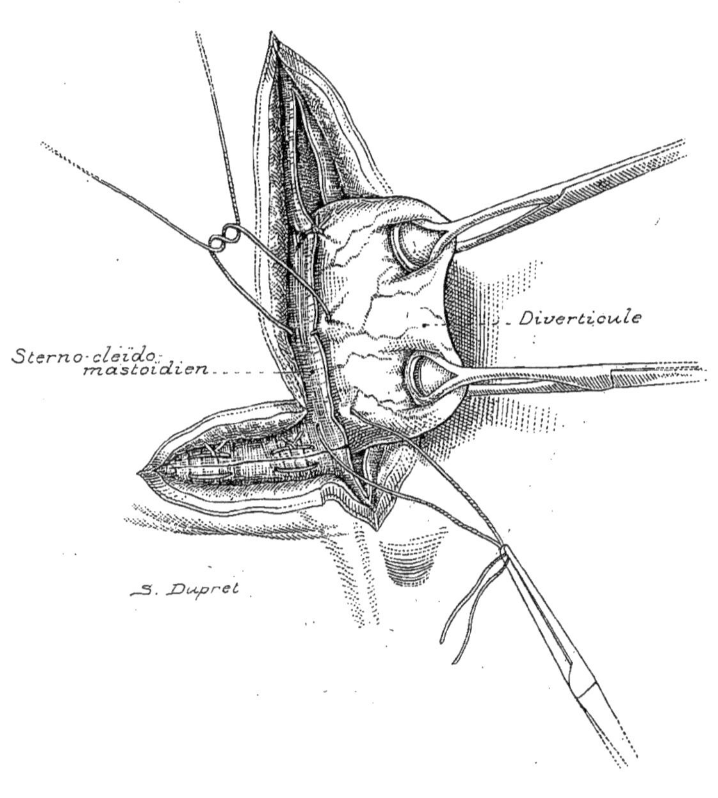

Fig. 74. — Diverticule de l'oesophage. Extirpation en deux temps.
Premier temps. — Fixation à l'aponévrose cervicale du diverticule.

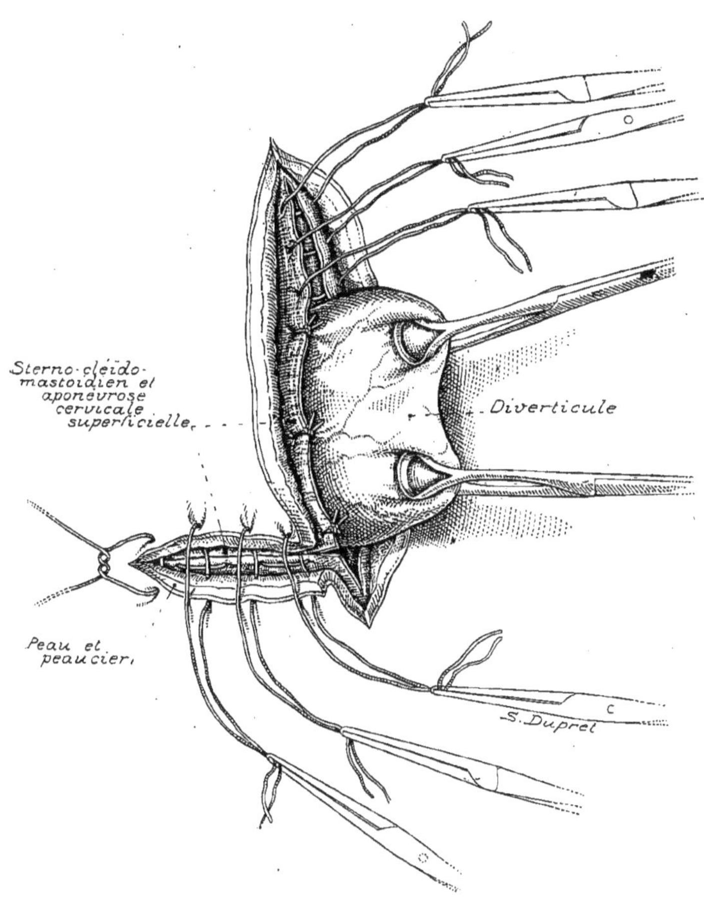

Fig. 75. — Diverticule de l'œsophage. Extirpation en deux temps.

Premier temps. — Fermeture de l'aponévrose cervicale et de la peau.

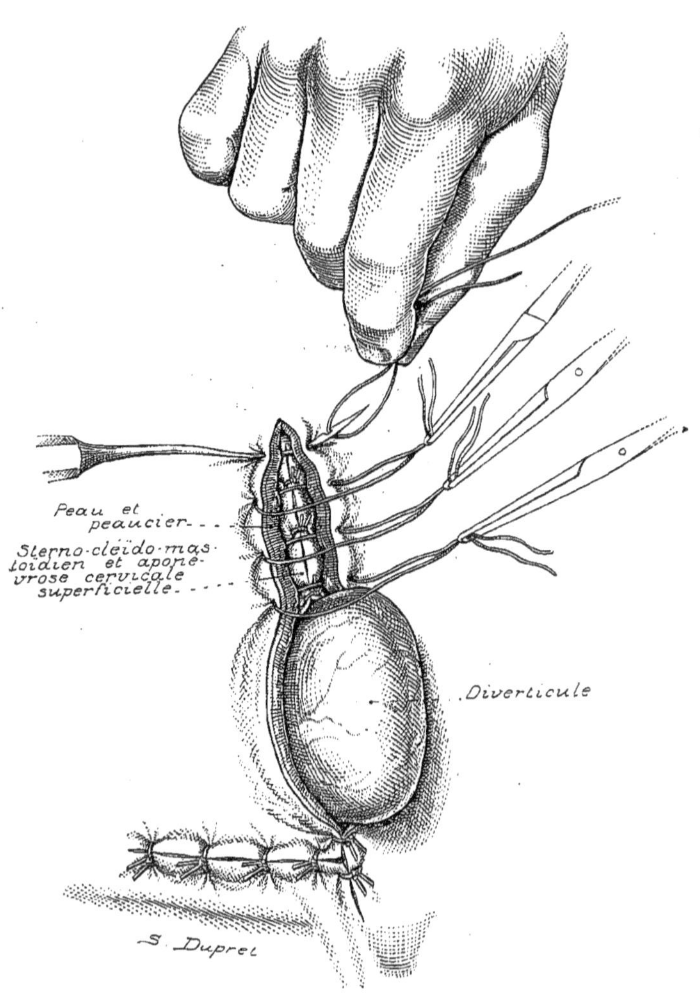

Fig. 76. — Diverticule de l'œsophage. Extirpation en deux temps.

Premier temps. — Aspect que le diverticule présente après son extériorisation.
Les plans sont fermés par des points séparés.

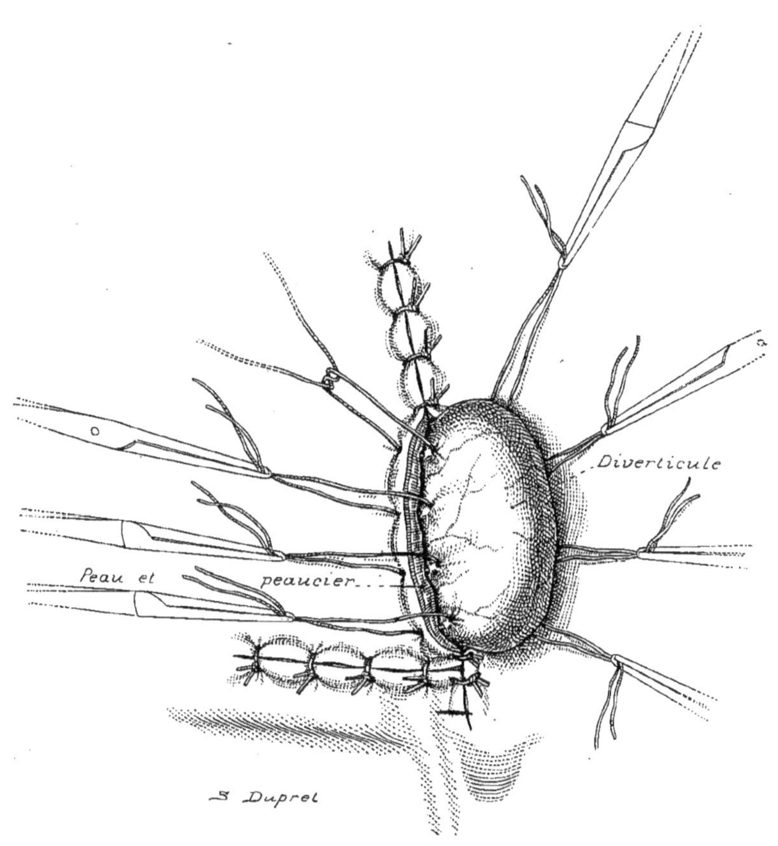

Fig. 77. — DIVERTICULE DE L'OESOPHAGE. EXTIRPATION EN DEUX TEMPS.

Premier temps. — Suture du diverticule à la peau. Ce dernier est fixé par trois plans successifs. Après ce premier temps, le malade a normalement mangé. La résection fut faite un mois plus tard ; le diverticule était masqué par la peau qui s'était réunie au-dessus de lui. Sa rétraction rendit la suture du pédicule assez délicate. La guérison se fit sans incident.

IV

CHIRURGIE BILIAIRE [1]

TRAITEMENT DES FISTULES BILIAIRES PAR LÉSION DU CHOLÉDOQUE

Il arrive souvent que l'hépato-cholédoque soit lésé au cours d'une intervention sur les voies biliaires. Il peut être réparé immédiatement et le transit normal de la bile s'effectue ; ou bien la réparation est omise, ou bien elle est défectueuse ; il en résulte une fistule biliaire.

Ces lésions sont relativement assez fréquentes. Elles peuvent être dues à ce que le chirurgien a réséqué, excisé un rétrécissement ou un néoplasme. Elles peuvent être dues à ce que la section du cholédoque, pour lithotomie, a été mal faite ; l'ouverture a été transversale au lieu d'être verticale. Chez quelques obèses, au foie non extériorisable, l'intervention se fait dans la profondeur ; pour enlever le calcul, le chirurgien voit mal les organes et peut malheureusement faire, sur le cholédoque, une incision oblique ou transversale, en croyant faire une incision verticale. Cet accident est certes très rare, entre les mains de chirurgiens entraînés. Toutefois, Kehr, dont on connaît l'expérience, relève 15 ruptures du cholédoque sur 1.000 interventions. L'accident se produit dans les conditions suivantes :

Le chirurgien croit pincer le canal cystique au niveau du carrefour biliaire et c'est le canal hépatique ou le cholédoque qu'il saisit. Trop souvent, il place la ligature non pas sur le cystique, mais sur le cholédoque lui-même. Dans ces conditions, le cholédoque se trouve en partie excisé ou mortifié ; il en résulte une fistule définitive.

C'est là une faute qu'il est possible d'éviter, surtout si on pratique la résection de la vésicule suivant la technique de Mayo-Gosset, en allant du cholédoque vers le fond ; mais cette technique de la cholécystectomie rétrograde n'est point facile, quand il existe des adhérences serrées. Dans

---

1. Voir aussi les fascicules IV et X de la *Pratique chirurgicale illustrée.*

un cas simple, il est facile de dénuder le cystique et de reconnaître l'artère cystique avant de la pincer ; mais sur les voies biliaires adhérentes et modifiées par le processus inflammatoire, il est difficile d'identifier chaque canal, chaque organe. De plus, il est possible que le cystique et l'hépatique soient accolés en canon de fusil, au contact intime l'un de l'autre. Le cystique lui-même peut former une spirale sur la face antérieure de l'hépatique, avant d'y déboucher. Les deux organes sont unis par des adhérences inflammatoires. Enfin, il y a des anomalies anatomiques qui rendent encore plus facile cette erreur.

Bref, il peut se faire qu'au cours de la cholédocotomie, l'opérateur s'aperçoive qu'il a sectionné en travers, en totalité, ou en partie, le cholédoque ; il doit le réparer. Le plus souvent, la suture suffit, surtout si le cholédoque est large. La suture en un plan au catgut lent 00, comme sur l'uretère, réussit souvent. Il persiste souvent une fistule provisoire, qui se ferme ensuite. Souvent la continuation du canal, incomplètement coupé, se rétablit spontanément, sans suture.

Habituellement, la fistule apparaît au bout de quelques jours. La bile souille le pansement. Les matières restent décolorées. La totalité de la bile passe par la plaie opératoire. Le chirurgien patiente deux mois, trois mois, quelquefois davantage. Passé ce délai, il doit prendre une décision. Que faire... ?

a) *Une cholécysto-gastrostomie... ?* — Oui, si la vésicule a été conservée. L'opérateur alors la libère, la résèque partiellement si elle est trop grande, puis l'implante dans l'estomac.

b) *La fistulisation vers l'intestin.* — Je l'explique par un exemple personnel ; un malade que j'opérai, il y a quinze ans, fit une fistule ; je le réopérai et pour cela je disséquai le trajet ; j'arrivai ainsi à isoler un « tube » de tissu cicatriciel jusque dans la profondeur ; la fistule était son axe ; j'arrivai ainsi dans le voisinage du cholédoque que je ne vis pas. Ce canal artificiel, taillé aux dépens d'adhérences inflammatoires d'épiploon, ce trajet libéré et organisé, disséqué avec soin, me parut saignant et vivace sur une longueur de 3 centimètres. Je perforai le duodénum, j'implantai ce canal fibreux dans l'intestin ; je comblai le vide par de l'épiploon. La fistule se fit vers l'intestin ; le malade, opéré depuis quinze ans, n'a jamais présenté de nouvelle poussée d'angio-cholite ; ce succès est encourageant, mais je ne le conseille que chez un malade très déprimé, auquel convient l'opération minima. Il est préférable de poursuivre la dissection de la fistule jusqu'au cholédoque et appliquer une prothèse temporaire avec un tube de caoutchouc.

c) *Restauration du cholédoque par un drain.* — J'eus recours deux fois à ce procédé ; chaque fois il s'agissait de fistule persistante, durant, l'une

depuis trois mois, l'autre depuis cinq mois. L'état général du sujet était
très bon ; il fallait le délivrer de cette infirmité. Voici comment je fis :
dans le premier cas, je séparai péniblement les organes adhérents dans
la direction du cholédoque ; je finis par le trouver. Son diamètre était
égal à celui d'un crayon. Sa recherche demanda trois quarts d'heure. Le
suintement sanguin abondant empêchait de voir clair ; grâce à l'application de sérum chaud, finalement, je découvris le conduit biliaire. J'introduisis dans sa cavité un fragment de sonde Nélaton N° 16. Je la fixai
avec un point au catgut, puis je perforai, avec une pince de Kocher,
le duodénum. J'introduisis un drain ; je l'enfouis sous quatre points
séro-séreux, comme pour une gastrostomie ; je réparai plan par plan
la plaie que j'avais péniblement creusée. Le malade a parfaitement
guéri. La guérison se maintient depuis sept ans. Le sujet n'a jamais
remarqué à quelle époque se fit l'élimination du tube de caoutchouc dans
les selles.

Le second cas est différent. La persistance de la fistule était due à la
fois à la rupture du cholédoque contenant de gros calculs et à la persistance d'un calcul cholédocien enclavé dans l'ampoule de Vater. Je prati-
quai l'opération suivante : dissection du trajet fistuleux jusqu'à la rencontre du tronc biliaire ; exploration du duodénum par le palper ; percep-
tion d'un calcul de la grosseur d'une noisette, calcul qui avait dû
échapper au moment de la première opération et qui avait dû augmenter
de volume. Ouverture du duodénum ; incision de l'ampoule de Vater.
Énucléation du calcul. Introduction d'un béniqué par l'ampoule de Vater
dilatée. Le béniqué, pointe dirigée vers le foie, fait découvrir un cul-de-
sac qui correspond au cholédoque oblitéré, bout terminal. Ce cul-de-sac
est crevé par le béniqué. Cet instrument est remplacé par une pince
de Kocher ; une sonde Nélaton est introduite dans le cholédoque fistuleux, à l'autre extrémité, puis est attirée de dehors en dedans par la
pince de Kocher, dans le duodénum. Fermeture du duodénum. Réparation de la plaie sous-hépatique. Epiplooplastie. Le malade est resté complètement guéri depuis neuf ans ; la bile a légèrement coulé par la plaie,
du quatrième au quinzième jour, après l'opération. L'état général du
malade ne s'est jamais modifié. Il mène une vie peu fatigante de pisci-
culteur et pratique l'élevage des truites.

Sullivan a pratiqué la prothèse caoutchoutée sur des chiens et a
observé une véritable régénération de la voie biliaire. Le tube s'entoure
d'un vernis épithélial provenant, par bourgeonnement et étalement des
cellules muqueuses, du duodénum ou de la portion respectée des voies
biliaires. Après l'ablation du drain, il existe donc un néo-canal tapissé
d'épithélium et non un simple trajet voué fatalement au rétrécissement

et à l'oblitération comme tous les trajets formés autour d'un drainage longtemps conservé (Boppe) [1].

Boppe fait remarquer que la voie biliaire ainsi constituée n'est plus protégée contre l'infection intestinale ascendante par l'intervention du sphincter d'Oddi, d'où danger d'angio-cholite ultérieure. Aussi, montre-t-il l'avantage de faire parcourir au tube un trajet oblique dans l'épaisseur de la paroi intestinale, reproduisant ainsi une valvule protectrice. L'enfouissement du tube dans la paroi intestinale, comme dans l'estomac pour la gastrostomie, est la technique que nous avons suivie dans notre deuxième cas.

Les interventions itératives sur les voies biliaires, si graves si le sujet reste ictérique, sont bénignes si le sujet est décoloré, si le drainage biliaire est complet. Les opérations dont nous venons de parler sont extrêmement bénignes, surtout si faites à l'anesthésie régionale.

On pourrait se demander ce que peuvent devenir, à longue échéance, ces malades. N'y a-t-il point possibilité d'infection ascendante par le nouveau cholédoque... ? Cette crainte est légitime, mais mes résultats ont été bons, puisque deux cas que j'ai observés datent de sept, neuf et quinze ans. La reconstitution du cholédoque par l'intermédiaire d'un tube de caoutchouc, imaginée par W. Mayo, est une opération utile et bénigne.

1. M. Boppe. *Revue de technique médicale*, novembre 1922, n° 14, p. 313.

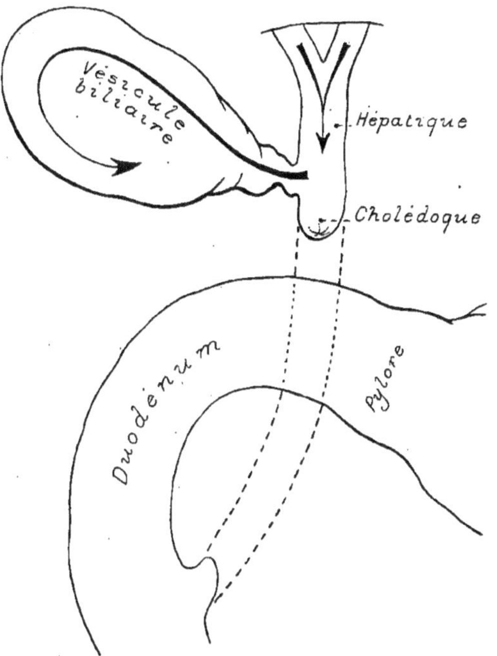

Fig. 78. — FISTULE BILIAIRE PAR OBLITÉRATION DU CHOLÉDOQUE.

Le cholédoque a été détruit; les deux extrémités du canal se sont fermées en cul-de-sac ; il en résulte une fistule biliaire permanente, ce qui est la règle ; quelquefois une nouvelle poussée d'ictère avec oblitération du bout hépatique du cholédoque survient; c'est le cas correspondant à ces schémas. En cas de fistule, cette figure reste exacte ; la fistule siège à l'extrémité terminale du bout cholédocien supérieur.

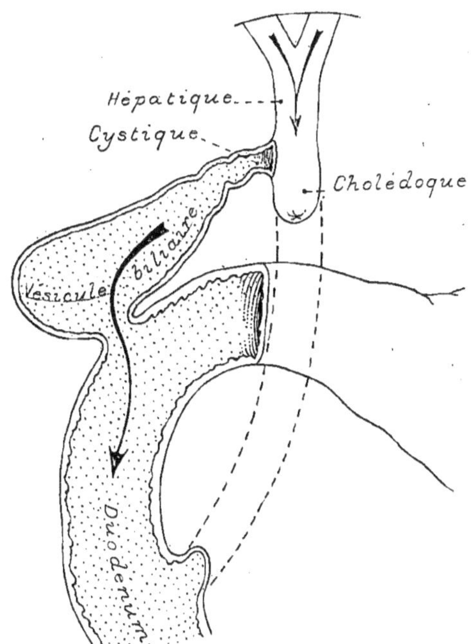

Fig. 79. — FISTULE BILIAIRE PAR OBLITÉRATION DU CHOLÉDOQUE.

La vésicule étant conservée, le cystique perméable, l'opérateur fait une cholécysto-duodénostomie. Si le duodénum est difficile d'accès, si l'estomac est plus accessible, ce qui est la règle, on fait une cholécystogastrostomie.

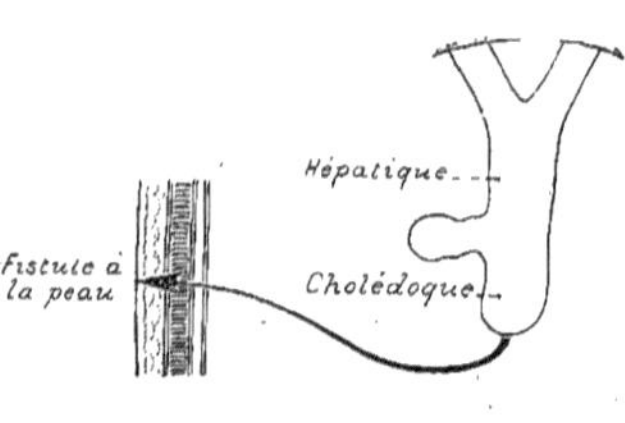

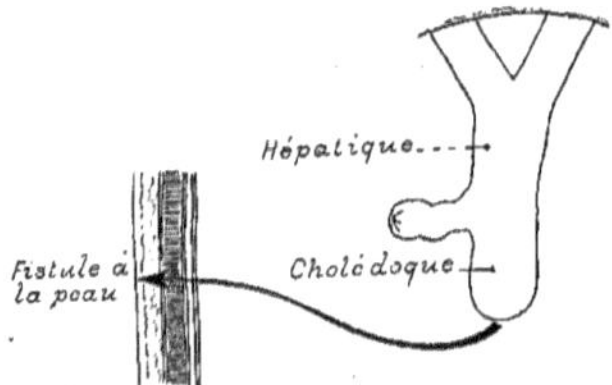

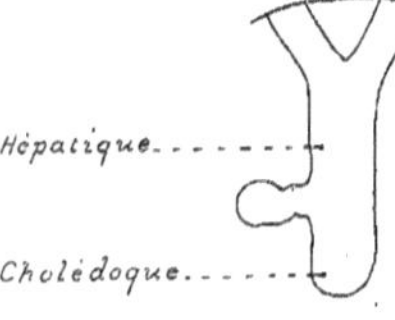

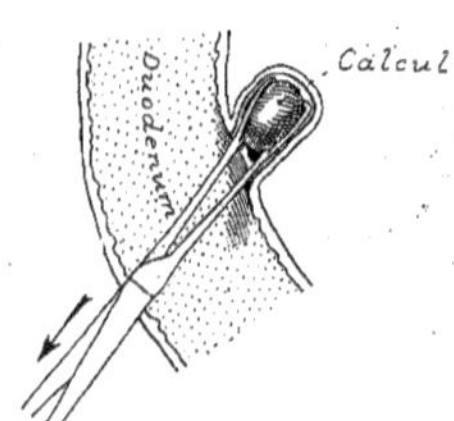

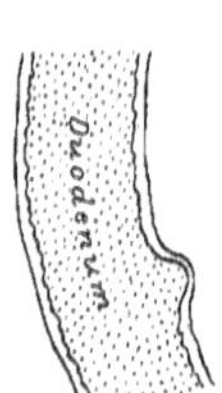

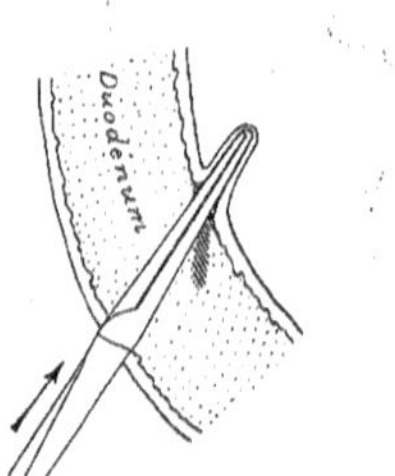

Fig. 80. — Fistule biliaire par oblitération
du cholédoque.

Ici, il persiste un calcul dans l'ampoule de Vater. L'opérateur fait une duodénostomie exploratrice, enlève un calcul qui laissera après lui une ampoule de Vater dilatée. Le but de l'opérateur consistera à anastomoser l'ampoule avec le cholédoque fistuleux.

Fig. 81. — Fistule biliaire
par oblitération du cholédoque.

Schéma indiquant les deux culs-de-sac à anastomoser : ampoule de Vater et cholédoque.

Fig. 82. — Fistule biliaire
par oblitération du cholédoque.

Comment on fait communiquer l'ampoule de Vater avec l'extérieur. Une pince est introduite dans le duodénum : elle fait saillir l'ampoule de Vater et la crève ; par cet orifice un tube sera amené.

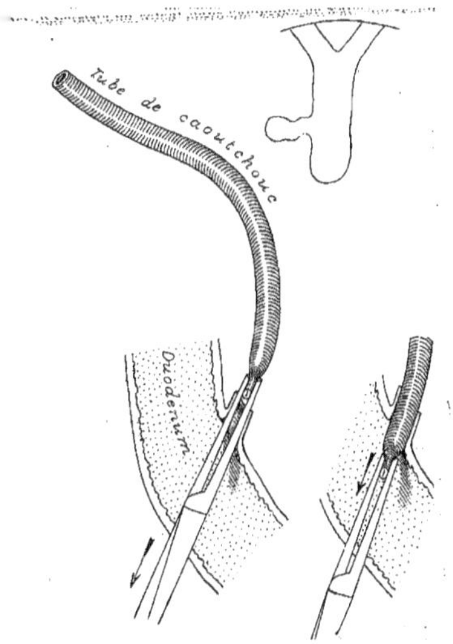

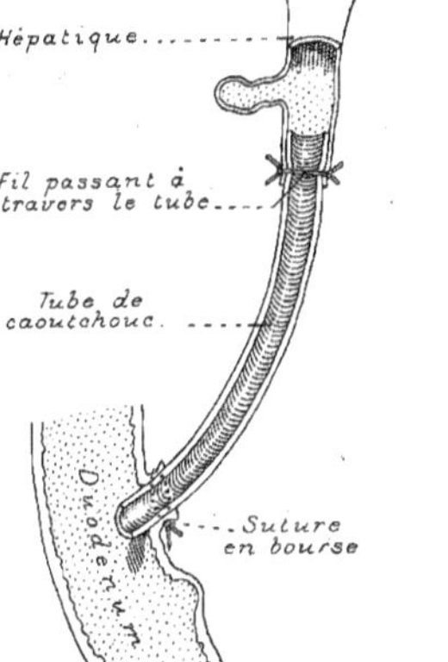

Fig. 83. — Fistule biliaire par oblitération
du cholédoque.

Le tube de caoutchouc est amené dans le duodénum.
Un point de suture fixe le drain au tronçon de l'ampoule.

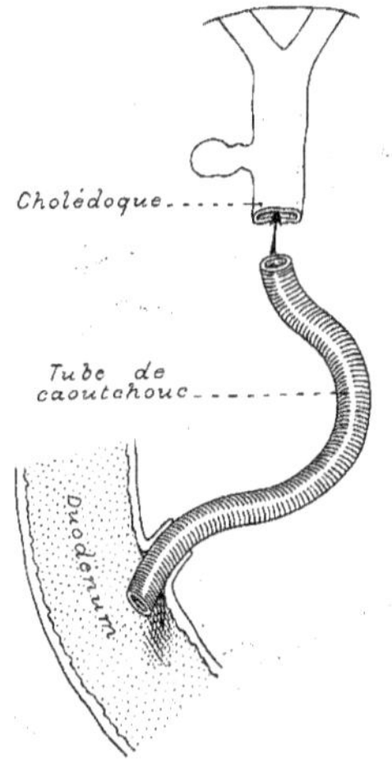

Fig. 84. — Fistule biliaire par oblitération
du cholédoque.

L'extrémité supérieure du tube est introduite dans le cholédoque.

Fig. 85. — Fistule biliaire
par oblitération du cholédoque.

L'opérateur a placé un drain d'une part dans le duodénum, d'autre part dans le cholédoque. L'extrémité duodénale doit être enfouie sous un surjet séro-séreux, comme s'il s'agissait d'une gas
trostomie ; de façon à assurer son étanchéité.

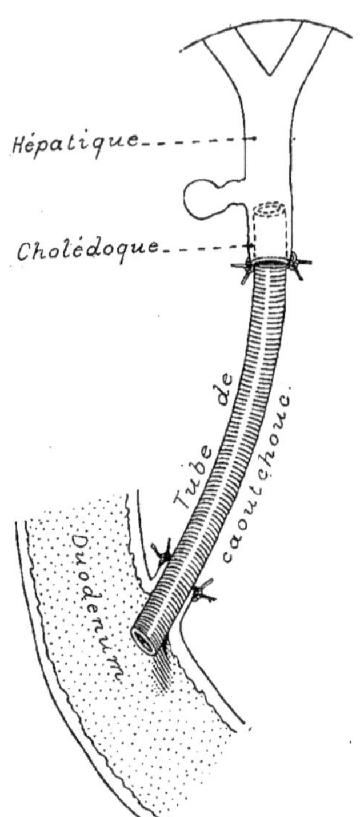

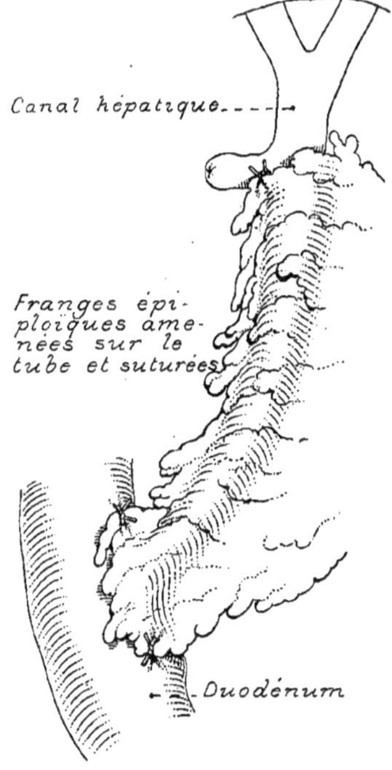

<table>
<tr><td>

Fig. 86. — Fistule biliaire
PAR OBLITÉRATION DU CHOLÉDOQUE.

Le tube est fixé à ses deux extrémités
par deux points de suture au catgut.

</td><td>

Fig. 87. — Fistule biliaire
PAR OBLITÉRATION DU CHOLÉDOQUE.

Le duodénum et le cholédoque
sont couverts d'une lame épiploïque.

</td></tr>
</table>

Ces figures, comme les précédentes, ne sont que des schémas. Le tube de caoutchouc a représenté très grand pour la compréhension du sujet.

V

CHIRURGIE GASTRO-DUODÉNALE [1]

Le nombre des opérations gastro-duodénales présente une grande variété. Chacune trouve ses indications précises. A chaque cas convient un procédé de choix. Voici quelques données que notre dernière expérience nous a fournies :

Anesthésie. — Nous avons recours à trois méthodes :

a) L'*anesthésie régionale* (syncaïne à 1 p. 100) : infiltration de la paroi combinée à l'injection des nerfs splanchniques par voie latéro-postérieure.

b) La *rachi-anesthésie dorso-lombaire*, avec 15 centigrammes de syncaïne ; 50 centigrammes de caféine; sont injectés sous la peau deux heures avant. 1 centimètre cube de scopo-morphine est injecté une heure avant.

c) L'*anesthésie locale simple de la paroi, combinée au protoxyde d'azote.*

C'est au premier procédé que nous avons recours le plus souvent.

Incisions. — Huit fois sur dix, nous commençons par l'*incision médiane* ou paramédiane droite. Très souvent, nous branchons une incision perpendiculaire à droite ou à gauche, suivant que les difficultés opératoires se montrent du côté duodénal ou vers le cardia.

L'*incision transversale* est très bonne au point de vue de la solidité et de l'esthétique ; malheureusement, elle ne donne pas toujours un jour suffisant pour l'accès des ulcus gastriques haut situés. Pour ces derniers, l'opérateur peut avoir recours soit à la résection costale (*incision en parapluie*) (v. p. 75, 84, 111), soit à l'*incision ogivale de Leclerc* ; soit à l'*incision en L* ouverte à droite ou à gauche suivant qu'il s'agit d'attaquer le haut de la petite courbure ou le duodénum.

Pour *fermer une incision médiane*, nous employons soit la suture en un plan au fil métallique (cancers), soit la suture au catgut ralenti et aux agrafes (cas bénins).

En cas d'*incision en équerre*, nous suturons : *a)* la portion transver-

---

1. Nous engageons le lecteur à regarder les figures qui suivent cet article, avant de lire le texte.

sale au catgut ralenti et aux agrafes ; *b)* la portion verticale, en un plan,
au Crino.

Ulcus duodénal non perforé.

Faire la *gastro-entérostomie seule* dans le cas d'ulcus *cicatrisé* et
sténosant.

Faire la gastro-entérostomie avec *brûlage et enfouissement* de l'ulcus
dans les cas habituels d'ulcus en activité sans hyperchlorhydrie exagérée.

Faire la *gastrectomie très large* dans le cas de forte hyperacidité.

Un tiers des diagnostics cliniques d'ulcus duodénal est une erreur.
Que trouvons-nous à l'opération? Tantôt un ulcus gastrique juxta-pylorique ; tantôt une vésicule calculeuse ; tantôt une stase intestinale chronique ; tantôt aucune lésion perceptible (c'est l'exception). Dans ces derniers cas, nous ne faisons rien sauf l'appendicectomie. *Ne jamais faire
une gastro-entérostomie à un malade chez qui on ne trouve pas de lésion,*
sinon il est plus malade qu'auparavant et la seule chance qu'il ait par la
suite, est de rencontrer un chirurgien qui veuille bien lui enlever l'anastomose faite sans indication

Si le malade souffre sans lésion, je pratique la pyloroplastie ou l'éner-
vation de l'estomac, suivant la technique de Latarjet.

Le dossier radiologique fourni par le patient est généralement insuffisant ; tout malade atteint de troubles gastriques et qui n'a pas de sténose pylorique ou duodénale, doit subir un transit intestinal complet. Il
ne suffit pas que la radiographie indique l'aspect du tube digestif dans
les vingt-quatre ou trente-six heures, il faut que les épreuves radiosco-
piques soient poursuivies tant qu'il y a du bismuth dans l'intestin. En effet,
un grand nombre de malades soupçonnés d'ulcus duodénal, ont une
lésion ou une coudure intestinale. Il est bon de le savoir avant d'opérer,
de façon à ne pas faire une intervention inutile et de façon à pouvoir
changer le plan opératoire dès que l'ulcus duodénal est démontré inexis-
tant. Il est également indispensable que le chirurgien connaisse l'état du
chimisme gastrique. En effet, si le sujet est hypochlorhydrique, l'opérateur sera économe de tissu gastrique ; il ne fera pas de résection, ou il
la fera économique. Si, au contraire, le sujet est hyperchlorhydrique, la
résection doit être large et comprendre les 3/4 ou les 4/5 de l'estomac
(gastrectomie sub-totale).

Les deux méthodes de choix pour la cure de l'ulcus duodénal sont,
soit la *résection du segment gastro-duodénal malade,* suivi du Péan ou
du Polya, soit l'*opération de Finney,* qui consiste en ceci : excision circu-
laire de l'ulcus ; débridement des parois gastrique et duodénale, à l'aide
d'un coup de ciseaux axial, donné d'abord sur l'estomac et ensuite sur le

duodénum. On obtient ainsi une ouverture losangique allongée dans le
sens de l'axe gastro-duodénal ; la suture la transformera en une anastomose verticale, fort large, cette gastro-duodénostomie permet l'évacuation facile de l'estomac. De plus, le contact du contenu gastrique avec le
duodénum est physiologique, tandis que le contact du même contenu avec
le jéjunum, est susceptible de provoquer l'ulcus jéjunal. Toutefois, la
résection duodénale, gastro-duodénale ou l'opération de Finney, nécessite *un certain entraînement* de l'opérateur et, de plus, un sujet favorable,
c'est-à-dire non obèse ; si ces conditions ne sont pas remplies, il faut se
contenter d'une gastro-entérostomie. D'ailleurs, la *gastro-entérostomie*
simple donne souvent de très bons résultats fonctionnels (70 p. 100).

A quel procédé de gastro-entérostomie aura-t-on alors recours ? En
principe, à l'anastomose postérieure trans-méso-colique, à anse courte ;
c'est l'anastomose classique (RICARD ou MAYO-GOUILLOUD). Si l'opérateur
croit éprouver quelques difficultés à bien placer la bouche, même après
décollement colo-épiploïque, il ne doit pas hésiter à dépouiller d'un coup
de compresse la grande courbure ; cette désinsertion du grand épiploon
permet de pratiquer la *gastro-entérostomie marginale ;* la bouche est ainsi
placée au point déclive de l'estomac et au point que l'on choisit. Cette
méthode est plus précise, mais non indispensable au succès. Généralement le procédé classique suffit.

Si l'opérateur constate que l'anastomose peut ne pas être correcte, si
l'anse jéjunale est étroite et risque de se couder, si la direction ne paraît
pas devoir être bonne, en un mot si le chirurgien prévoit que le drainage
gastrique ne sera pas parfait, il est préférable pour lui de recourir à
l'application d'une anse longue (15 ou 20 centimètres) et de pratiquer
concurremment la jéjuno-jéjunostomie. L'anse jéjunale afférente sera
unie à l'anse jéjunale efférente, à l'aide d'un petit bouton.

En cas d'hésitation sur le procédé à choisir, l'opérateur pourra toujours faire la gastro-entérostomie et si le sujet n'est pas guéri de son
ulcus duodénal, s'il présente encore des troubles par la suite, pratiquer
la résection secondaire du segment duodéno-pylorique.

Ces deux temps exécutés séparément, ne font courir aucun risque au
malade et le résultat est généralement très bon.

Je crois pouvoir dire que sur 100 ulcus duodénaux traités par la
gastro-entérostomie simple, 70 guérissent complètement et définitivement ;
ceux qui ne guérissent pas correspondent à des cas très hyperacides, à
des cas où l'opérateur a méconnu une vésicule calculeuse, un ulcus gastrique, une stase intestinale chronique, une appendicite. Si l'opéré, d'abord
content de ses fonctions, recommence à souffrir il faut craindre l'ulcus
jéjunal, lésion qu'il faut se hâter d'opérer.

L'*exclusion pylorique* est une opération logique, mais qui ne donne pas les résultats attendus. Nous avons remarqué que les ulcus jéjunaux étaient plus fréquents après cette opération. Nous l'avons donc abandonnée. Toutefois, elle se trouve réalisée sans la chercher quand on fait l'enfouissement de l'ulcus duodénal. Si, en effet, l'opérateur pratique la simple gastro-jéjunostomie et s'il a constaté que le fond de l'ulcus est séparé de la cavité péritonéale par une faible épaisseur de séreuse, il est bon de l'enfouir pour se prémunir contre une perforation. Très souvent, cet enfouissement provoque une exclusion partielle ou totale.

Ulcus gastrique non perforé.

L'opération optima que nous faisons depuis 1910 est la pyloro-gastrectomie très large par section primitive du duodénum, suivie du Péan ou du Polya. Nous avons pratiqué quelques excisions cunéiformes. L'opération nous a paru plus délicate, moins efficace que la pyloro-gastrectomie. Nous l'avons abandonnée, bien qu'elle soit logiquement l'opération la plus séduisante.

La thermo-cautérisation (Balfour) présente, à peu près, tous les avantages de l'excision, sans les mêmes difficultés ou dangers. C'est une intervention bénigne, qui donne parfois de bons résultats. Toutefois, ceux-ci sont en général inconstants ; nous avons plusieurs fois gastrectomisé secondairement des malades qui avaient subi une excision ou un Balfour. Nous la réservons aux malades faibles (obèses), porteurs d'ulcus petit, haut situé.

La gastro-entérostomie simple, souvent bonne pour l'ulcus duodénal ne convient point aux ulcus gastriques. Elle n'empêche pas celui-ci d'évoluer et de subir la transformation cancéreuse. Toutefois, comme le « Balfour », elle peut encore rendre des services chez les sujets obèses atteints d'ulcus juxta-pylorique et dans les cas où l'opérateur trouve la technique trop ardue. C'est une intervention souvent inefficace. Nous lui préférons la gastrectomie qui, moyennant quelques conditions techniques, est une intervention bénigne.

En cas d'ulcus gastrique non perforé, il faut avoir recours à la *gastro-pylorectomie*, large opération qui représente la suppression du duodénum, du pylore et de la petite tubérosité de l'estomac, nous avons abandonné la *résection annulaire*, avec suture gastro-gastrique bout à bout. Si le sujet est hyperchlorhydrique il faut enlever les 3/4 ou les 4/5 de l'estomac. Depuis 1910, nous faisons la gastro-pylorectomie avec section primitive du duodénum. Actuellement, nous ménageons le plus possible de duodénum et nous terminons par l'abouchement gastro-duodénal bout à bout (Péan) ; c'est — quand elle est possible — l'opération de choix, supérieure à l'anastomose gastro-jéjunale.

Quand nous pratiquons la gastro-entérostomie, après résection gas-
tro-pylorique, nous avons généralement recours au procédé de Polya,
modifié ou non. Souvent nous diminuons la hauteur de la brèche gastrique, pour la réduire à 5 ou 6 centimètres, puis nous l'implantons dans
le jéjunum ; nous choisissons de préférence l'anse jéjunale courte trans-
méso-colique ou une anse jéjunale très longue si l'estomac est trop petit,
les deux branches jéjunales sont alors réunies au bouton. Tantôt, nous
faisons cette anastomose pré-colique, tantôt trans-méso-colique ; devant ou
derrière le côlon transverse cela n'a aucune importance. Si le méso-côlon
est mince, diaphane, nous faisons l'anastomose trans-méso-colique ; pour
peu qu'il soit infiltré de graisse, nous la faisons pré-colique. Le résultat
est pratiquement le même.

En cas d'ulcus gastrique de la petite courbure haut situé, nous
pratiquons la *gastrectomie en gouttière*. Celle-ci comporte la technique
suivante : *incision médiane*, avec débridement à gauche en L. Section
du duodénum, pour supprimer la plus grande partie de l'estomac. Section totale de l'estomac, perpendiculaire à son axe, immédiatement
au-dessous de l'ulcère. La section est faite entre deux constricteurs. La
portion pylorique est enveloppée et rejetée à droite. Après avoir protégé
l'abdomen, nous enlevons le constricteur supérieur et nous asséchons la
cavité gastrique avec l'aspirateur ; les clamps coprostatiques sont inutili-
sables. Nous excisons alors l'ulcus aux ciseaux. La tranche de section,
quoique continue, est pourtant double : l'une écrasée perpendiculaire à
l'axe de l'estomac résulte de la coupure complète de l'organe et l'autre
résulte de l'excision de la petite courbure. Celle-ci va être suturée pour
son compte ; l'autre sera abouchée à la tranche gastrique, portion pylorique. Nous suturons donc la brèche qui résulte de l'excision de l'ulcus
sans nous occuper de la tranche gastrique perpendiculaire. Nous faisons
cette suture en deux plans, à l'aide des points de Connel et Cushing
(catgut ralenti). Il en résulte un « boyau » gastrique ouvert du côté du
pylore. Il faut rétablir la continuité du tube digestif ; alors, de deux
choses, l'une : ou bien nous avons réséqué la plus grande partie de l'estomac jusqu'au duodénum ; dans ce cas, nous amenons le jéjunum
devant ou derrière le côlon et nous pratiquons l'*implantation gastro-jéjunale ;* ou bien nous avons conservé une grande partie de la portion pylorique de l'estomac, alors nous implantons le boyau gastrique qui n'est
qu'un œsophage continué, dans la poche pylorique que nous avons conservée. Nous rétrécissons la tranche de cette dernière jusqu'à ce qu'elle
s'adapte à l'extrémité du boyau gastrique. Cette intervention est souvent
délicate.

Après la gastrectomie en gouttière, la continuité est donc rétablie ainsi : par gastro-duodénostomie (Péan), par gastro-gastrostomie ou par gastro-jéjunostomie (Polya).

Ulcus perforé de l'estomac et du duodénum. — La perforation du duodénum est six fois plus fréquente que celle de l'estomac ; la plupart des chirurgiens la déclarent « pylorique » ou « juxta-pylorique », parce qu'ils trouvent inutile de chercher son siège duodénal. La recherche en est parfois délicate.

Anesthésie. — Elle sera locale, pour la paroi et combinée au protoxyde d'azote; il est mieux d'éviter les manœuvres nécessitées par la rachianesthésie ou l'injection des splanchniques. La rachi-anesthésie serait le procédé de choix à cause de la résolution musculaire qu'elle procure, mais elle abaisse parfois la tension artérielle dans des proportions telles que la mort pourrait en résulter. Si donc le sujet présente une tension artérielle basse, la rachi-anesthésie est à déconseiller. Nous l'avons toutefois employée avec succès ; l'opération est, de ce fait, très facile.

Incision. — Incision en équerre qui permet l'accès large sur l'estomac, et le duodénum, suivant l'état des lésions rencontrées. Il est souvent utile de couper en travers les muscles droits à droite, de façon à supprimer la contracture défensive qui persiste souvent malgré l'anesthésie locale et la narcose combinées.

Comment traiter la perforation ? Suture simple ? Gastro-entérostomie ? Résection ?

A quel procédé faut-il recourir ? Cela dépend de l'état général du malade, de l'état des lésions, de l'existence ou de l'absence de péritonite. Les sujets opérés dans les six premières heures guérissent presque aussi facilement que les non perforés. Le désavantage existe dans le fait qu'ils n'ont pas été préparés : désinfection de la bouche, de la gorge, évacuation complète de l'intestin, etc...

En principe, toute opération d'urgence comporte la technique la plus simple, le minimum de manœuvres. La suture banale convient dans un grand nombre de cas, qu'il s'agisse de l'estomac ou du duodénum.

Faut-il pratiquer l'excision des bords de la plaie? Oui, si les bords sont friables et si c'est nécessaire pour que la réunion soit possible.

Faut-il pratiquer secondairement une gastro-entérostomie? (La question ne se pose que pour le duodénum, qui d'ailleurs se perfore six fois plus souvent que l'estomac). Non, si l'écoulement duodénal des aliments est possible; oui, si le duodénum est rétréci par la plicature.

Faut-il pratiquer, d'emblée, la résection d'un ulcus gastrique? Oui, si par suite de l'induration étendue, la suture est impossible et si la réunion paraît précaire. C'est l'exception.

En résumé, toute opération autre que la suture pure et simple peut être rendue nécessaire par l'état des lésions, mais, en principe, il faut faire l'opération la plus simple et la plus rapide. *Ne pas alléguer qu'il est préférable de guérir le malade définitivement.* Je répète *qu'il vaut mieux guérir un malade en deux fois que de le tuer en une.* Si une fois la péritonite conjurée, les accidents gastriques persistent, si le chirurgien trouve les fonctions défectueuses, il est temps de pratiquer secondairement une gastro-entérostomie ou une duodénectomie (ulcus duodénal) ou une gastrectomie secondaire (ulcus gastrique). Celle-ci se fera alors avec les risques minima.

En principe, opération courte, rapide, simple, pour sauver simplement la vie du malade.

Ulcus jéjunal secondaire. — L'ulcus jéjunal secondaire est fréquent (5 p. 100) à la suite de la gastro-entérostomie pour ulcus duodénal, avec hyperchlorhydrie. Il apparaît généralement dans l'année qui suit l'opération. Les accidents qu'il provoque sont plus graves que l'ulcus primitif. L'opération est indispensable. Il faudra la faire le plus tôt possible, de façon à éviter une très redoutable complication : la fistule jéjuno-colique. Les opérations pour fistule jéjuno-colique sont, en effet, d'une extrême gravité, si simples soient-elles. Les sujets, dans ces conditions, opposent très peu de résistance à l'acte opératoire, même la plus simple et la mieux exécutée.

Quelles opérations conviennent à l'ulcus jéjunal ?

a) *La suppression de la gastro-entérostomie.* — Si l'ulcus duodénal est guéri, si l'ulcus cicatrisé n'a pas laissé de sténose, inutile de faire une nouvelle intervention.

b) *La gastro-duodénostomie.* — Supprimer la bouche anastomotique ulcérée et faire un Finney. Si l'ulcus duodénal existe encore, faire l'excision de l'ulcus et la suture gastro-duodénale verticale ; cette anastomose n'expose pas à l'ulcus jéjunal.

c) *La gastrectomie.* — Si le Finney n'est pas possible, si le sujet est resté hyperchlorhydrique, il faut faire la résection large de l'estomac et du jéjunum [1].

Tout chirurgien devra craindre l'ulcus jéjunal ; dans ce but, il recommandera au gastro-entérostomisé pour ulcus duodénal, de suivre un régime sévère pendant six mois (Léon Meunier) : absence de viande,

---

1. Voir fasc. I de la *Pratique chirurgicale illustrée,* p. 170 et suivantes.

d'albumine ; administration d'huile d'olive pendant les repas, défense de fumer, etc...

Le chirurgien pratiquera en général la gastrectomie très large ; puis, de préférence une gastro-duodénostomie et il réservera la gastro-jéjunostomie aux cas dans lesquels l'opération de Finney est trop délicate.

Cancer [1]. — Un tiers des porteurs de cancers d'estomac que nous ouvrons, sont inopérables par suite des métastases. Nous ne renonçons pas à opérer un cancer par suite des adhérences, ni de son extension ; le bistouri en a presque toujours raison. L'opération est sans doute plus grave et plus longue, mais la gastrectomie est tellement supérieure à la gastro-entérostomie qu'il faut la tenter à tout prix. Malgré l'extension de notre technique radicale, un grand nombre de cas sont encore inaccessibles au chirurgien car il y a des noyaux secondaires sur le péritoine ou le foie. Avant d'opérer il faut craindre les métastases quand le malade présente de *la défense musculaire* de la paroi abdominale ou une légère *ascite*.

Les résultats obtenus par la gastrectomie pour cancer sont peu encourageants. Les résections donnent une mortalité immédiate de 20 p. 100 ; la survie est relativement faible ; un an en moyenne, quelquefois plusieurs années, mais par contre la récidive survient parfois au bout de sept à huit mois. Je n'appelle pas « cancers », des « ulcus calleux » que le microscope montre en voie de transformation néoplasique (18 p. 100). Ceux-ci donnent d'excellents résultats immédiats et éloignés.

Le cancer est plus souvent inopérable chez l'homme que chez la femme. Les cancéreux avec HCl libre donnent une mortalité opératoire de 10 p. 100 seulement ; les gastrectomisés pour cancer anachlorhydrique donnent une mortalité de 40 p. 100. Chez ces derniers la récidive est plus fréquente, plus précoce que chez les premiers.

Dans le cas de cancer inopérable, nous avons à plusieurs reprises appliqué des *aiguilles de radium*, avec des résultats immédiats surprenants : disparition des douleurs, des hémorragies et retour apparent à la santé, mais ces résultats sont transitoires.

Quand nous pratiquons la *gastro-entérostomie simple*, pour cancer pylorique, nous la faisons toujours antérieure, pré-colique, avec une anse longue et nous la complétons par une jéjuno-jéjunostomie. C'est le procédé qui nous a paru le plus bénin.

Faut-il opérer les cancers gastriques sténosants en un temps ou en deux temps ?

1. Pronostic chirurgical du cancer gastrique, d'après une série de 140 cas, par VICTOR PAUCHET et HIRCHBERG. *Académie de Médecine*, séance du 29 décembre 1925.

En général, quand nous décidons d'opérer un cancer en deux temps nous finissons par l'enlever en une seule séance, souvent parce que la lésion que nous supposions purement pylorique remonte dans la direction

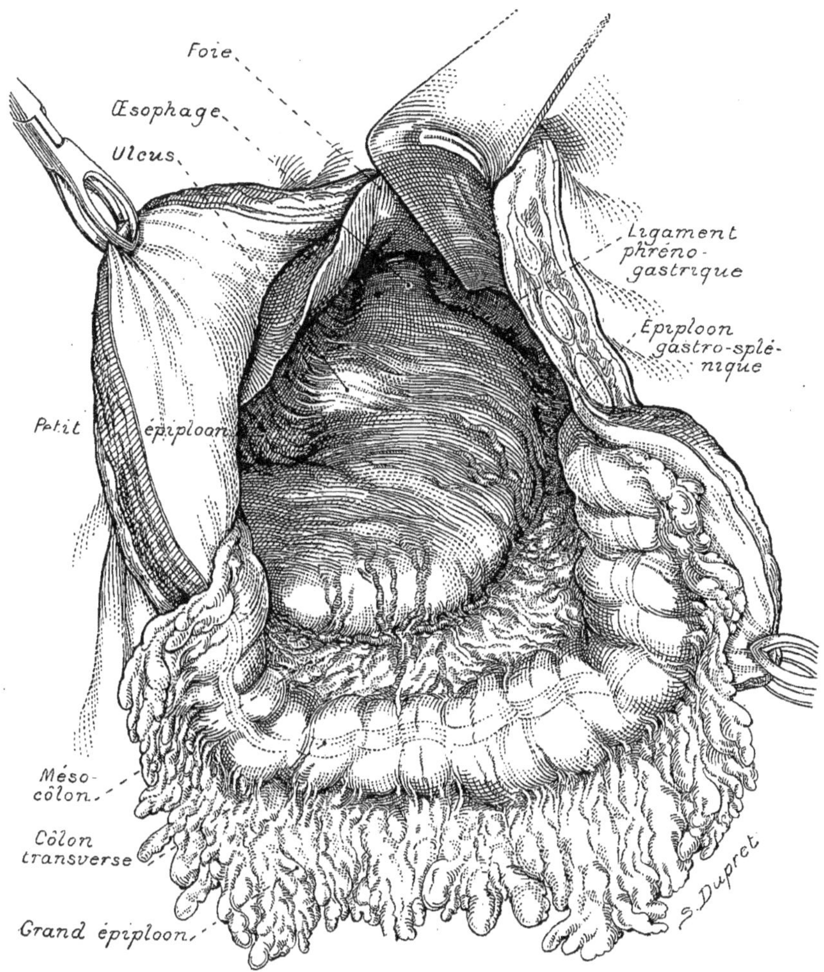

Fig. 88. — Ulcus haut placé de la petite courbure.
Incision abdominale en forme d'L ouvert à gauche.

du cardia : ce qui rend l'application de la gastro-entérostomie délicate, et le deuxième temps impossible. Nous avons pratiqué souvent la gastrectomie dans ces conditions, avec des résultats parfaits.

Toutefois, si la tumeur est limitée au pylore, si elle est adhérente et paraît devoir nécessiter une intervention longue, si le sujet est cachectique, déshydraté, anémié, nous faisons l'opération en deux temps : gastro-entérostomie d'abord, gastrectomie ensuite. Transfusion du sang dans

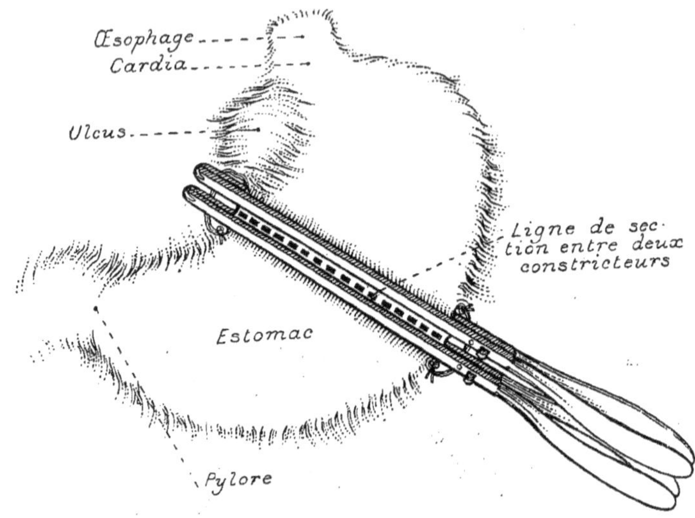

Fig. 89. — ULCUS HAUT PLACÉ DE LA PETITE COURBURE.

Le petit et le grand épiploons ont été dépouillés avec une compresse ; les vaisseaux ont été liés. Deux constricteurs (COLLIN) sont appliqués ; l'estomac est sectionné entre chacun d'eux. Le but du chirurgien est de réséquer la portion cunéiforme de l'estomac, dont la base comprendra l'ulcus. La portion supérieure de la grosse tubérosité sera anastomosée bout à bout avec la portion pylorique.

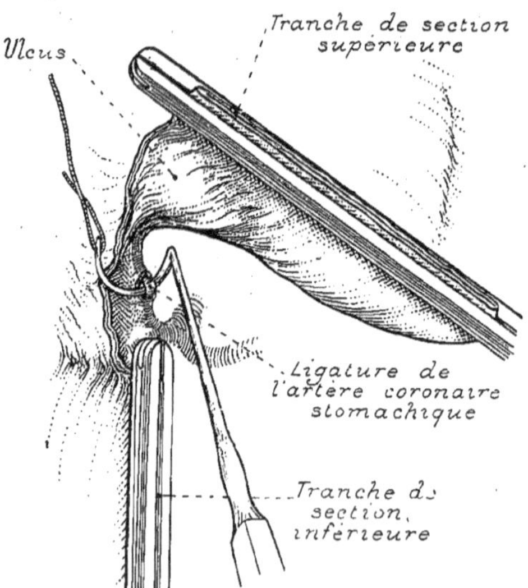

Fig. 90. — ULCUS HAUT PLACÉ DE LA PETITE COURBURE.

L'estomac ayant été sectionné entre les deux constricteurs, l'opérateur pratique la ligature de la coronaire stomachique.

l'intervalle. La gastro-entérostomie se fait le plus loin possible du pylore, de façon à trouver beaucoup d'étoffe au moment du second temps. Cette gastro-entérostomie éloignée fait que le drainage s'opère mal ; aussi doit-on compléter par une jéjuno-jéjunostomie.

La gastrectomie secondaire doit se faire assez tôt : dix à quinze jours en moyenne. Ce second temps est généralement très bénin. Les survies après opération en deux temps, sont moins longues qu'après l'opération en un temps.

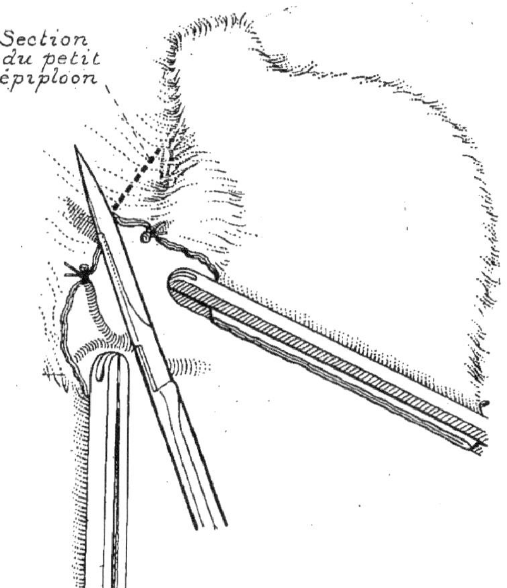

Fig. 91. — Ulcus haut placé de la petite courbure.

La coronaire stomachique est liée ; l'opérateur sectionne le petit épiploon jusqu'à l'œsophage. La technique qui correspond à ces figures devra être comparée à celle qui fut exécutée différemment, dans trois autres cas, à peu près similaires, à la suite de cette série, pages 110 et suivantes et fasc. VI et VIII.

J. Gastro-entérostomie et jéjuno-jéjunostomie. — Nous avons parlé, à plusieurs reprises, de la jéjuno-jéjunostomie combinée à la gastro-entérostomie. Nous voulons résumer ces indications qui sont multiples.

a) Quand l'anastomose est faite avec une anse jéjunale longue ;

b) Quand l'opérateur a l'impression que le drainage gastrique ne sera pas bon, quelles que soient les raisons pour lesquelles il ait cette crainte.

c) Dans tous les cas de gastro-entérostomie antérieure, opération moins éprouvante que la postérieure trans-méso-colique.

On pourra avoir recours soit à l'opération en Y (de Roux), soit à l'opération plus facile et surtout plus courte : jéjuno-jéjunostomie latéro-latérale, avec le bouton [1].

Le bouton tombe généralement le huitième ou dixième jour.

1. Voir fasc. 1 de la *Pratique chirurgicale illustrée*, p. 161 et fasc. VIII.

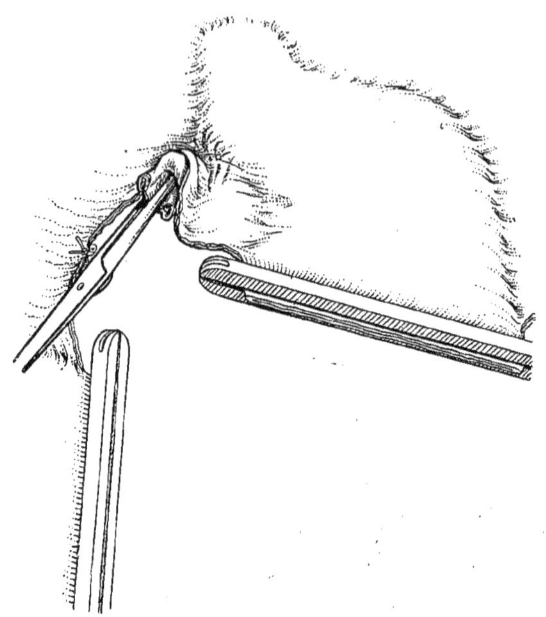

Fig. 92. — Ulcus haut placé de la petite courbure.

Après cette section du petit épiploon, l'estomac ne s'abaisse pas encore ; le dépouillement gastro-épiploïque est achevé à la compresse, par arrachement des petits vaisseaux. Les deux mors écrasants qui ferment les extrémités gastriques coupées peuvent être ceux des deux constricteurs (Collin) de l'écraseur de Th. de Martel. Avec ce dernier instrument, la tranche qui déborde est laminée, pratiquement aseptique ; l'instrument réduit à ses seules mâchoires, n'encombre pas le champ opératoire.

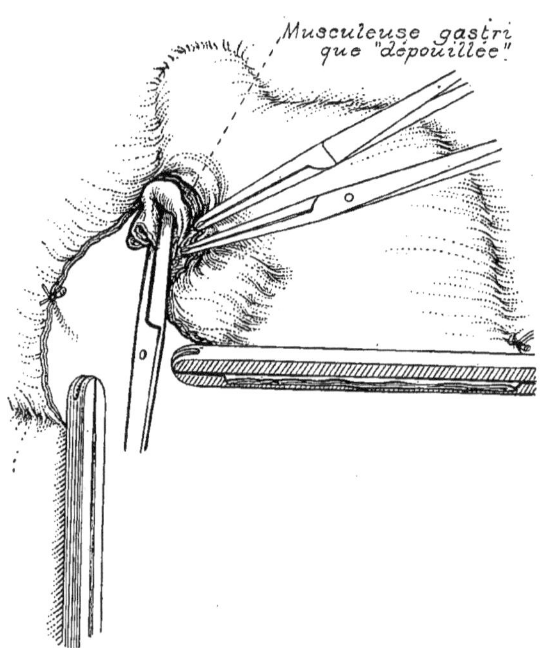

Fig. 93. — Ulcus haut placé de la petite courbure.

Le dépouillement de la petite courbure se termine. Quelques vaisseaux arrachés saignent au niveau de la musculeuse gastrique ; il faut les pincer immédiatement car cette hémostase serait impossible à la fin de l'opération.

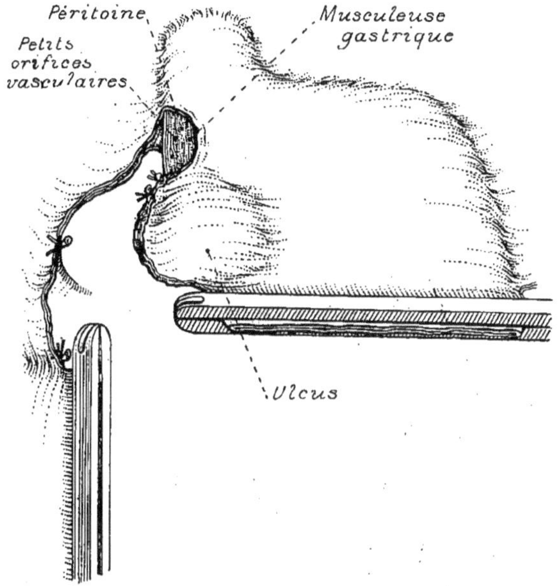

Fig. 94. — Ulcus haut placé de la petite courbure.

Cette figure montre l'aspect de la petite courbure après que le petit épiploon a été sectionné
et que le reste de la petite courbure a été libéré par essuyage à la compresse.

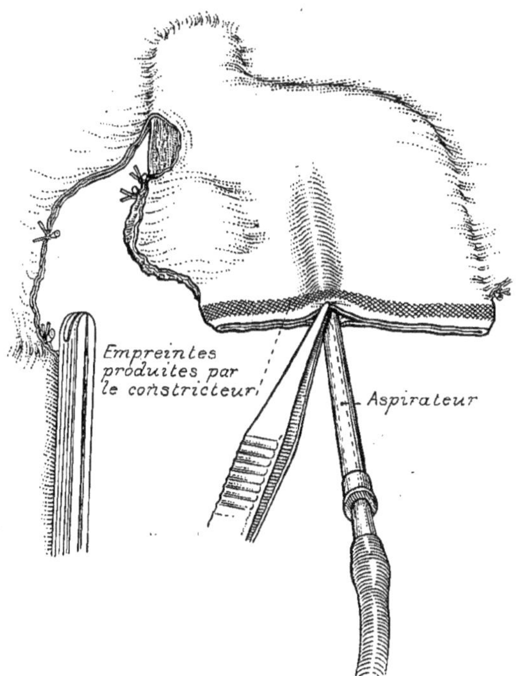

Fig. 95. — Ulcus haut placé de la petite courbure.

Le constricteur ou l'écraseur étant retiré pour faciliter les autres manœuvres,
il est nécessaire d'aspirer la salive ou le sang contenu dans l'estomac.

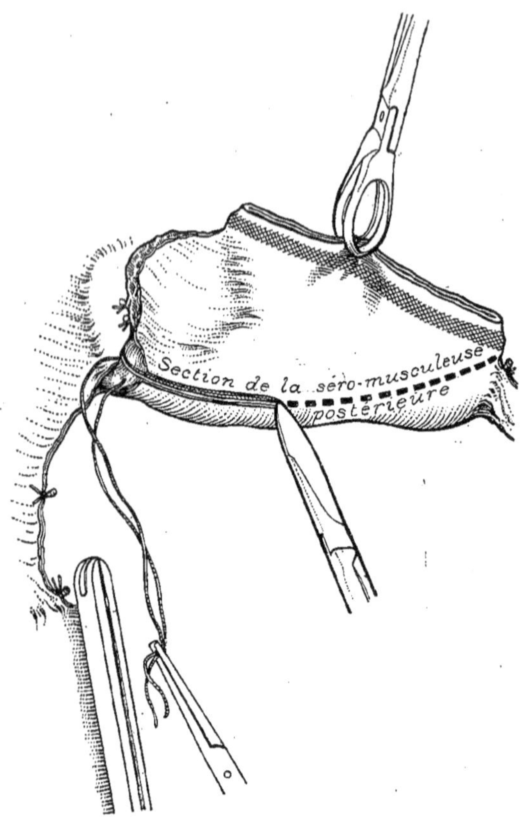

Fig. 96. — ULCUS HAUT PLACÉ DE LA PETITE COURBURE.

Section de l'estomac. Un fil est placé à l'extrémité de la petite courbure, pour qu'elle ne se rétracte point du côté du diaphragme. L'opérateur sectionne uniquement la séro-musculeuse antérieure et ensuite la postérieure.

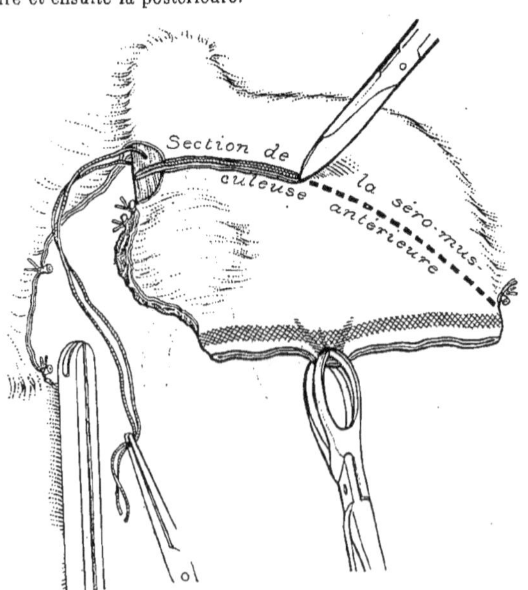

Fig. 97. — ULCUS HAUT PLACÉ DE LA PETITE COURBURE.

L'incision séro-musculeuse est continuée sur la face postérieure de l'estomac.

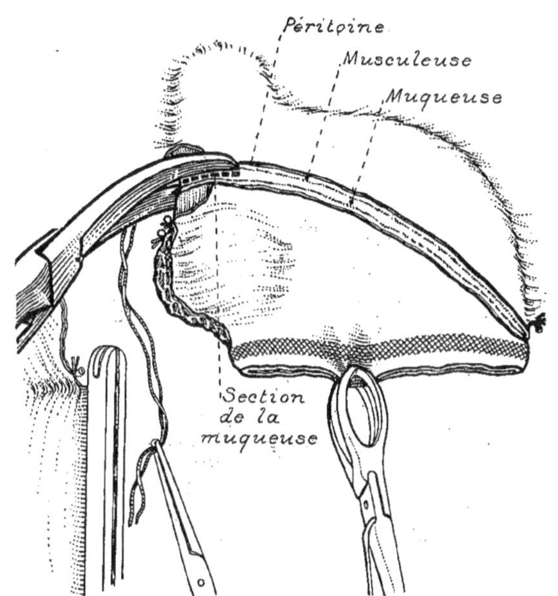

Fig. 98. — ULCUS HAUT PLACÉ DE LA PETITE COURBURE.

La muqueuse est sectionnée aux ciseaux, après la séro-musculeuse.

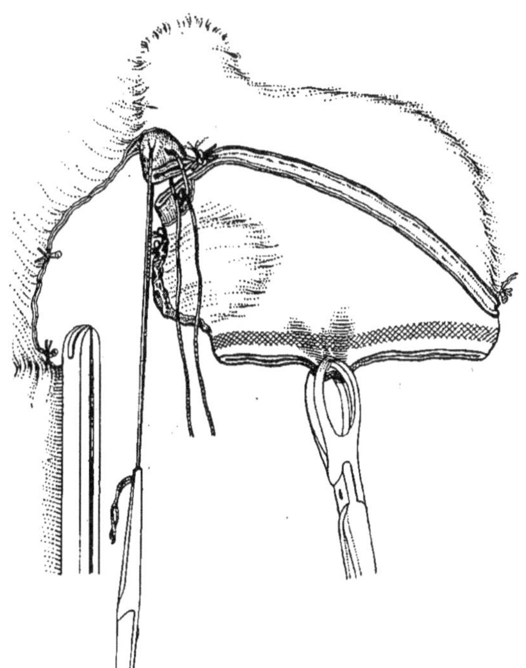

Fig. 99. — ULCUS HAUT PLACÉ DE LA PETITE COURBURE.

Au fur et à mesure que la muqueuse est sectionnée, il est important de fermer la brèche avec des points séparés car à la fin de la résection gastrique, il est possible que les tuniques gastriques se rétractent du côté du diaphragme, ce qui rend cette oblitération impossible.

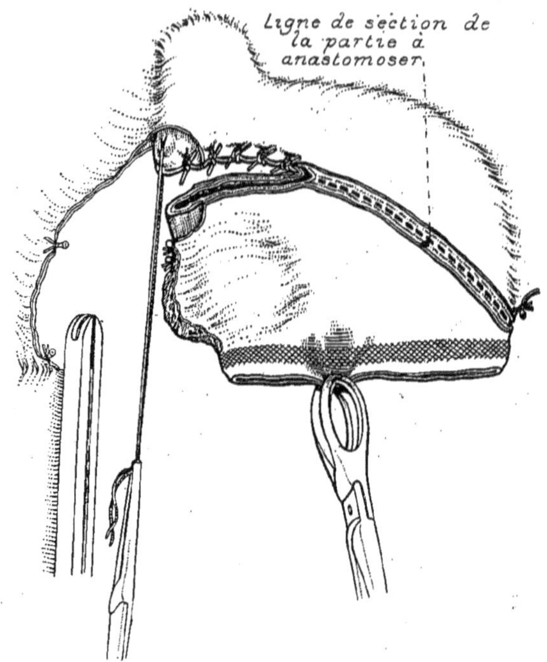

Fig. 100. — Ulcus haut placé de la petite courbure.

Le tiers environ de la tranche gastrique est suturé par points séparés et chemin faisant,
5 ou 6 points séro-séreux vont être appliqués par-dessus les premiers, avant de continuer
la section.

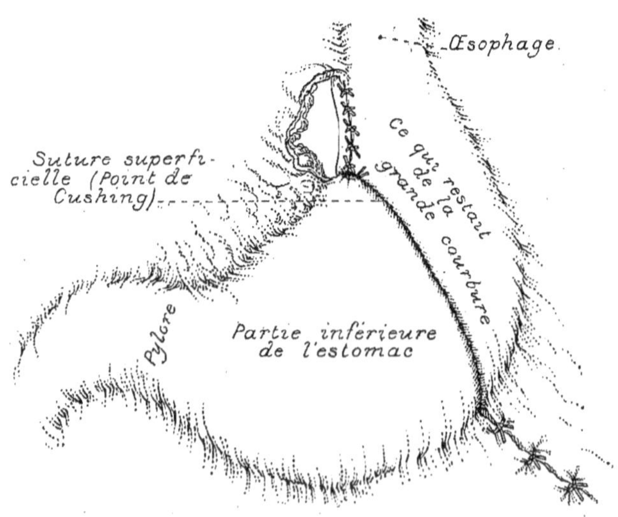

Fig. 101. — Ulcus haut placé de la petite courbure.
Opération terminée.

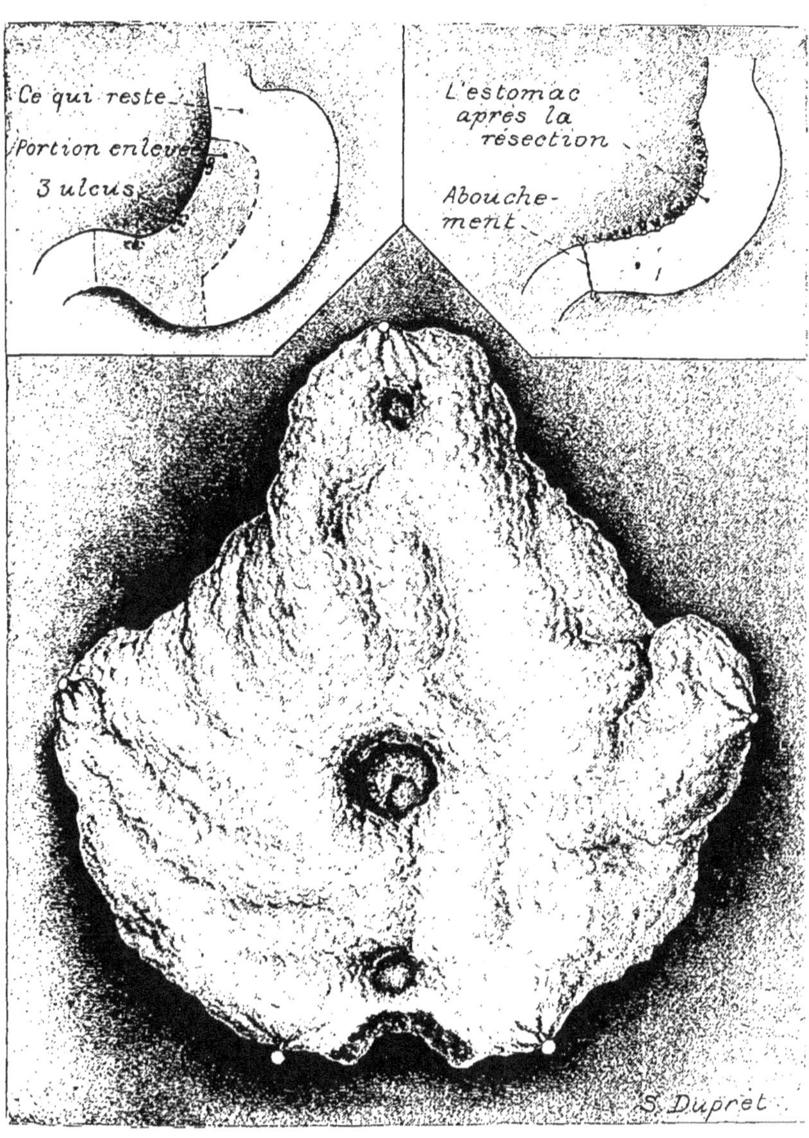

Fig. 102.

Résection haute de l'estomac. Cette figure est un spécimen de 3 ulcus étagés le long de la petite courbure. Le plus inférieur est immédiatement en amont du duodénum. Les schémas au-dessus de la pièce montrent l'opération optima qui a été faite.

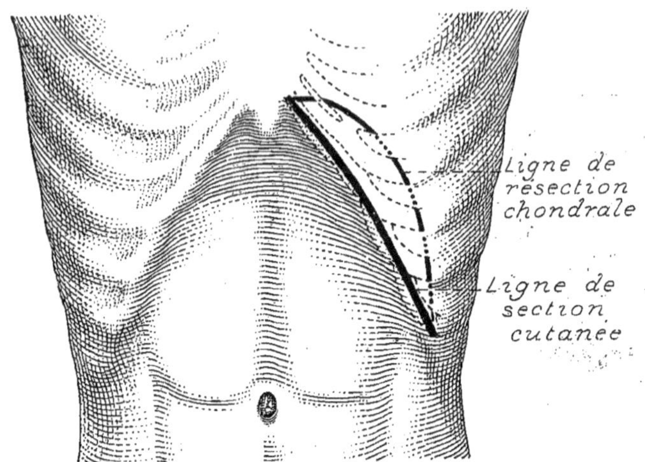

Fig. 103. — GASTRECTOMIE POUR ULCUS ÉLEVÉ.

Laparotomie gauche. La résection chondrale donne du jour; il faut y avoir
recours dans certains cas de thorax étroit ou de lésion haut située.

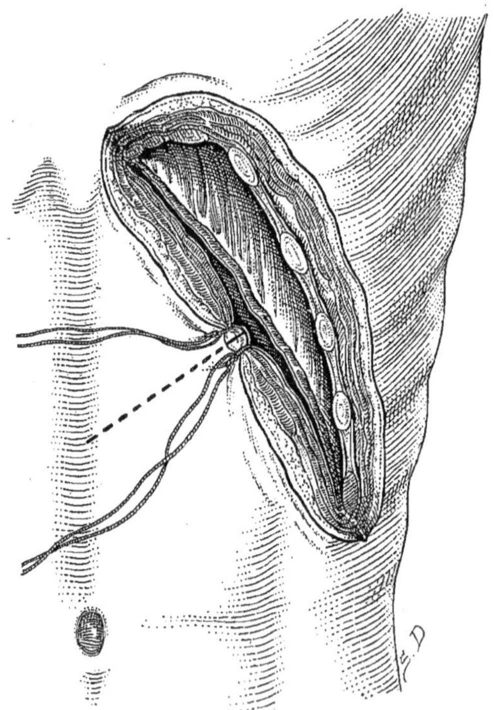

Fig. 104. — GASTRECTOMIE POUR ULCUS ÉLEVÉ.

Ouverture du ventre. Agrandissement de la plaie. Les deux points de suture sont destinés à
repérer les angles pour faciliter la réunion au moment de la fermeture de l'abdomen. Cette
incision nous a parfois donné de la suppuration des cartilages costaux. En principe, nous
préférons l'incision en L ouvert à gauche.

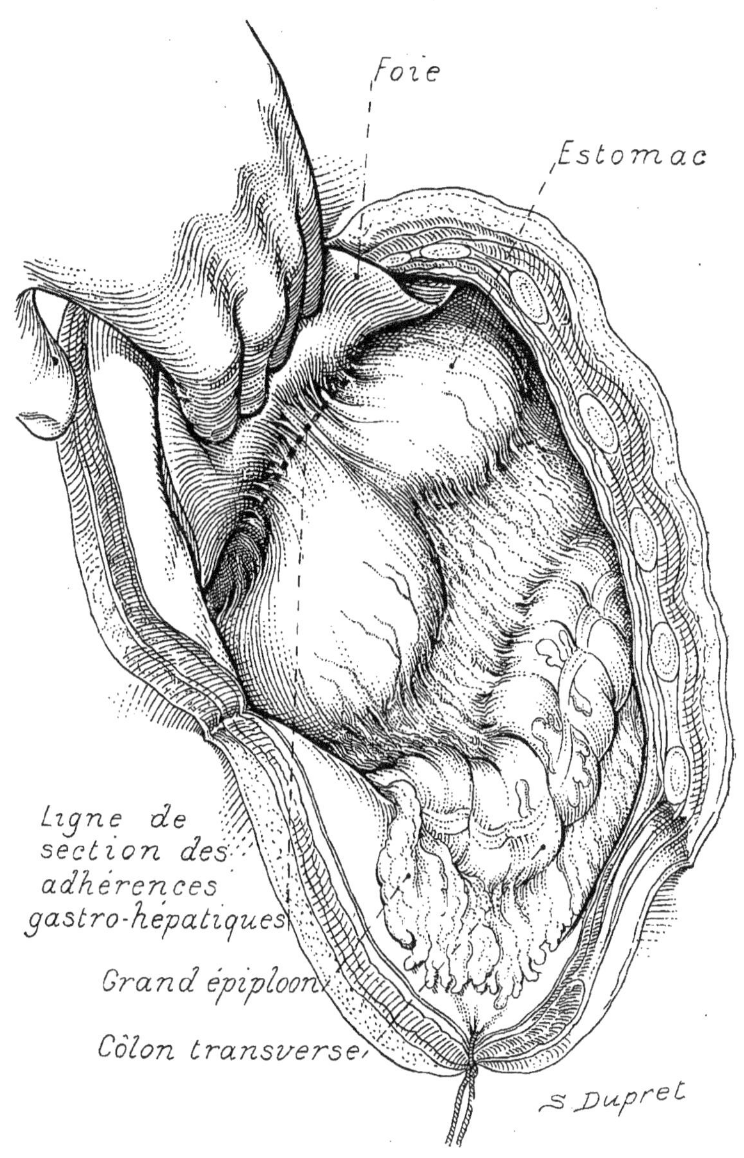

Fig. 105. — GASTRECTOMIE POUR ULCUS ÉLEVÉ.

Remarquez le jour énorme donné par l'incision en T combinée à la résection chondro-sternale ou en L. L'ulcus adhère au lobe gauche du foie. L'estomac est réduit à la petite poche que l'on voit. Le cardia correspond au niveau de la section des cartilages costaux. Le pointillé indique les adhérences qui seront coupées pour libérer l'estomac.

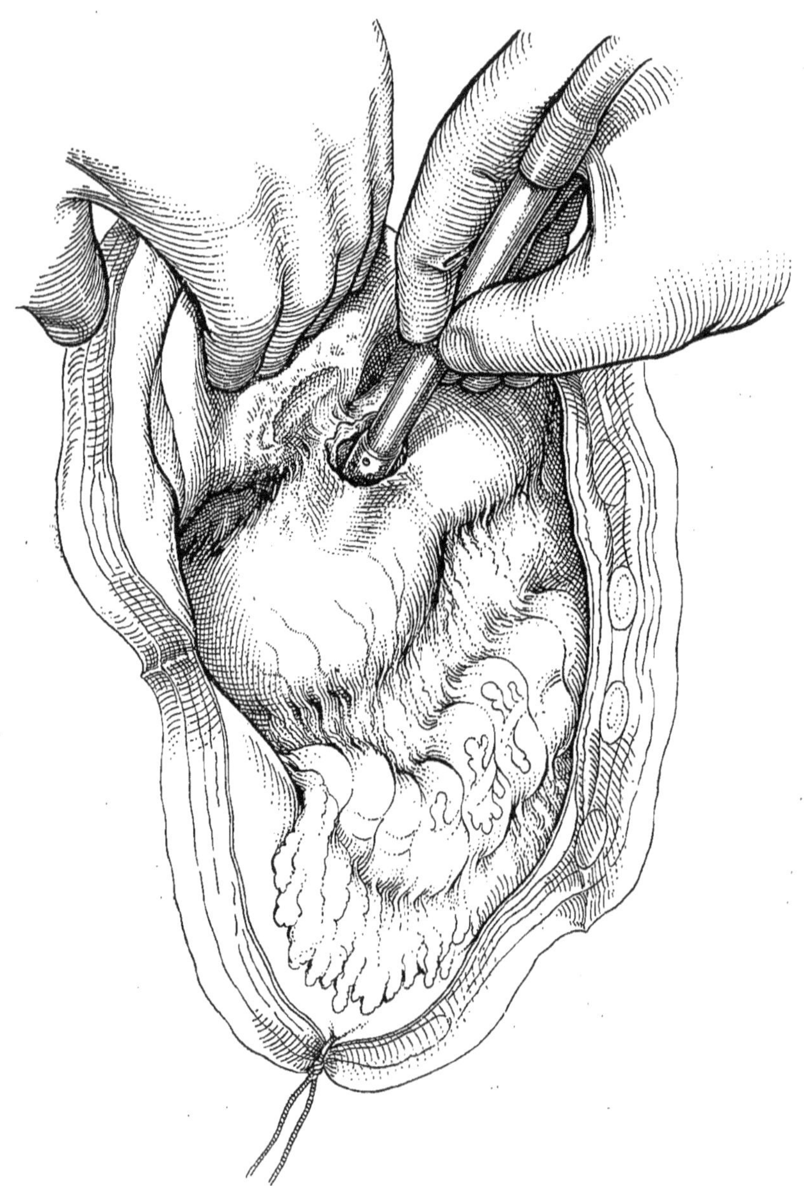

Fig. 106. — Gastrectomie pour ulcus élevé.

Aspiration des liquides gastriques. Dans le cas qui a servi de modèle à ces dessins, l'aspirateur retira plus d'un demi-litre de liquide sanguinolent. Aucun clamp coprostatique ne peut arrêter l'écoulement, car la poche supérieure est trop étroite, trop rétractée. Il est impossible de poser des clamps. Il faut donc assécher complètement l'estomac. On y arrive d'une façon parfaite avec l'aspirateur. Celui-ci vide d'abord la poche supérieure, puis la poche inférieure.

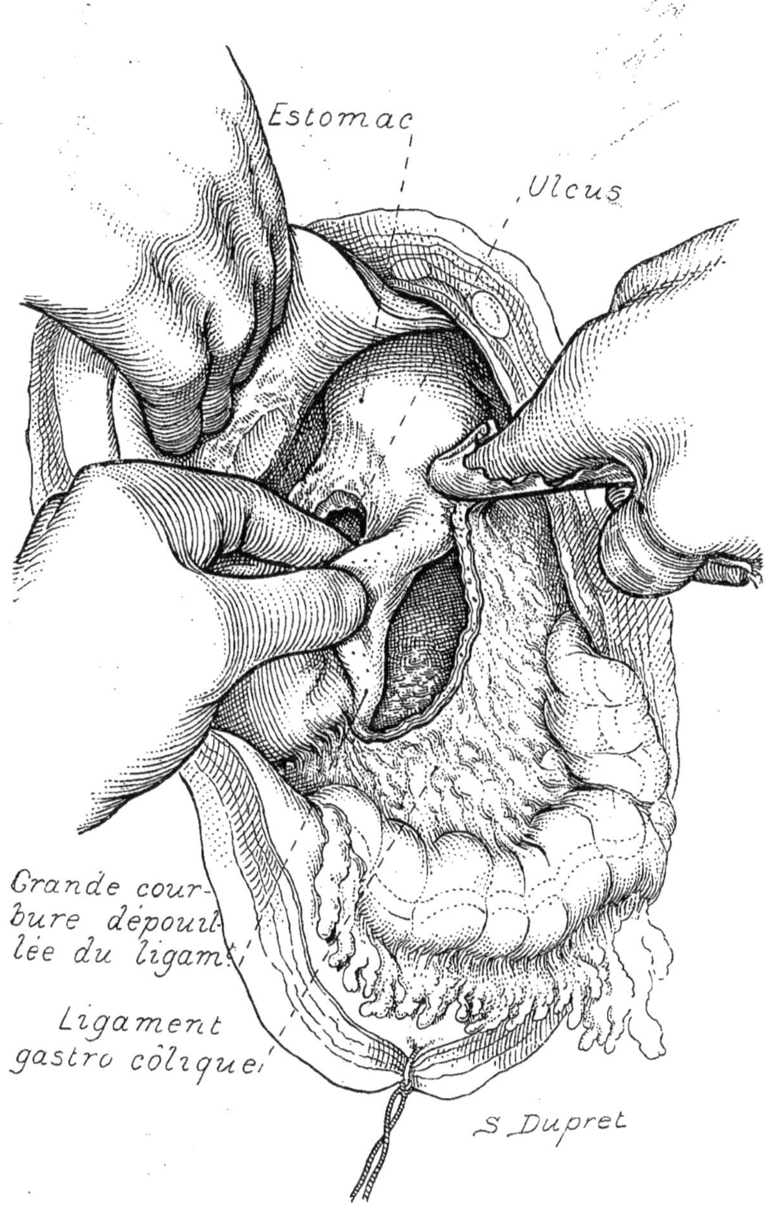

Fig. 107. — Gastrectomie pour ulcus élevé.

Dépouillement de la grande courbure par « essuyage » (Témoin) à la compresse. Remarquer sous la main de l'aide — lobe gauche du foie — l'ulcus térébrant dans le tissu hépatique. La main droite de l'opérateur essuie la grande courbure pour la dépouiller ; le pancréas se voit au fond de la plaie, au-dessous de l'épiploon ; l'estomac est complètement vidé et asséché ; ces manœuvres sont possibles sans écoulement d'une goutte de liquide. On place généralement une compresse dans l'ouverture gastrique.

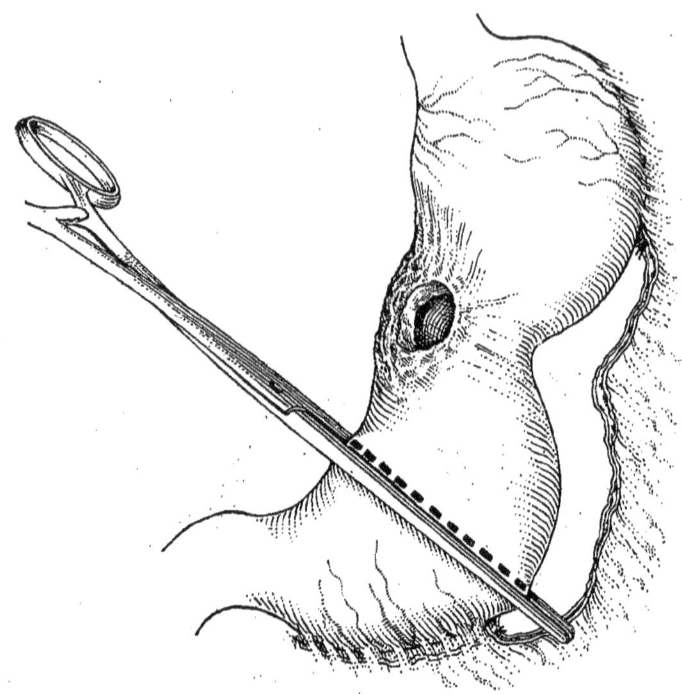

Fig. 108. — Gastrectomie pour ulcus élevé.

Il s'agit ici d'un cas anachlorhydrique. On conservera donc tout ce qu'on pourra de la poche inférieure. Un clamp est placé sur la petite tubérosité qui va être sectionnée au bistouri. Ce clamp risque de déraper, inconvénient nullement à craindre avec l'écraseur ou le constricteur. L'épiploon a été libéré à la compresse jusqu'à la hauteur des tissus qui vont être conservés.

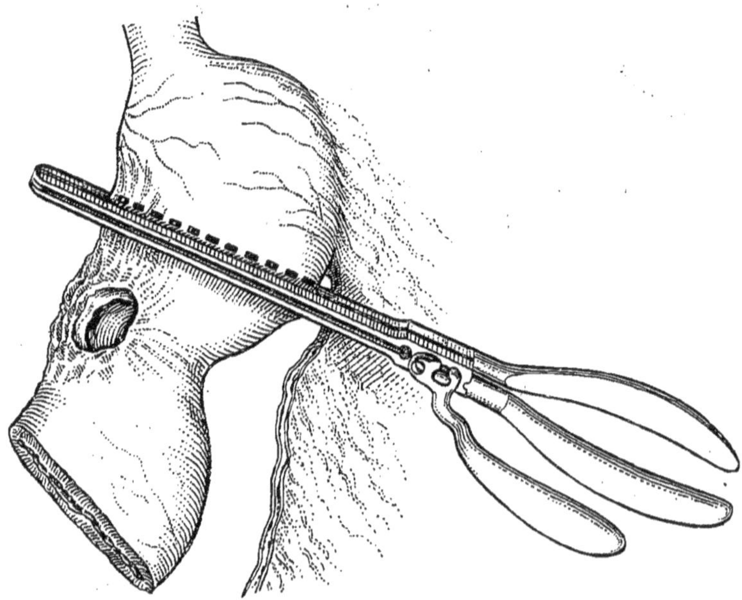

Fig. 109. — Gastrectomie pour ulcus élevé.

L'induration qui entoure l'estomac remonte jusqu'au cardia. Il faut pratiquer la section en deux temps : d'abord une première section au ras de l'écraseur, suivant une ligne droite, puis il faudra, secondairement, exciser la partie calleuse qui remonte vers le cardia. Toute section en bloc risque d'être irrégulière et comme il y a nécessité de ménager le plus possible d'étoffe sur la poche cardiaque, il faut recourir à cette section avec prudence. Le pointillé montre que l'opérateur a dû porter le bistouri au-dessus de l'instrument, qui a permis une section rectiligne.

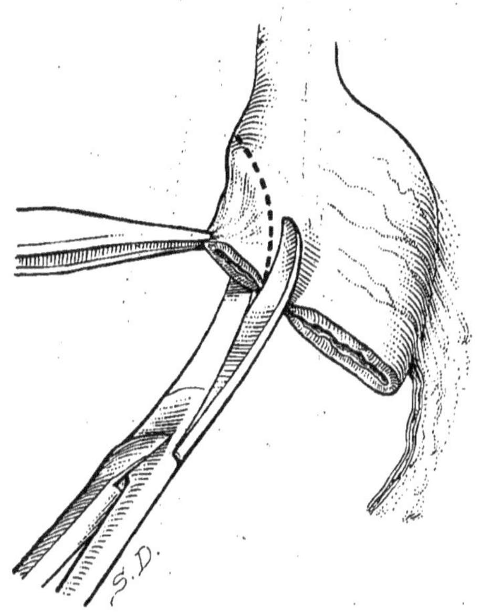

Fig. 110. — GASTRECTOMIE POUR ULCUS ÉLEVÉ.

Deuxième temps de la résection gastrique. L'estomac étant coupé en travers, la portion indurée est excisée secondairement aux ciseaux. Pas une goutte de liquide ne s'échappe de l'estomac, grâce à l'aspirateur. Si la déglutition de la salive mouille la muqueuse gastrique, elle est insuffisante pour s'écouler dans l'abdomen.

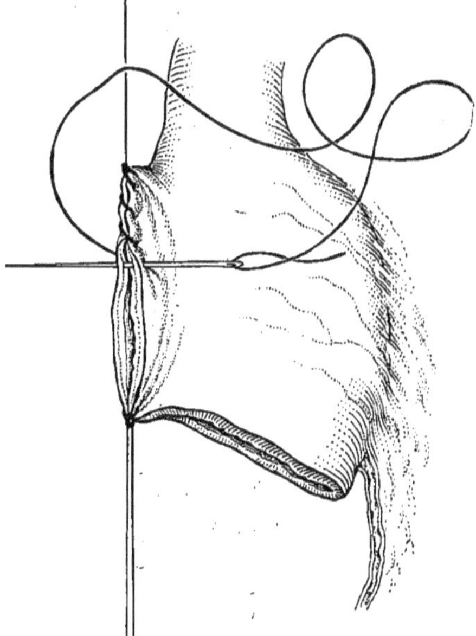

Fig. 111. — GASTRECTOMIE POUR ULCUS ÉLEVÉ.

Réparation de la brèche qui correspond à la résection de la petite courbure. Il est nécessaire de placer au préalable un fil que nous voyons en bas et à gauche du lecteur, de façon à bien repérer la tranche de section gastrique. Le surjet au catgut n'est pas pénétrant : il s'agit là d'un surjet ordinaire ; on appliquera par-dessus lui un point de Cushing à l'aide d'une aiguille courbe. (Ces deux figures s'appliquent à des cas encore extériorisables, puisqu'il faut fermer la brèche au fur et à mesure que la muqueuse est sectionnée.)

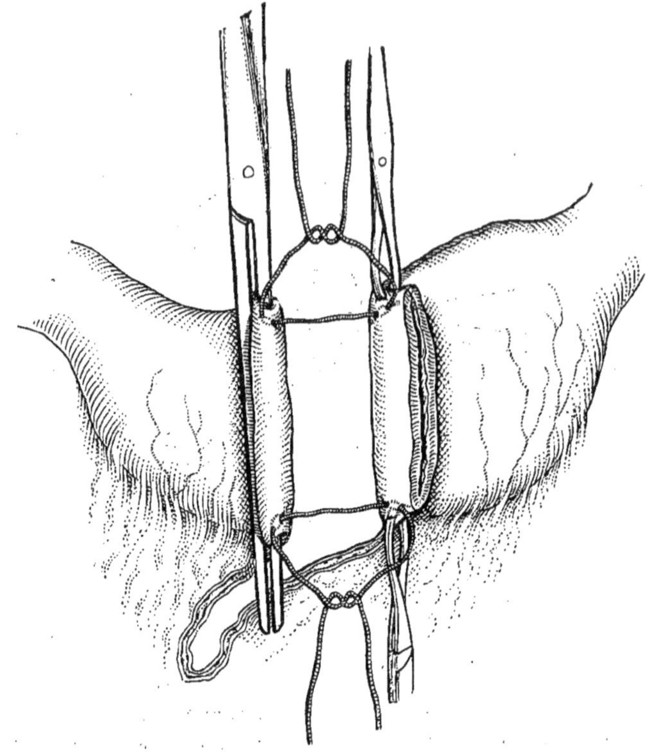

Fig. 112. — Gastrectomie pour ulcus élevé.

Après l'excision de la petite courbure et sa réparation, la poche supérieure de l'estomac présente l'aspect d'une poche gastrique normale, exactement semblable à celle qui résulte de la résection annulaire d'un estomac en sablier. Le lecteur remarquera toutefois la ligne noire qui correspond à la suture. Le fil est invisible ainsi que cela se produit avec le point de Cushing qui est très favorable à la réparation. Les deux poches gastriques sont amenées au contact. Deux points de jalons au fil de lin sont posés. Il est nécessaire de passer un deuxième fil car les deux poches sont souvent inégales : la poche supérieure étant beaucoup plus étroite que la poche inférieure.

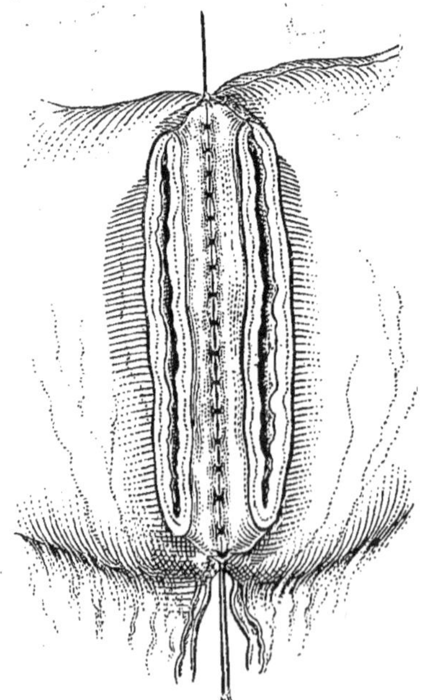

Fig. 113. — Gastrectomie pour ulcus élevé.

La surface séro-séreuse postérieure a été rapprochée par des points séparés, de façon à compenser l'inégalité de calibre entre les deux poches.

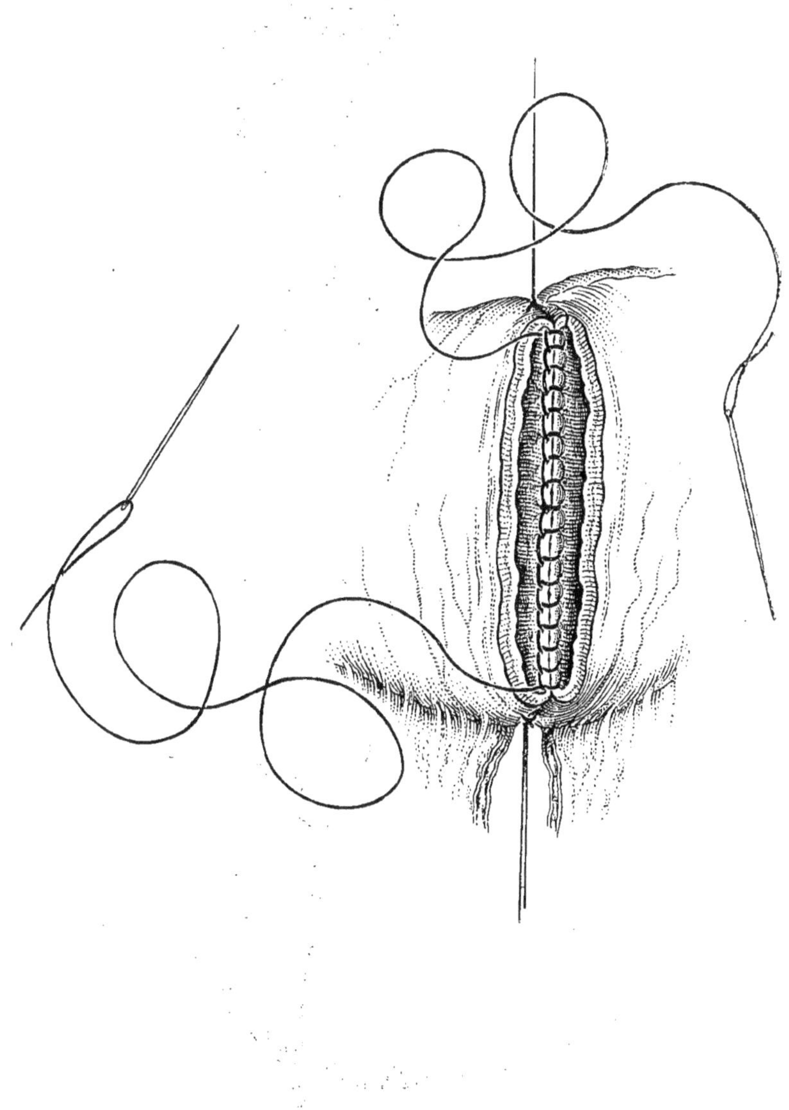

Fig. 114. — GASTRECTOMIE POUR ULCUS ÉLEVÉ.

Point supérieur total au point de feston. L'opérateur se sert de deux aiguilles
et d'un seul fil. La suture a été commencée juste au centre de l'ouverture.

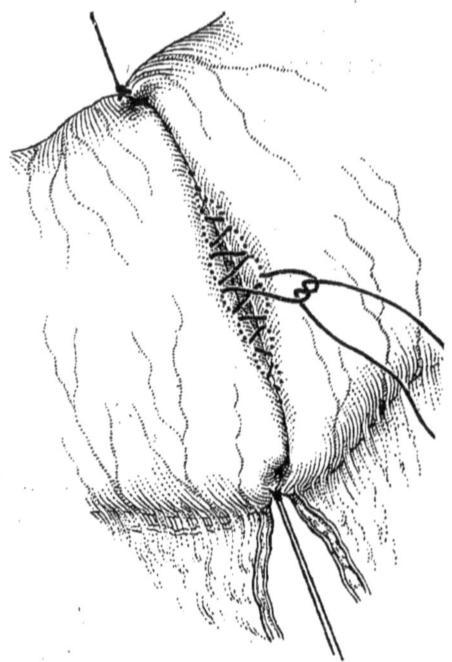

Fig. 115. — GASTRECTOMIE POUR ULCUS ÉLEVÉ.

Suture totale fermant la lèvre antérieure de la branche gastrique. Les deux fils ont été maniés chacun leur tour. Les deux points sont allés à la rencontre l'un de l'autre. Ici est utilisé, comme toujours, le point de Connel qui est à la fois hémostatique, étanche et invisible. Les deux extrémités de la suture sont serrées ; la partie moyenne n'est point serrée de façon à montrer au lecteur le trajet du fil.

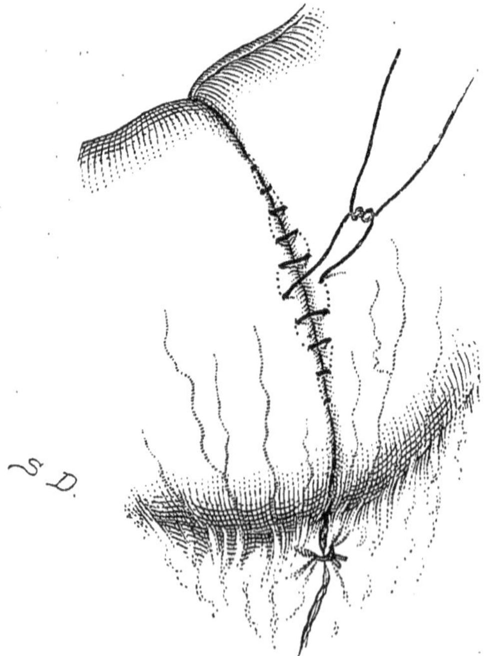

Fig. 116. — GASTRECTOMIE POUR ULCUS ÉLEVÉ.

Point séro-séreux antérieur. Point de Cuhsing. Celui-ci est mené comme la suture précédente, mais il est purement séro-séreux. Remarquer le trajet du fil.

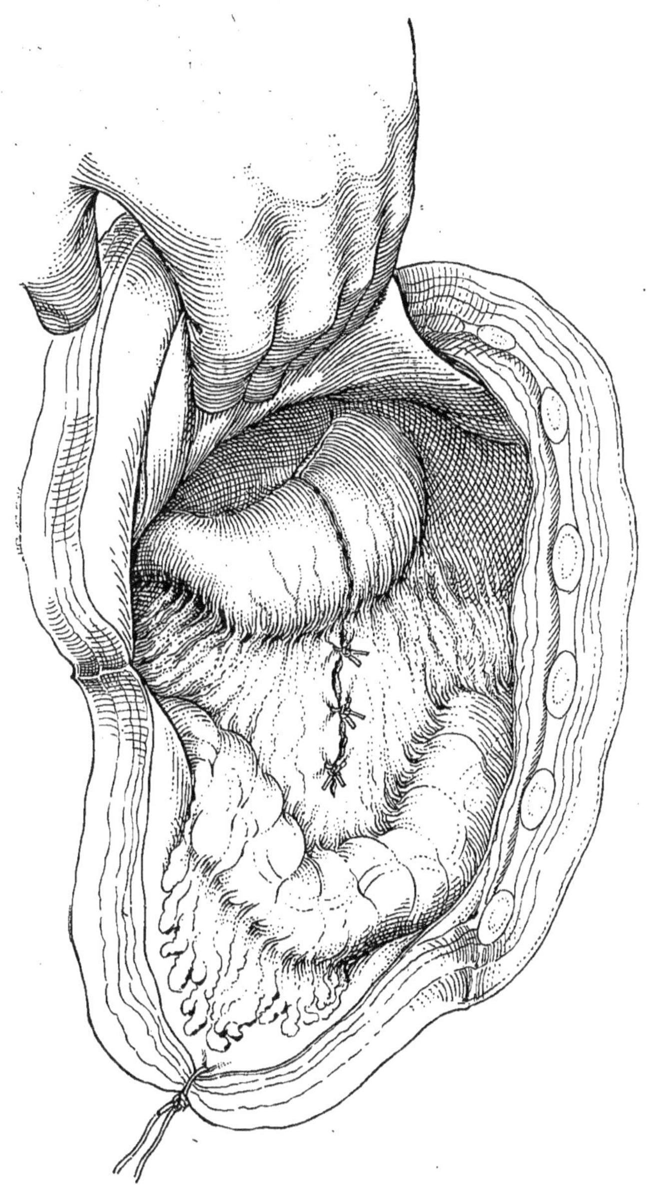

Fig. 117. — Gastrectomie pour ulcus élevé.

La gastrectomie suivie de gastro-gastrorraphie termino-terminale est terminée. Le lecteur remarquera l'invisibilité relative de la suture qui rapproche d'une part la petite courbure, après l'excision de l'ulcus, d'autre part les deux poches gastriques. Comme l'opérateur a procédé en arrière par des points séparés, il a rétabli l'harmonie entre les calibres des poches supérieure et inférieure.

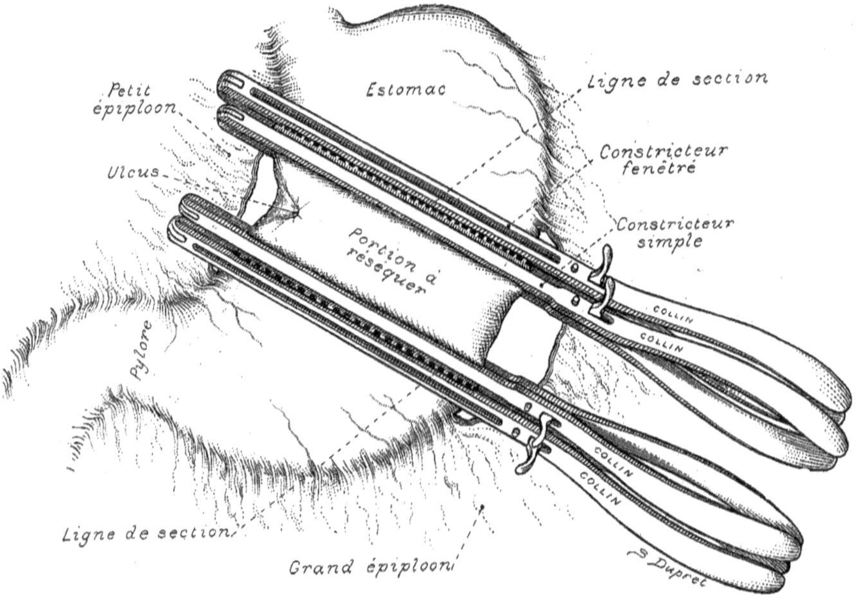

Fig. 118. — GASTRECTOMIE ANNULAIRE (en manchette).

Comment on place le constricteur avant la résection. Le pointillé montre où portera la section au bistouri. Les deux épiploons ont été libérés par essuyage à la compresse.

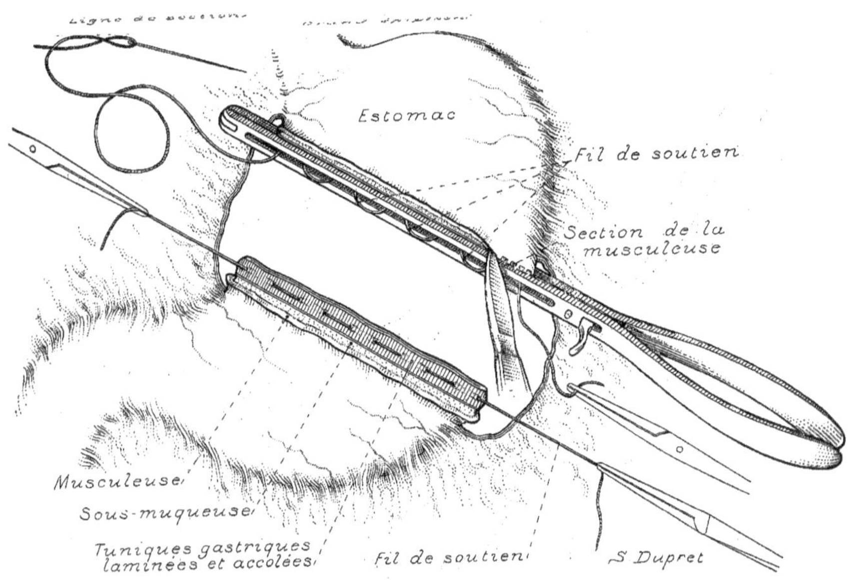

Fig. 119. — Gastrectomie annulaire (en manchette).

La résection est faite. Les deux moignons gastriques conservent leur situation anatomique. Le bistouri sectionne la séreuse et la musculaire au ras des deux constricteurs. Le constricteur inférieur a été enlevé ; seule la partie écrasée reste ; cette portion écrasée comprend les trois tuniques de l'estomac. Un fil est passé dans la fenêtre de l'instrument pour empêcher le décollement des surfaces écrasées. Le fil qui maintient cet accolement est tendu par deux pinces.

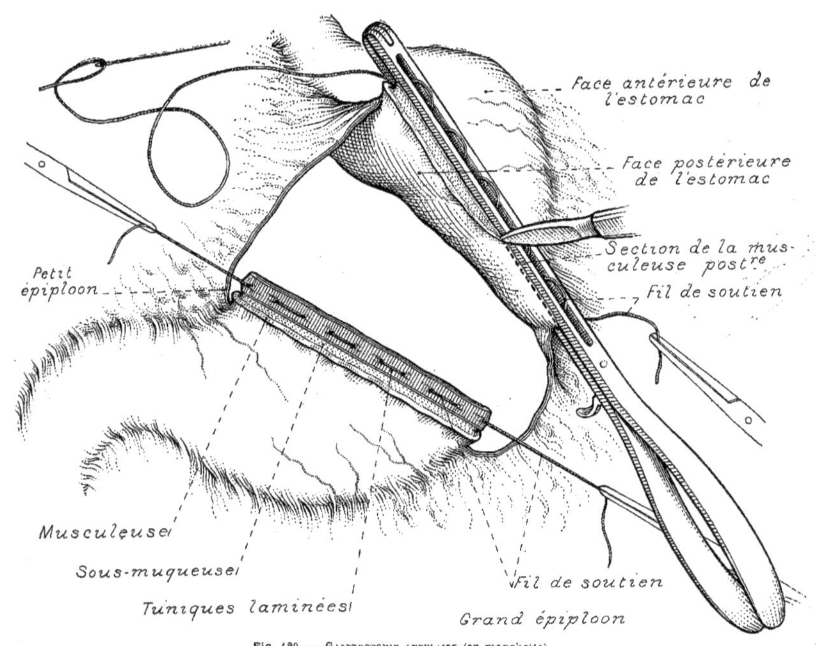

Fig. 120. — GASTRECTOMIE ANNULAIRE (en manchette).
Section de la séro-musculaire au ras du constricteur supérieur.
Utiliser dans les cas de tuniques gastriques hypertrophiées.

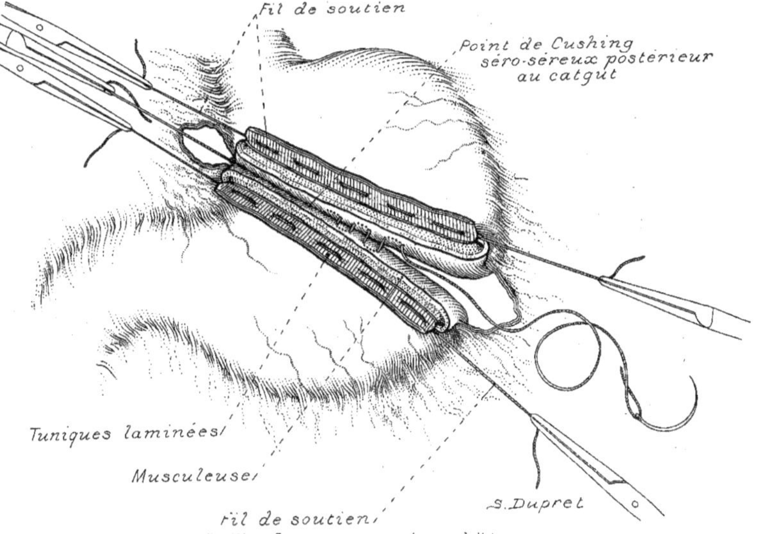

Fig. 121. — Gastrectomie annulaire (en manchette).
Les deux moignons gastriques sont amenés au contact ; un point de Cushing est mené à l'aiguille courbe.

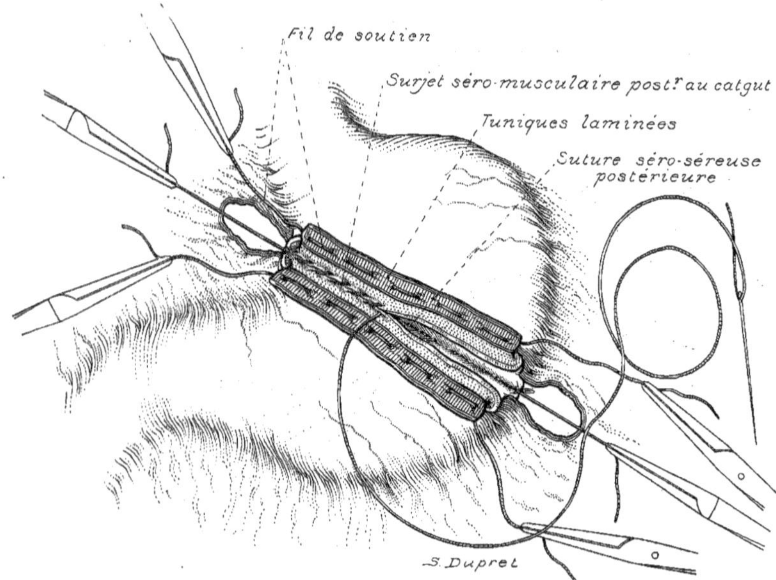

Fig. 122. — Gastrectomie annulaire (en manchette).

Les deux séro-séreuses postérieures sont rapprochées par un point de Cushing au catgut. Les deux tranches séro-musculaires postérieures sont également rapprochées par un surjet au catgut. Il est plus facile de réunir ainsi les deux tranches musculaires. Ces deux plans suffisent pour maintenir les extrémités gastriques.

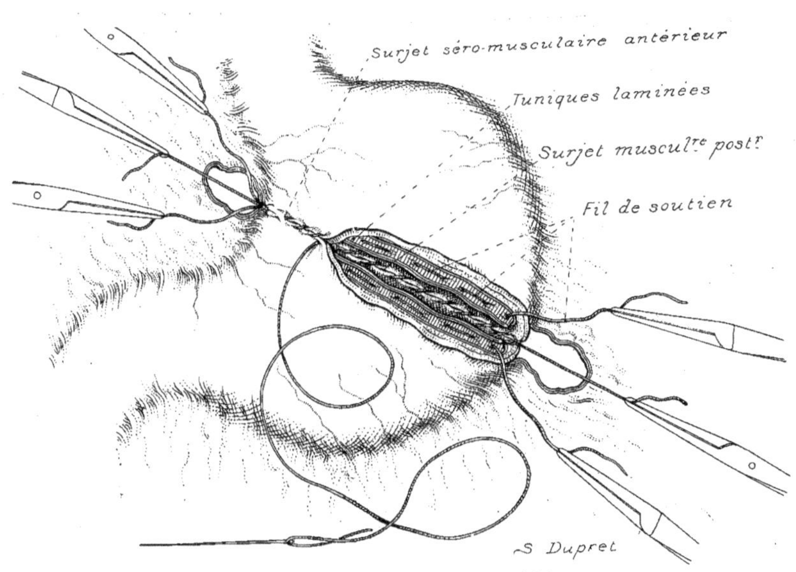

Fig. 123. — GASTRECTOMIE ANNULAIRE (en manchette).

Le rapprochement des tuniques gastriques antérieures se fait sur la face antérieure comme sur la face postérieure. Ici, le lecteur assiste au surjet séro-musculaire antérieur. Il aperçoit, au-dessous, le surjet séro-musculaire postérieur et les deux surfaces écrasées maintenues en contact par les fils. Chacun de ces derniers fils est maintenu par une pince ; à la fin de l'opération, il suffira d'enlever les pinces et de tirer sur les extrémités du fil pour que l'accolement cesse.

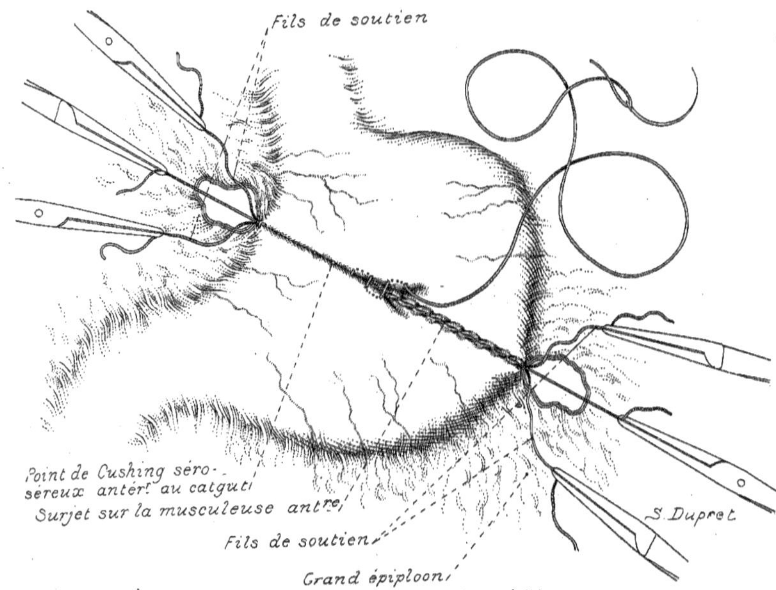

Fig. 124. — GASTRECTOMIE ANNULAIRE (en manchette).

Le surjet séro-séreux antérieur est exécuté au point de Cushing, au catgut. Quand il sera terminé, les fils qui soutiennent la surface écrasée seront enlevés. Il suffira d'enlever une des pinces de la main gauche ou de la main droite et de tirer sur le bord opposé.

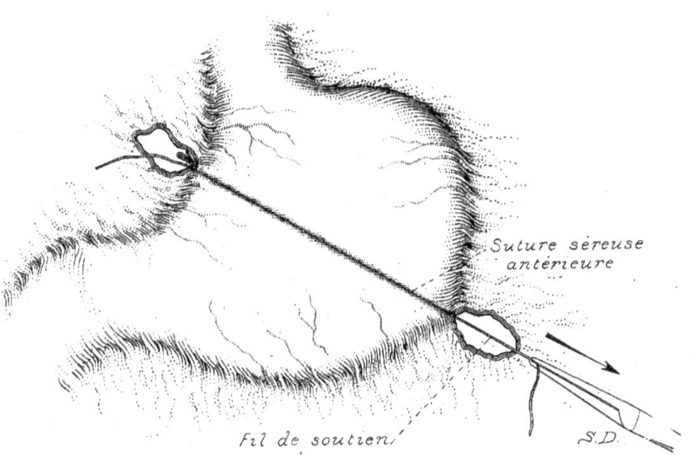

Fig. 125. — Gastrectomie annulaire (en manchette).
La suture séro-séreuse antérieure est terminée. Reste un des deux points de soutien.
La flèche indique dans quel sens le fil doit être tiré.

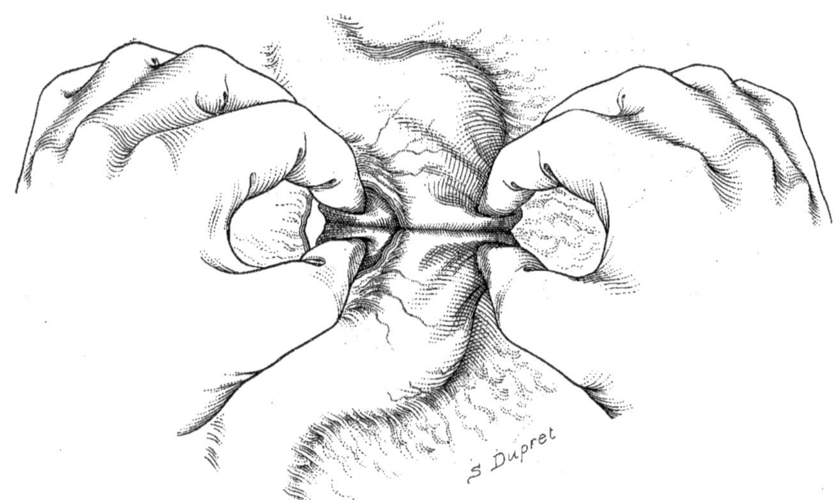

Fig. 126. — Gastrectomie annulaire (en manchette).

La suture gastro-gastrique est terminée. Remarquer que le fil séro-séreux est invisible, grâce au point de Cushing. Les doigts écartent les deux tranches écrasées et permettent aux deux surfaces gastriques de communiquer ensemble.

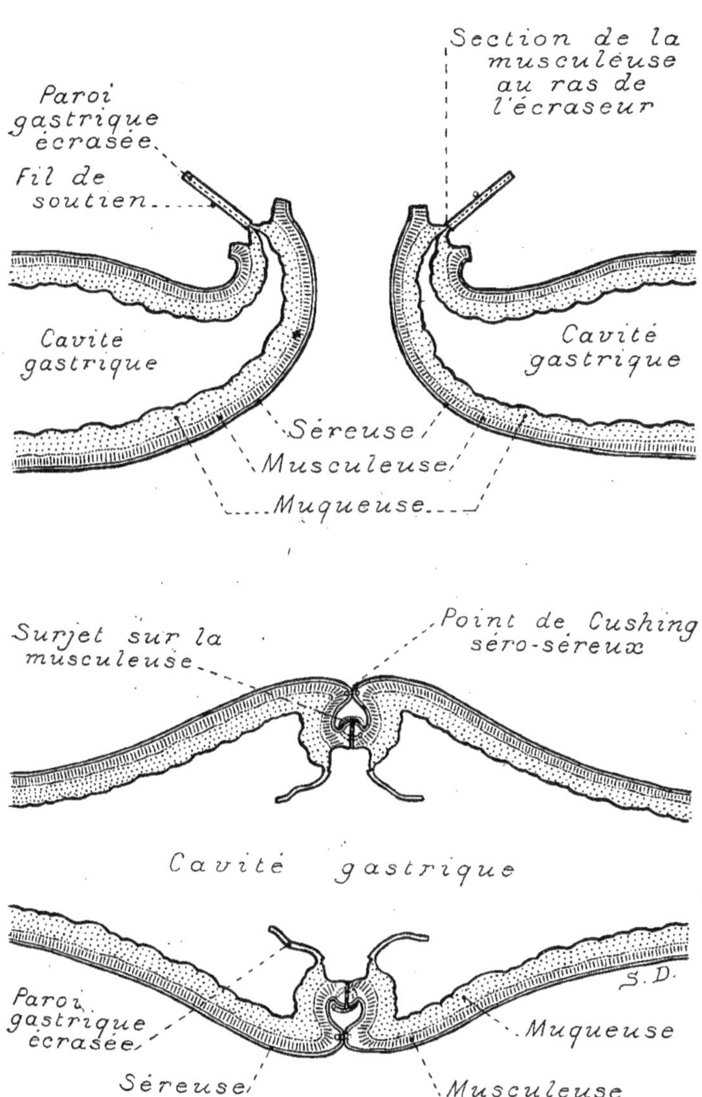

Fig. 127. — Gastrectomie annulaire (en manchette).

Schémas indiquant l'état des tranches gastriques avant et après la suture. Le schéma du haut correspond aux figures 122 et 123, une fois que les deux constricteurs ont été complètement enlevés. Le schéma du bas correspond à la figure 126, alors que les doigts ont écarté les surfaces écrasées. L'espace vide indiqué entre les deux rangs de sutures, pour la clarté de celle-ci, n'existe pas en réalité.

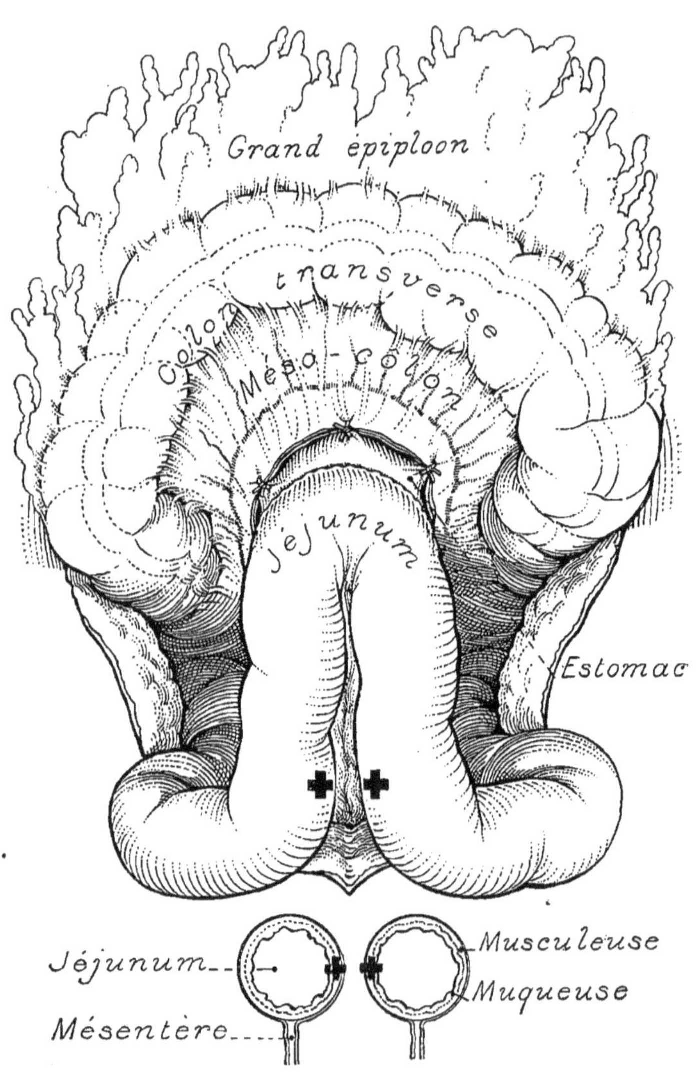

Fig. 128. — GASTRO-ENTÉROSTOMIE AVEC JÉJUNO-JÉJUNOSTOMIE AU BOUTON.
Les croix indiquent la situation des boutons sur l'intestin (anse jéjunale de 25 centimètres).

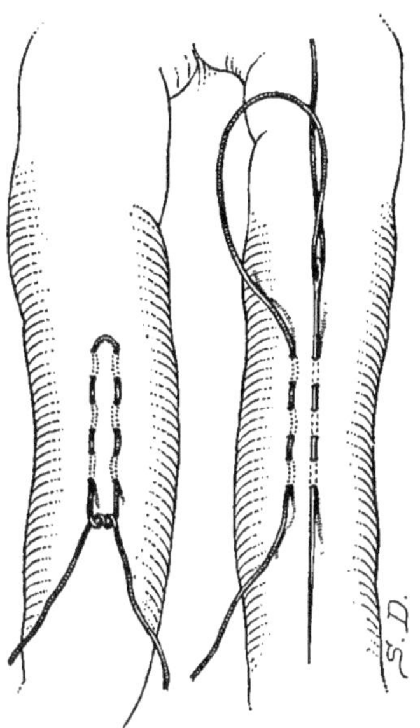

Fig. 129. — Gastro-entérostomie avec jéjuno-jéjunostomie au bouton.
Trois points sont faufilés au catgut « lent » .000.

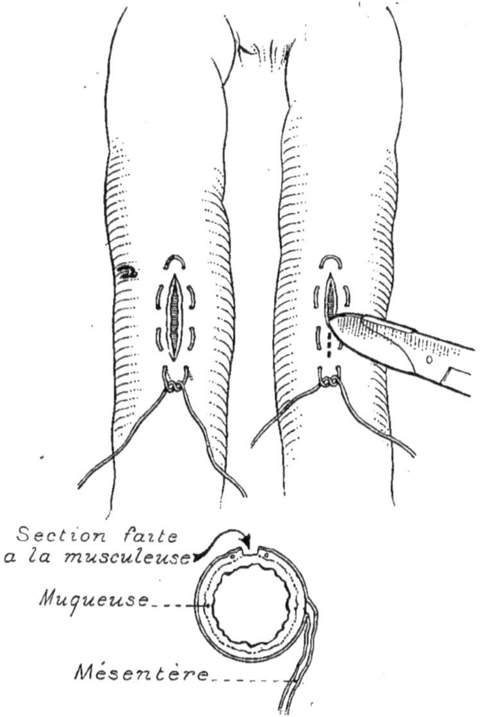

Fig. 130. — Gastro-entérostomie avec jéjuno-jéjunostomie au bouton.
Le bistouri fait une incision séro-musculaire; on voit la muqueuse au fond de l'incision :
celle-ci n'est pas sectionnée.

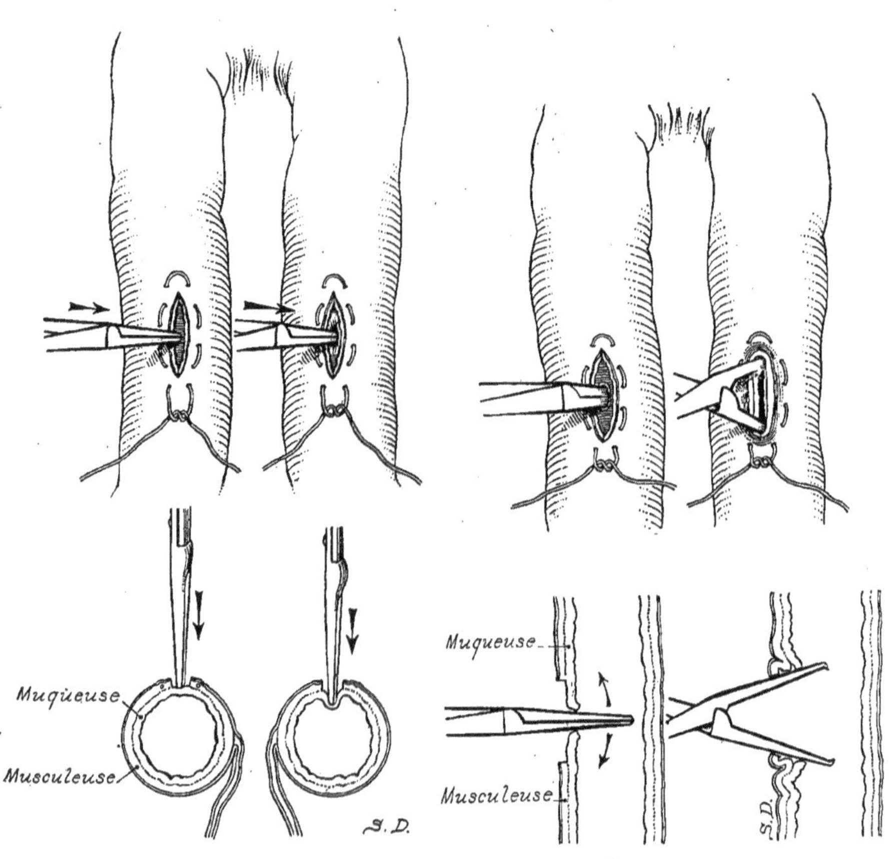

Fig. 131. — GASTRO-ENTÉROSTOMIE AVEC JÉJUNO-JÉJUNOSTOMIE AU BOUTON.

Comment on ouvre l'intestin ; une pince de Kocher crève la muqueuse.

Fig. 132. — GASTRO-ENTÉROSTOMIE AVEC JÉJUNO-JÉJUNOSTOMIE AU BOUTON.

Dès que la pince de Kocher pénètre dans la cavité intestinale, elle est ouverte de façon à déplisser toute muqueuse et à élargir la cavité.

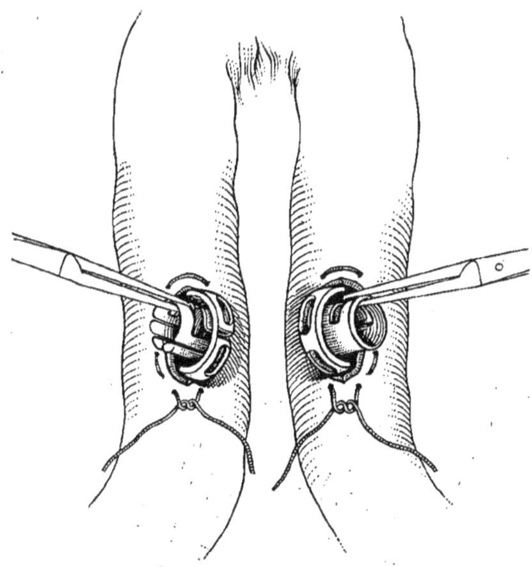

Fig. 133. — Gastro-entérostomie avec jéjuno-jéjunostomie au bouton.

Dilatation de l'orifice. La pince permet l'introduction des deux pièces du bouton de Villard. C'est par erreur qu'on a dessiné à gauche une pièce de Jaboulay.

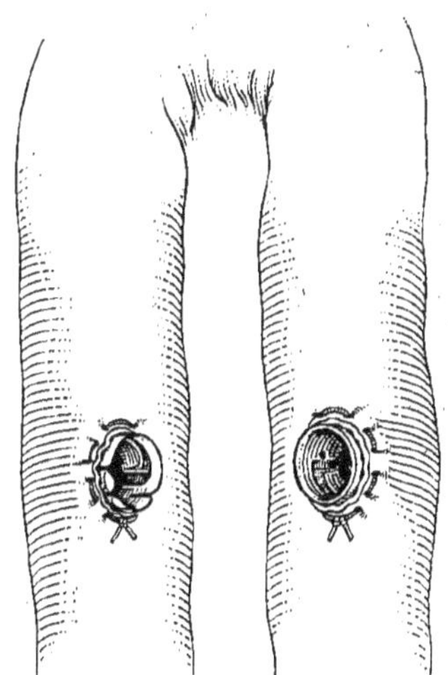

Fig. 134. — Gastro-entérostomie avec jéjuno-jéjunostomie au bouton.

Les deux fils sont serrés. Au bas de la pièce, le schéma montre la situation du mésentère.

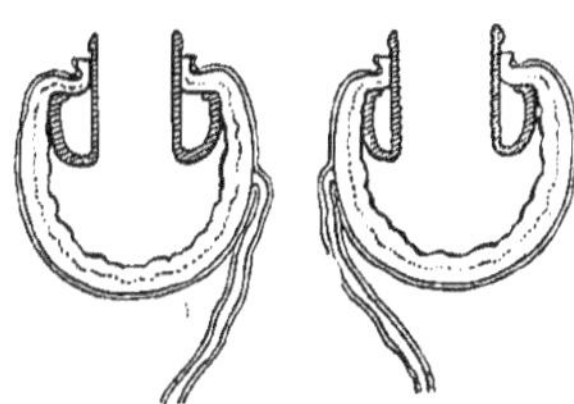

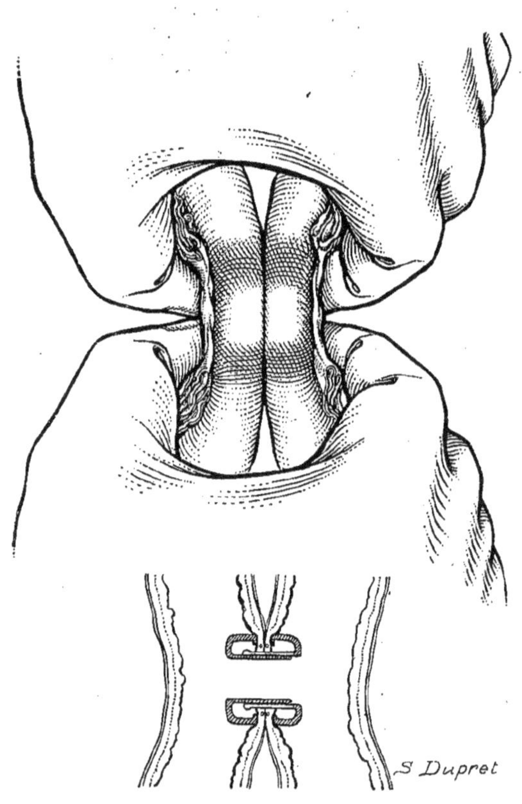

Fig. 135. — GASTRO-ENTÉROSTOMIE AVEC JÉJUNO-JÉJUNOSTOMIE AU BOUTON.

Comment on serre les deux pièces du bouton. Une compresse est nécessaire pour atténuer le traumatisme dû au serrage. Aucune suture complémentaire n'est nécessaire.

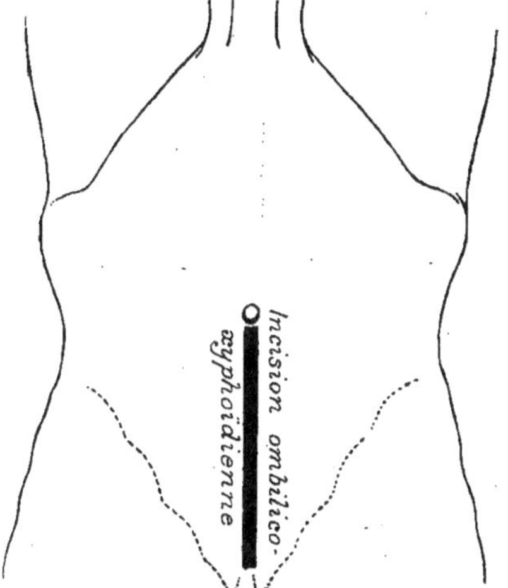

Fig. 136. — INCISIONS POUR OPÉRATIONS GASTRIQUES ET DUODÉNALES. *Incision médiane.*
Elle suffit à la majorité des cas. Elle va de l'ombilic à l'appendice xyphoïde.

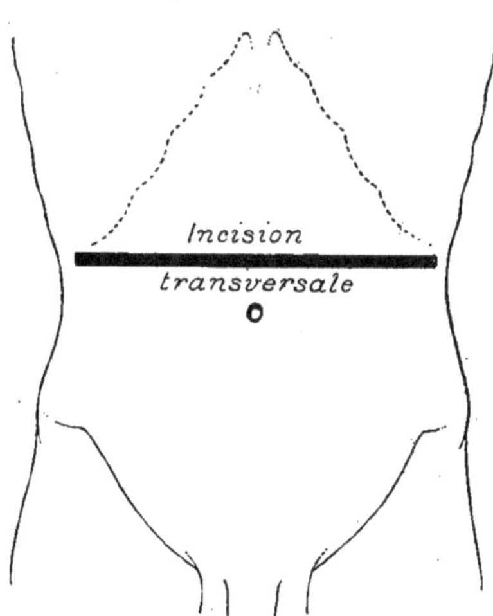

Fig. 137. — INCISIONS POUR OPÉRATIONS GASTRIQUES ET DUODÉNALES. *Incision transversale.*

Cette incision permet d'explorer à la fois le pylore, le duodénum, l'estomac, la vésicule
biliaire, les voies biliaires. Pendant l'opération, les anses intestinales sont aisément maintenues dans l'abdomen. La fermeture de cette incision est très facile. Les intestins rentrent
facilement dans le ventre. L'opération terminée, la suture est très solide, plus solide qu'avec
l'incision médiane. Elle ne donne jamais lieu à l'éventration. La partie cutanée de cette
ouverture laisse une trace à peine visible. Son seul défaut est de nécessiter une hémostase
soignée, une restauration assez lente.

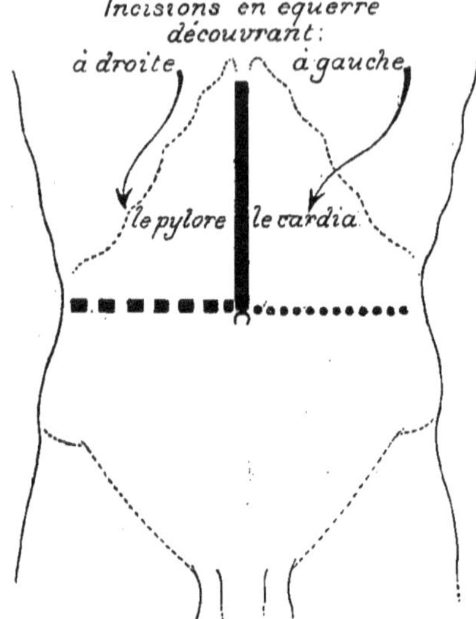

Fig. 138. — Incisions pour opérations gastriques et duodénales. *Incision en équerre.*

Elle est à utiliser chaque fois que l'incision médiane, verticale, ne donne pas suffisamment
de jour. Si l'opérateur a besoin de jour du côté du cardia, il branche une incision à gauche.
S'il a besoin de jour du côté du duodénum ou de la vésicule, il branche l'incision à
droite.

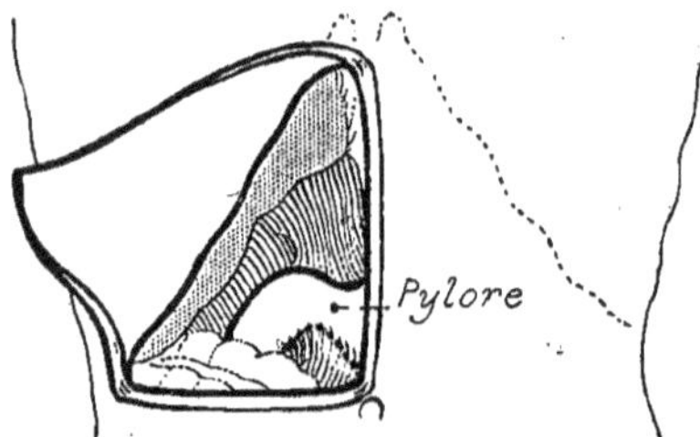

Fig. 139. — Incisions pour opérations gastriques et duodénales. *Incision en équerre droite.*

Le jour considérable que donne cette incision. Elle convient aux résections du duodénum, à
certaines pyloro-gastrectomies, à la gastro-duodénostomie, aux cholécystectomies qui
complètent les interventions gastriques.

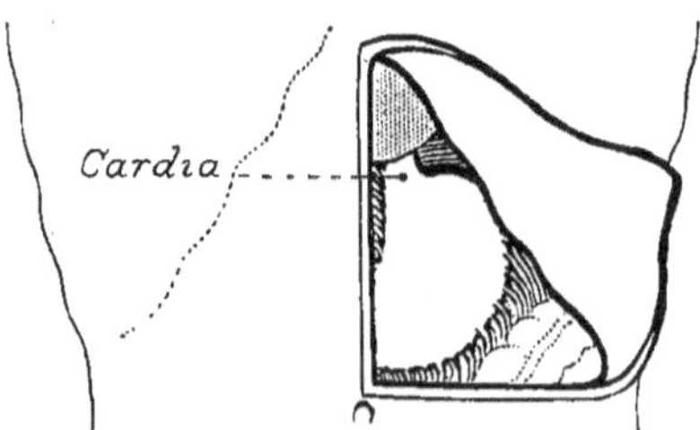

Fig. 140. — Incisions pour opérations gastriques et duodénales. *Incision en équerre gauche.*
Jour considérable donné par cette incision. Elle convient aux ulcus haut situés sur
la petite courbure et aux cas de résections annulaires.

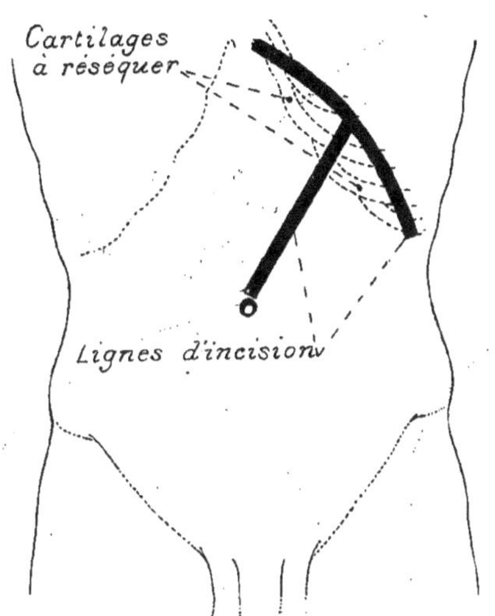

Fig. 141. — INCISIONS POUR OPÉRATIONS GASTRIQUES ET DUODÉNALES. *Incision paracostale gauche.*

Cette incision est destinée à aborder les cas d'ulcus haut situés sur la petite courbure, surtout dans les thorax étroits. L'incision en forme de parapluie (incision curviligne, sur laquelle on branche une incision oblique) permet la résection des cartilages costaux. La portion oblique rejoint l'ombilic et permet d'avoir un jour important.

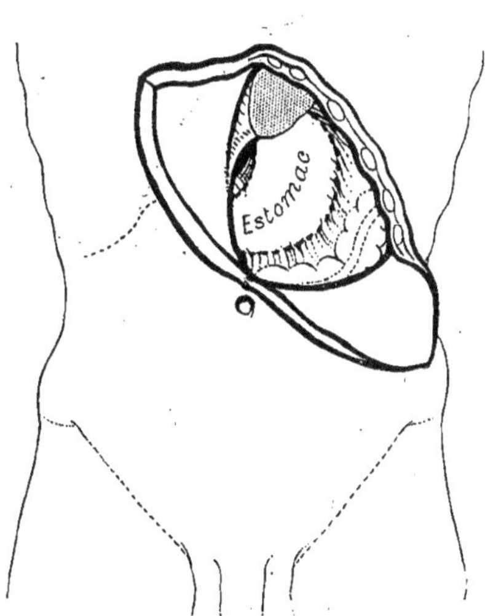

Fig. 142. — INCISIONS POUR OPÉRATIONS GASTRIQUES ET DUODÉNALES.

Jour considérable que donne, sur l'hypochondre gauche, l'incision en parapluie. Son défaut est de prédisposer aux chondrites suppurées avec nécrose des extrémités cartilagineuses.

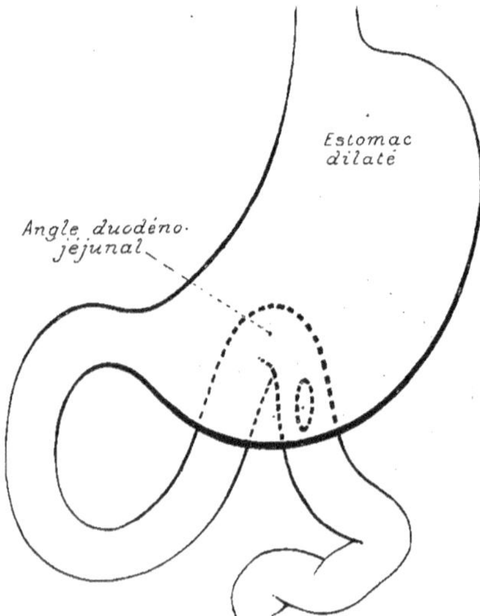

Fig. 143. — Chirurgie gastrique (bonne gastro-entérostomie).

Estomac dilaté. La G.-E. à anse courte a été faite le plus près possible du bord de la grande courbure.

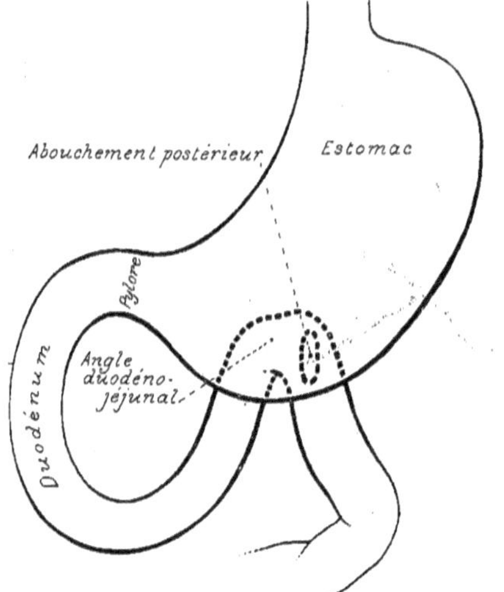

Fig. 144. — Chirurgie gastrique (une des bonnes gastro-entérostomies).

Estomac non dilaté. Procédé de suspension verticale de Ricard. L'opérateur prend l'anse intestinale au moment où elle passe derrière l'estomac, à peu près au niveau de l'angle duodéno-jéjunal. L'anse est la plus courte possible. Le jéjunum tombe verticalement et se vide aisément puisque l'orifice est à sa portion déclive.

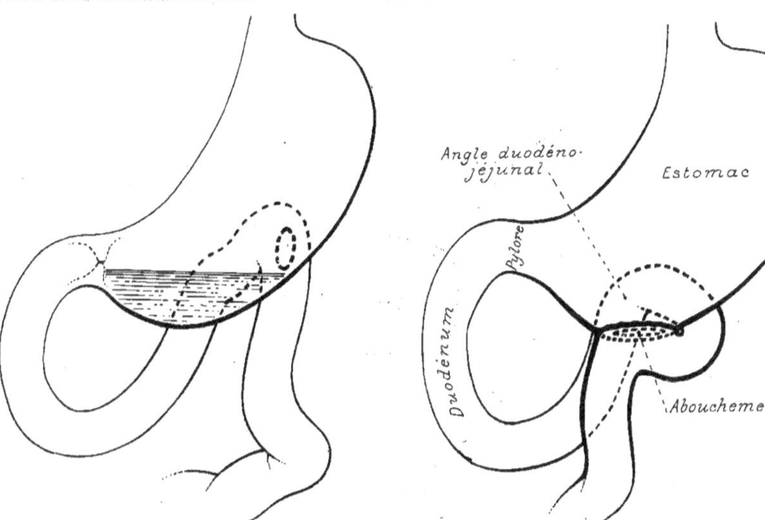

Fig. 145. — Chirurgie gastrique
(gastro-entérostomie défectueuse).

Voilà ce que devient l'estomac dilaté après anastomose à anse
courte et trop loin du pylore (fig. 143). Il aurait fallu faire l'orifice de drainage au point déclive. S'il avait été situé plus près
d₃ la grande courbure, l'orifice continuerait à occuper le point
déclive (fig. 144).

Fig. 146. — Chirurgie gastrique (une des bonnes gastro-entérostomies).

G.-E. à anse courte, au point déclive, *marginale*. C'est la façon la plus simple
de faire la G.-E. On peut appliquer l'anastomose immédiatement au niveau
de la grande courbure, après son dépouillement et la désinsertion du
grand épiploon, ou bien encore sur la face postérieure de l'estomac,
mais à 1 ou 2 centimètres au plus au-dessus de la grande courbure. La
bouche d'orifice occupe ainsi le point déclive même si l'estomac se rétracte.

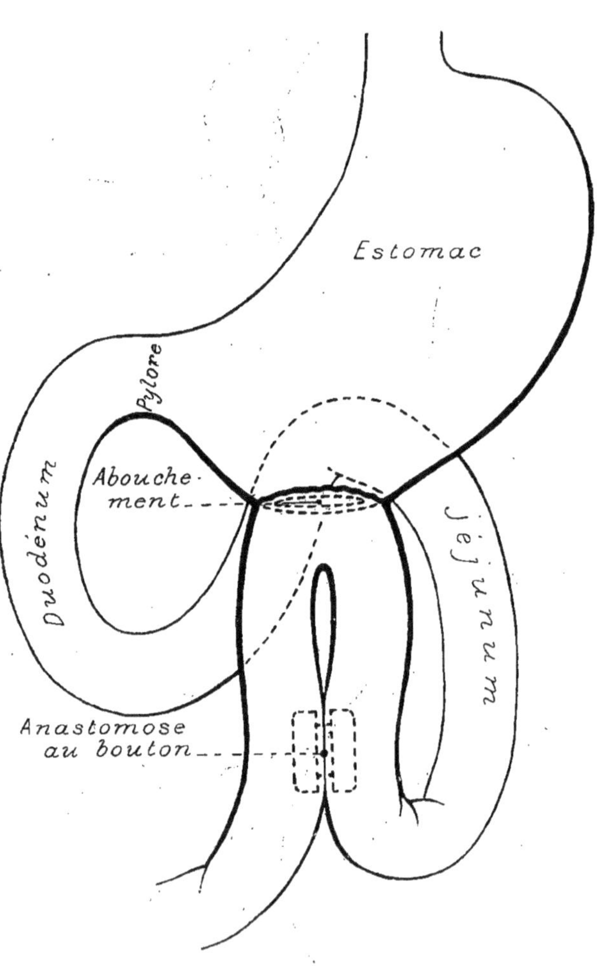

Fig. 147. — CHIRURGIE GASTRIQUE (une des bonnes gastro-entérostomies).

G.-E. à anse longue, avec jéjuno-jéjunostomie au bouton. C'est un procédé que nous conseillons dans le cas où l'anse courte ne semble pas devoir donner un bon drainage gastrique. En prenant l'anse longue et en exécutant une jéjuno-jéjunostomie, on est certain de ne pas avoir de cercle vicieux. Néanmoins, il faut que le chirurgien se rapproche toujours le plus possible de la grande courbure.

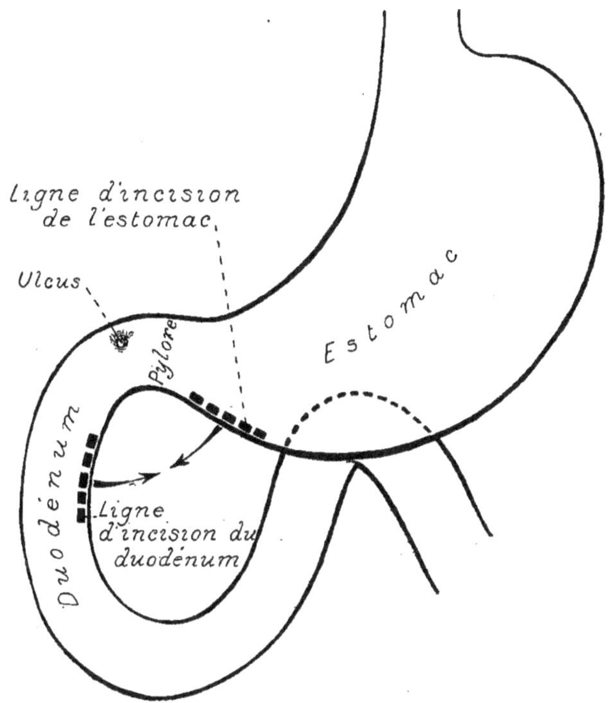

Fig. 148. — CHIRURGIE GASTRIQUE. (La gastro-duodénostomie.)

En cas d'ulcus duodénal, si la grande courbure de l'estomac est mobile, ou si le duodénum est facilement accessible, la gastro-duodénostomie est une excellente opération. Elle consiste à anastomoser l'estomac, immédiatement avant le pylore, avec la portion verticale du duodénum, le plus près possible de son bord interne. Cette intervention est plus facile si on excise d'abord l'ulcus pylorique et si on prolonge l'incision sur l'estomac et le duodénum (FINNEY).

VI

CHIRURGIE GASTRO-INTESTINALE

Employez : l'aspirateur, l'écraseur, le bouton, l'aiguille de gantier, l'anesthésie locale, la suture au catgut inversante parallèle et à points cachés, ces
manœuvres et instruments ont amélioré la technique et le pronostic des
opérations gastro-intestinales.

**La meilleure suture continue. Quelques types de gastro-entérostomie,
après gastrectomie [1].**

Depuis vingt-sept ans que je pratique la chirurgie gastro-intestinale,
j'ai employé tous les modes de suture, tous les modes d'anastomose. J'in-
diquerai les méthodes qui m'ont paru les meilleures, le mode de
suture (représenté par les schémas de ce travail) qui m'a paru le plus
parfait tant au point de vue de l'hémostase, de l'asepsie et de l'étanchéité.
J'ai constaté une amélioration très importante du pronostic dans les opérations faites ainsi, tant au point de vue mortalité qu'au point de vue
morbidité. Les infections locales, les hémorragies, ou tout au moins les
suintements sanguins, n'existent plus avec ce procédé [2].

Est-ce une technique définitive ? J'espère que non, car nous devons
toujours évoluer vers le mieux, mais *jamais aucune méthode de suture ne
m'a donné autant de sécurité que celle-ci.* L'exécution en est-elle plus
longue ? une ou deux minutes de plus peut-être. D'ailleurs, avec l'anesthésie locale, ou même rachidienne, la question de temps est moins
importante.

Faut-il suturer avec du fil de lin ou du catgut ? Pour l'estomac, il faut
préférer le catgut *lent* 00. Pour le gros intestin, comme pour l'intestin
grêle, on peut employer indifféremment catgut ou fil.

Faut-il employer les sutures continues ou par points séparés ? 19 fois
sur 20, la suture continue est préférable, parce que plus rapide, plus

1. Voir *Pratique chirurgicale illustrée*, par VICTOR PAUCHET. Fasc. II, fig. 139, 140.
Fasc. III, fig. 135 et fasc. X. Doin, éditeur, Paris, 1920-1922.

2. Que cela ne vous dispense pas de faire laver *tous* vos opérés gastriques le soir de
l'opération et souvent le lendemain, c'est une précaution désagréable, mais très utile.

étanches. Toutefois, les points séparés sont utiles dans les conditions suivantes :

a) Quand il y a *disproportion* entre l'épaisseur de deux tuniques. Exemple : anastomose d'un estomac aux parois épaisses, avec un jéjunum mince.

b) Quand les parois intestinales sont *friables ;* si l'intestin est scléreux ou œdématié. Alors, si un point coupe ou lâche, le voisin maintient l'adhérence séro-séreuse. Avec une suture continue, si un point ou deux coupent les tissus, toute la ligne suturée cède.

c) Quand les orifices intestinaux à anastomoser sont *étroits.* Par exemple : une gastro-duodénostomie par le procédé de Péan se fait généralement mieux par points séparés, parce qu'il faut aboucher un duodénum mince et étroit, avec un estomac plus épais. Il nous arrive, souvent, de faire une suture continue pour une gastro-duodénostomie ; mais nous conseillons les points séparés, surtout aux chirurgiens qui pratiquent peu souvent cette opération.

Faut-il employer les aiguilles de couturières, les fines aiguilles courbes avec porte-aiguilles, ou l'aiguille de Reverdin ? Les trois sont à utiliser : l'aiguille de Reverdin pour les points séparés, l'aiguille courbe et fine pour les sutures délicates, l'aiguille droite du gantier dans la majorité des cas et en particulier pour la suture continue.

Quel mode de suture faut-il employer ? Un mode de suture qui soit hémostatique et n'éverse pas la muqueuse vers la séreuse : la suture à anse muqueuse. En effet, si le plan total (tranche antérieure de l'anastomose) est enfoui sous un surjet séro-séreux, il se produit une cavité close, à contenu septique (Th. DE MARTEL), même si on a pris soin d'ioder la muqueuse qui émerge entre les points de suture. Il faut donc que toute suture soit inversée, qu'elle « fasse la moue » du côté de la cavité gastro-intestinale et que le fil soit invisible du côté du péritoine. Le point de Connel et le point de Cushing réalisent ces conditions.

Combien de plans de suture faut-il faire ? Un plan au point de Connel pourrait suffire, si le malade est faible et s'il s'agit de l'intestin grêle, mais deux plans de suture (CONNEL et CUSHING) superposés sont plus sûrs.

Nous avons longtemps employé la suture en trois plans. Nous y avons renoncé depuis que nous employons la suture au « point perdu ».

Faut-il employer l'écrasement ? Nous l'avons longtemps employé systématiquement, puis un peu moins pendant quelques mois, puis repris. L'écrasement *est un perfectionnement incontestable.*

Pour le côlon, nous employons le petit écraseur de de Martel ;

Pour le duodénum, la pince en « Bec de Canard » de Collin ;

Pour l'estomac, tantôt le constricteur de Collin, tantôt l'écraseur à trois branches de de Martel.

Gastro-entérostomie après gastrectomie. — Supposons un ulcus gastrique de la petite courbure ; ce dernier peut être traité : par *l'excision* à laquelle nous avons renoncé, par suite de sa gravité ; par la *thermo-cautérisation simple* (BALFOUR) qui peut suffire à quelques ulcus petits, siégeant à la partie supérieure de la petite courbure ; c'est un procédé d'exception.

Nous avons renoncé à la gastro-entérostomie simple, à cause de l'insuffisance de ses résultats, il reste donc *deux opérations :* a) *la résection annulaire* ou en manchette ; b) *la gastro-pylorectomie.* La première supprime simplement un petit segment d'estomac dont la longueur correspond aux plus grandes dimensions de l'ulcus et la seconde supprime à la fois le pylore, la petite tubérosité et l'ulcus.

Auquel de ces deux procédés aurons-nous recours? Cela dépend du cas : a) *si le sujet est hyperchlorhydrique*, ce qui est la règle, nous pratiquerons la gastro-pylorectomie, de façon à supprimer le plus possible de la portion sécrétante de l'estomac ; nous abaisserons ainsi le taux de l'acide chlorhydrique ; b) *si l'acidité est normale* ou au-dessous de la normale, l'opérateur peut exécuter la résection en manchette, avec suture bout à bout de l'estomac, nous l'avons abandonnée pour faire dans tous les cas la gastro-pylorectomie, c'est-à-dire la suppression du pylore, de l'ulcus et de la petite tubérosité suivie de gastro-duodénostomie (PÉAN) ou de gastro-jéjunostomie (POLYA).

Avant de faire un Polya le duodénum se ferme ainsi en bourse : écrasement, suture continue séro-séreuse par-dessus la pince en « Bec de Canard » de Collin ; l'instrument est enlevé, la suture serrée, la tranche se trouve enfouie ; un seul plan de suture suffit. S'il est nécessaire, un fragment d'épiploon complète la solidité.

Pour l'estomac, comment allons-nous procéder? Les cas suivants peuvent se présenter :

a) Il y a beaucoup d'étoffe gastrique, nous en enlevons le plus possible ; le duodénum est petit ; l'estomac sera fermé complètement et on pratiquera la gastro-entérostomie à la Polya.

b) L'étoffe gastrique est abondante et le duodénum est large. Dans ce cas, on pratiquera la gastro-duodénostomie par le procédé de Péan ; cette *anastomose termino-terminale est la meilleure.*

c) *L'étoffe gastrique est suffisante*, mais sans excès. On pratiquera la gastro-entérostomie par implantation, ainsi que l'indiquent les figures de cet article. Si la tranche de section est longue, on en supprimera 1/3, la moitié ou les 2/3 et on abouchera la partie inférieure ouverte avec le jéjunum. Si, au contraire, la tranche n'est pas longue, elle sera totalement abouchée dans le jéjunum. On peut choisir, suivant le cas, *une anse courte* ou *une anse longue*, à condition d'y ajouter une *jéjuno-jéjunostomie* au bouton ; cette anastomose secondaire demande une minute pour son exécution et permet à la bile de passer directement dans l'intestin, sans passer par l'estomac. Dans le même but, nous conseillons souvent d'autres procédés, en particulier *l'Y de Roux*, qui se fait uniquement par la suture. Les figures ci-jointes indiqueront les différentes méthodes que nous avons suivies.

En résumé, la gastro-entérostomie se fera de deux façons :

Ou par abouchement termino-terminal, par le procédé de Péan.

Ou par gastro-jéjunostomie, par le procédé de Polya.

Notre mortalité de gastrectomie pour ulcère est de 2 p. 100.

L'opérateur enlèvera toujours le plus d'étoffe gastrique qu'il pourra, les suites immédiates n'en sont pas plus mauvaises, les résultats éloignés sont meilleurs.

On n'enlèvera jamais trop d'estomac.

Ainsi faite, la chirurgie gastrique est d'une extrême bénignité ; les opérations gastro-intestinales ne sont pas plus graves que les opérations gynécologiques ; si le taux de mortalité de ces dernières est abaissé, cela tient à ce que le chirurgien a acquis une grande habitude de la pratique. Il en est de même pour la chirurgie gastro-intestinale. La bénignité dépend de l'entraînement de l'opérateur.

LA DÉGASTRO-ENTÉROSTOMISATION
SUPPRESSION D'UNE ANASTOMOSE GASTRO-JÉJUNALE

Si, au cours d'une laparotomie, pour troubles gastriques, l'opérateur ne trouve pas de lésion nettement visible ou tangible de l'estomac ou du duodénum, il se gardera de faire une gastro-entérostomie. Il explorera la vésicule, l'appendice, recherchera la dilatation du duodénum et, si cette exploration est négative, il fermera le ventre sans rien faire.

Si un gastro-entérostomisé souffre autant ou plus qu'avant l'opération, s'il présente un trouble nouveau, il faut le réopérer, rechercher s'il n'a pas un ulcus jéjunal ; dans la négative, explorer la vésicule et l'appendice, rechercher la périduodénite, les traiter s'il y a lieu et, dans tous les cas, supprimer la gastro-entérostomie.

Il est plus difficile de défaire une gastro-entérostomie que de la faire.

Pourquoi certains gastro-entérostomisés souffrent-ils ?

Comment prévenir ou combattre ces troubles ?

Comment supprimer la bouche anastomotique ?

Quels sont les résultats obtenus chez les malades qui ont subi la dégastro-entérostomisation ?

Certains gastro-entérostomisés se plaignent de régurgitations bilieuses, de douleurs et de malaises digestifs surajoutés. Pourquoi? Comment y remédier ?

La gastro-antérostomie, qui sauve la vie de tant de malades atteints de sténose duodénale, *crée un état morbide supplémentaire chez ceux qui n'avaient pas de lésion gastrique ou duodénale visible ou tangible au moment de l'opération.* Elle crée une nouvelle maladie. Le chirurgien doit donc supprimer l'anastomose gastro-jéjunale, ce qui est plus délicat que de la créer.

L'examen radioscopique fait parfois constater que le pylore n'est pas perméable et que les aliments passent par la bouche anastomotique, mais le plus souvent, une partie ou la totalité du repas passe par le pylore, et rien par la voie anastomotique, même si celle-ci est très large.

La gastro-entérostomie n'est pas seulement insuffisante, elle est nuisible quand elle est pratiquée alors qu'il n'y a plus d'ulcère perceptible. — Il faut que l'ulcère ne soit pas un « fantôme », mais soit *nettement* perçu par le doigt ou l'œil sur l'estomac ou le duodénum. J'ai vu maintes fois, dans les services chirurgicaux où sont affichées les séances opératoires, des programmes avec la désignation suivante : « gastro-entérostomie », comme, il y a vingt ans, je voyais désigner « hystérectomie ». De diagnostic, point. Comment le chirurgien peut-il poser une indication opératoire, alors que l'abdomen supérieur n'a point été exploré. Dans les cas semblables, le ventre étant ouvert, le chirurgien explore vaguement l'estomac et le duodénum ; le plus souvent, il ne trouve pas de lésion, mais déclare : « l'estomac se vide mal, il y a du spasme du pylore, la muqueuse a saigné, le duodénum est dilaté, le drainage de l'estomac soulagera le malade; la gastro-entérostomie est indiquée ». Il ne fait pas d'exploration ni de la vésicule, ni de l'appendice, ni des deux dernières portions du duodénum qui, très souvent, étaient le point de départ des accidents réflexes de l'estomac. Il pratique, dans ces conditions, une gastro-entérostomie. Comment veut-il obtenir des résultats thérapeutiques avec des indications posées d'une façon aussi légère ! C'est surtout parmi ces gastro-entérostomisés, sans ulcère d'estomac ni du duodénum, que les troubles augmentent et qu'il faut supprimer la nuisible gastro-entérostomie.

Le chirurgien qui est sur le point d'opérer un ulcère gastrique doit se souvenir que sur 10 malades qui se plaignent de troubles gastriques, il y en a peut-être *un* qui est atteint de véritable lésion gastro-duodénale : ulcère ou cancer. Les 9 qui restent présentent simplement des *troubles réflexes ;* la moitié des troubles sont dus à une lésion chirurgicale de l'abdomen (appendicite, cholécystite, stase intestinale chronique, péri-duodénite essentielle, pancréatite, gastro-ptose) ; l'autre moitié est atteinte d'insuffisance rénale, hépatique, de tuberculose, pré-tabes, etc. Qu'un chirurgien pratique l'ablation de la vésicule, de l'appendice, s'il y a indication, qu'il fasse une cæco-sigmoïdostomie s'il y a une stase intestinale chronique, qu'il pratique à la rigueur une pyloroplastie si le spasme incommode trop son malade, qu'il fasse une résection des nerfs, ou opération de Latarjet, s'il s'agit d'un tabétique, ou si les phénomènes gastralgiques de cause inconnue sont trop violents, qu'il fasse une duodéno-jéjunostomie (opération de Pierre Duval) s'il y a une coudure duodénale, mais, avant tout, *qu'il ne fasse pas une gastro-entérostomie qui crée des troubles nouveaux et qui risque d'amorcer un ulcus jéjunal.*

En résumé, le chirurgien cherchera, attentivement, dans la région voisine, s'il n'y a pas une lésion qui puisse être le point de départ de réflexes dyspeptiques et qu'il soit possible de supprimer. Si cette justification anatomique n'est point constatée, *il faut refermer le ventre sans rien faire.*

A quoi peuvent être dus les troubles consécutifs à la gastro-entérostomie ?

A. — A ce qu'une lésion vraie et non gastrique a passé inaperçue et persiste.

B. — A ce que l'opération pratiquée n'a pas été correcte. Les manipulations trop brutales ont provoqué des adhérences, tordu les anses, dirigé celles-ci dans un sens défectueux. L'anse est mal appliquée, mal suturée ; la bouche trop longue, ou trop étroite. La brèche du méso-côlon trop gras étrangle l'anastomose. Cette brèche a été suturée au jéjunum ou à l'anastomose et non pas à l'estomac. La brèche a été mal fermée, une anse jéjunale s'est engagée dans l'orifice.

C. — A ce qu'il s'est développé un *ulcus jéjunal* qui peut se produire quand il y a ou non un ulcus duodénal antérieur. Un sujet dont l'estomac et le duodénum sont normaux, s'il tombe sur un chirurgien non averti qui « commet » une gastro-entérostomie, peut faire, après l'opération, un ulcère anastomotique. Le malade indemne de toute lésion gastro-duodénale peut acquérir, du seul fait de l'opération, une maladie grave et nécessitant fatalement une opération délicate.

En résumé, la gastro-entérostomie appliquée chez un sujet qui ne pré-

sente pas d'ulcère gastrique ou d'ulcère duodénal visibles, ou tangibles,
crée une maladie dont les troubles se surajoutent à ceux que le malade
présentait antérieurement. Toute gastro-entérostomie, à la suite de laquelle
les troubles ne sont point améliorés, ou sont exagérés, doit être réopérée.
La suppression de la gastro-entérostomie s'impose parfois en sus d'opération extra-gastrique, pratiquée pour la vraie lésion passée d'abord inaperçue. L'opérateur aura donc recours, s'il y a lieu, à l'appendicectomie,
à la cholécystectomie, à une duodéno-jéjunostomie, à un court-circuit ;
de plus, il devra supprimer la gastro-entérostomie et remettre les organes
dans l'état antérieur, plutôt que de laisser persister un état pathologique
créé par la chirurgie.

* *
*

*Quand la gastro-entérostomie crée un état pathologique nouveau, il
faut la supprimer.*

Comment supprimer la gastro-entérostomie ?

Avant de réopérer le malade, il faut, si possible, avoir le protocole opératoire et savoir exactement ce que le chirurgien précédent a fait, les
lésions qu'il a constatées, s'il a exploré ou non la vésicule, l'appendice,
les deux dernières portions du duodénum, etc.

Ensuite, il faut faire radioscoper le sujet pour rechercher la stase
intestinale chronique ; souvent les troubles dyspeptiques étaient réflexes
et dus à une maladie de Lane.

Le ventre ouvert, l'opérateur cherchera s'il existe un ulcère duodénal,
un ulcère gastrique et surtout un ulcère jéjunal. Si l'ulcère duodénal
existe seul, c'est-à-dire sans lésion gastrique ni jéjunale, il faut réséquer
le cône duodéno-gastrique intermédiaire à l'anastomose et au duodénum.
S'il y a un ulcère gastrique, il faut pratiquer la résection de l'ulcus et du
cône pyloro-duodénal. Dans ces deux cas, l'anastomose peut rester. Ces
deux petites résections sont faciles. En cas d'ulcère jéjunal, il faut pratiquer la gastro-pylorectomie, comme en cas d'ulcus de la petite courbure, mais, de plus, il faut *supprimer l'anse jéjunale anastomosée ;* celle-
ci sera rétablie dans sa continuité ; la résection gastrique se fera aussi
haut que possible, très au-dessus de l'ancienne anastomose. Un Polya, à
anse courte, terminera l'intervention.

Si l'opérateur ne constate aucun ulcère, ni duodénal, ni gastrique, ni
jéjunal, il devra simplement supprimer la gastro-entérostomie.

Pour cette opération, procéder de la façon suivante :

a) Décollement colo-épiploïque ;

b) Libération des anses jéjunales afférente et efférente. Cette libération sera poursuivie jusqu'à l'angle duodéno-jéjunal, ainsi que sur 10 à 15 centimètres de l'anse efférente. Il faut ramener l'anse jéjunale à l'état normal.

c) Libération de l'estomac d'avec la brèche méso-colique, de façon à attirer, dans l'étage sus-méso-colique, l'estomac et l'anse jéjunale anastomosés. Cette libération est parfois laborieuse.

d) Suppression de la bouche anastomotique. Comment? De deux choses l'une : l'anastomose est étroite, soit parce que l'opérateur l'a faite telle, soit parce que, du fait d'un ulcère jéjunal cicatrisé, elle s'est rétrécie (Nous avons constaté parfois des bouches anastomotiques étirées et du diamètre d'un crayon). Alors, il suffit de sectionner la ligne d'anastomose gastro-jéjunale et de suturer l'estomac et le jéjunum séparément. Ou bien l'anastomose est large, alors il faut réséquer l'anse jéjunale. Nous avons dû réséquer des anses anastomosées longues de 10 à 12 centimètres. Elles étaient assez larges pour laisser passer quatre doigts. La radiologie montra que malgré ces grandes dimensions, pas une goutte du repas opaque ne passait dans le jéjunum. Dans ces cas de bouche large, il ne suffit pas de séparer l'anastomose d'un coup de ciseaux ; il faut pratiquer la section franche du jéjunum, à son entrée et à sa sortie de l'estomac, et la restaurer ensuite par une anastomose termino-terminale. Dans ce cas, il est indiqué d'exciser l'anse jéjunale qui reste adhérente à l'estomac ; toutefois l'opérateur pourrait se contenter de fermer les deux extrémités jéjunales en cul-de-sac, ce qui ne présente aucun inconvénient.

Si, la gastro-entérostomie étant supprimée, l'opérateur ne constate ni stase intestinale chronique, ni appendicite, ni cholécystite, il pourra refermer l'abdomen, sans rien faire de plus. S'il y a de la gastroptose, nous conseillons de pratiquer la gastropexie. S'il y a de la stase duodénale par coudure du duodénum, faire la duodéno-jéjunostomie (Pierre Duval). Si la dyspepsie est douloureuse, s'accompagne de crampes, de « gastralgie », la résection des nerfs (opération de Latarjet) donne, sur trois cas, un résultat parfait, un résultat suffisant et un résultat nul. Dans les cas accompagnés antérieurement de stase gastrique, nous complétons par la gastro-duodénostomie de Finney, mais pour que celle-ci soit facile et exécutée sans risques, *il faut qu'il y ait de la gastroptose.*

Pourquoi les premiers opérateurs avaient-ils pratiqué la gastro-entérostomie?

Parce que, sans lésions gastriques, le malade souffrait du creux épigastrique, parce que les digestions étaient lentes, parce qu'il y avait des

vomissements ou des hémorragies. Les digestions retardées étaient peut-
être la conséquence de la gastroptose, ou d'une stase intestinale chronique, ou d'une périduodénite essentielle. Les dilatations du duodénum
sont parfois la conséquence d'une stase iléale, due à une coudure de
Lane ; quand celle-ci provoque, par alourdissement de l'iléon, un coude
au niveau de l'angle jéjuno-duodénal, il y a stase duodénale secondaire ;
quand cette dernière n'existe pas et quand la dilatation existe seule au
niveau de l'iléon, c'est qu'il y a une bride iléale de Lane. Dans les cas
semblables, la gastro-entérostomie ne peut rien.

En cas de douleurs, d'aspect gastro-duodénal, celles-ci sont généralement des réflexes dus à l'appendicite ou à la cholécystite, ou à des mala-
dies non chirurgicales, telles que le pré-tabès qui bénéficie encore de la
résection des nerfs gastriques. En cas d'*hémorragies sans ulcère*, celles-ci
sont le plus souvent dues à une appendicite chronique, à une sclérose
du foie, de la rate, à une inflammation de la vésicule.

Balfour insiste sur ces hémorragies sans ulcus qui sont dues à des
érosions de la muqueuse, à des ruptures de veines gastriques sous l'influence de la tension portale. Cette hypertension veineuse est la conséquence d'une splénite chronique, lésion de la rate qui elle-même est due
à une cirrhose du foie résultant d'une infection de la vésicule biliaire ou
de l'appendice. Balfour raconte le cas d'une malade qui a subi, pour des
hémorragies gastriques répétées, d'abord une gastro-entérostomie, puis
l'ablation de l'appendice, puis la dégastro-entérostomisation. Il s'agissait
d'anémie splénique. Le collègue de Rochester pratiqua l'ablation de la
rate et finalement la malade guérit.

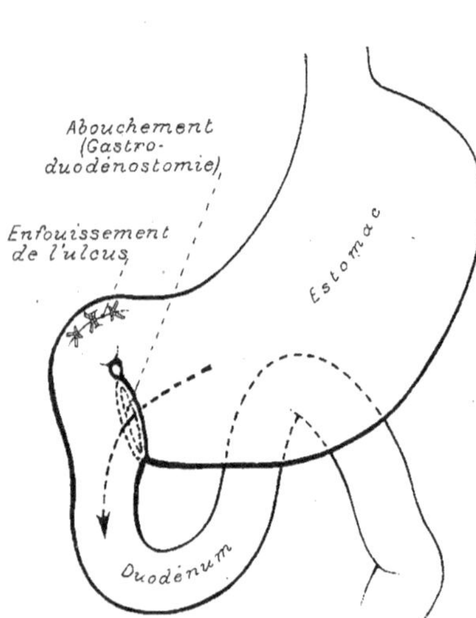

Fig. 149. — Chirurgie gastro-intestinale
(Gastro-duodénostomie et enfouissement de l'ulcus).

Sur l'ulcus même, trois points de suture produisent l'enfouissement pour
éviter la rupture. L'estomac est anastomosé avec le jéjunum. Le pylore
est donc exclu et le contenu gastrique rencontre la cavité jéjunale.
Le jéjunum n'est pas apte à recevoir ces liquides, d'où production
possible de l'ulcus jéjunal. Le procédé ci-dessus n'est pas le meilleur.
Il serait plus simple et plus efficace de faire l'incision de l'ulcus suivie
d'une gastro-duodénostomie par prolongation de l'incision sur l'esto-

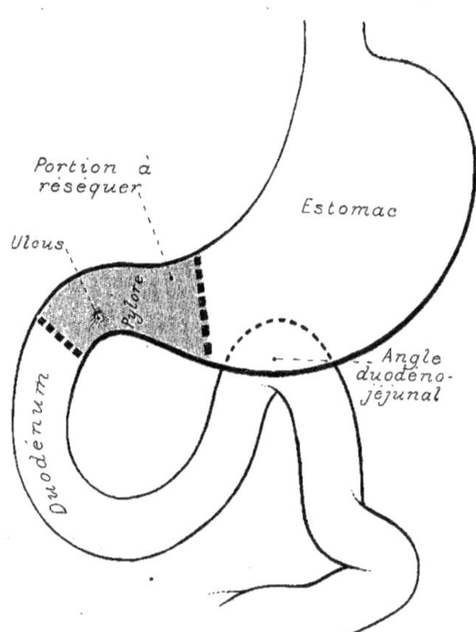

Fig. 150. — Chirurgie gastro-intestinale
(Duodénectomie).

En cas d'ulcus duodénal, si le cas se présente facile, la résection est
certainement la meilleure opération. Elle consiste dans la résection du segment malade, mais il faut que l'opération soit facile
de façon à donner le maximum de chances de guérison. Si le
sujet est hyperchlorhydrique il faut enlever les 3/4 ou les 4/5 de
l'estomac, on n'enlève jamais trop d'étoffe gastrique.

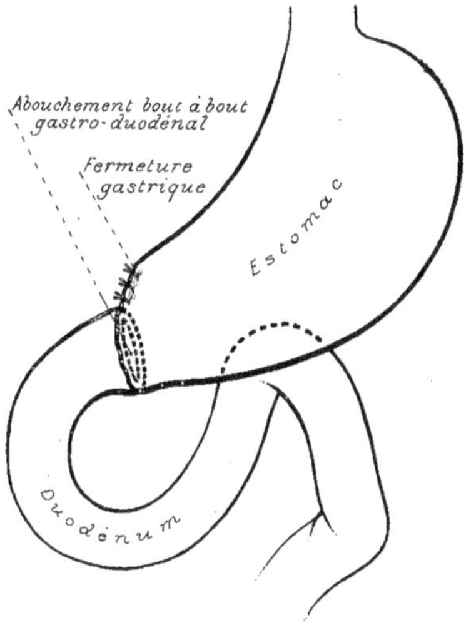

Fig. 151. — Chirurgie gastro-intestinale
(La pyloro-duodénectomie.)

Il y avait ulcus duodénal : l'abouchement bout à bout à la Péan a
été fait. La tranche gastrique a été un peu rétrécie, car il y a
disproportion entre les deux extrémités.

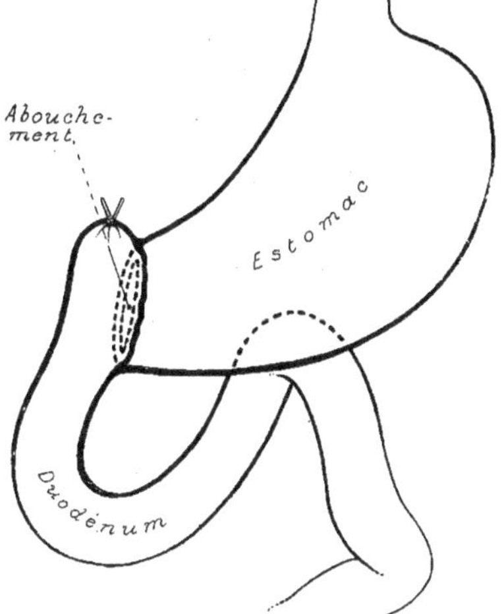

Fig. 152. — Chirurgie gastro-intestinale (Duodénectomie
terminée par une gastro-duodénostomie par implantation).

Le duodénum étant trop petit a été fermé en cul-de-sac et l'estomac
a été implanté dans la seconde portion de cet intestin.

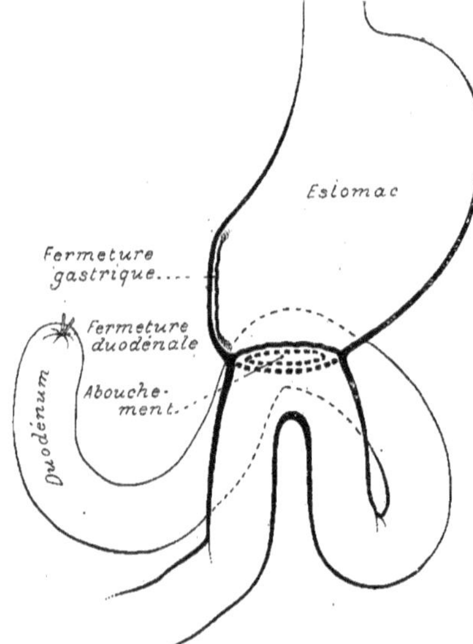

Fig. 153. — Chirurgie gastro-intestinale
(Pyloro-duodénectomie pour ulcus duodénal).

Le duodénum a été fermé en cul-de-sac; l'estomac également; la G.-E.
est faite au point le plus déclive.

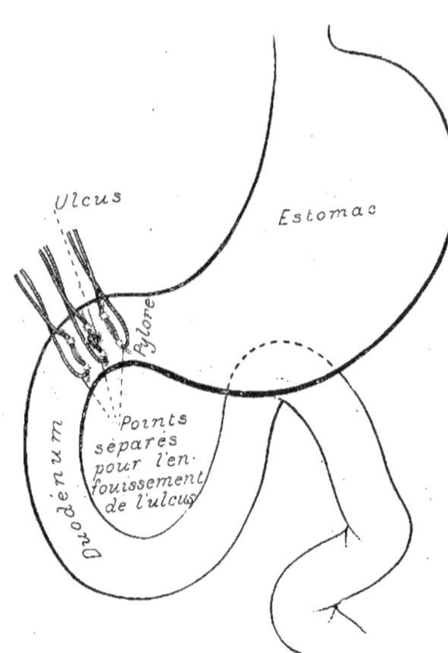

Fig. 154. — Chirurgie gastro-intestinale
(Ulcus duodénal perforant).

Comment on traite un ulcus perforant du duodénum : trois points de
suture suffisent généralement pour l'oblitérer. Un fragment d'é-
piploon complète l'oblitération. Souvent l'intestin est rétréci par
la suture : il faut alors faire une G.-E.

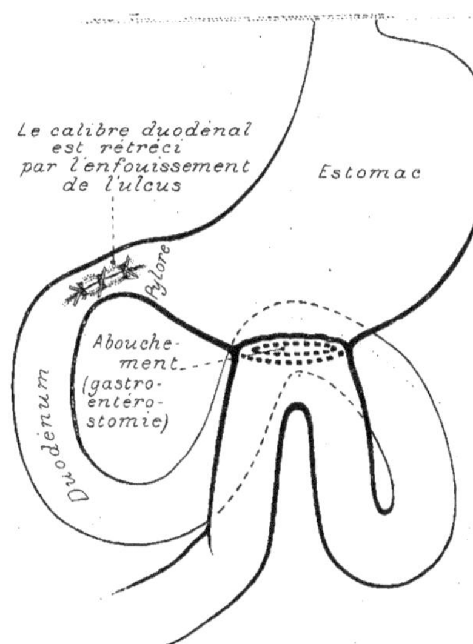

Fig. 155. — CHIRURGIE GASTRO-INTESTINALE
(Ulcus duodénal perforant).

Le duodénum est rétréci, par suite de l'enfouissement de l'ulcus.
La G.-E. est nécessaire. Elle est faite, ici, à anse longue.

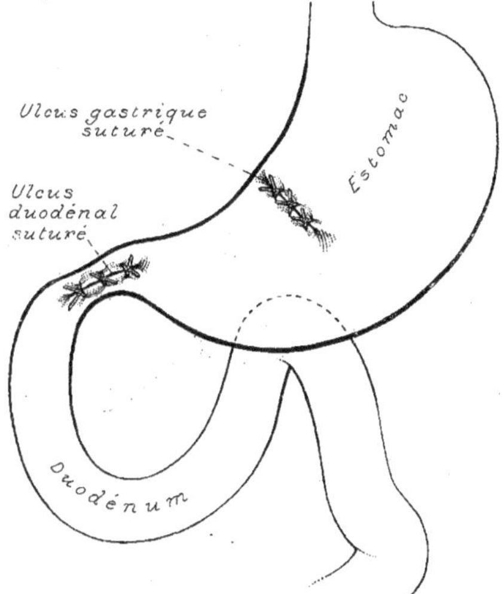

Fig. 156. — CHIRURGIE GASTRO-INTESTINALE
(Ulcus gastrique et duodénal concomitants).

On applique simplement le Balfour : thermo-cautérisation et enfouissement de l'ulcère d'estomac et de l'ulcère duodénal. Comme le
diamètre duodénal est rétréci, on va faire une G.-E. A ces deux opérations timides et souvent insuffisantes, nous préférons la gastro-
pylorectomie large, bénigne et efficace.

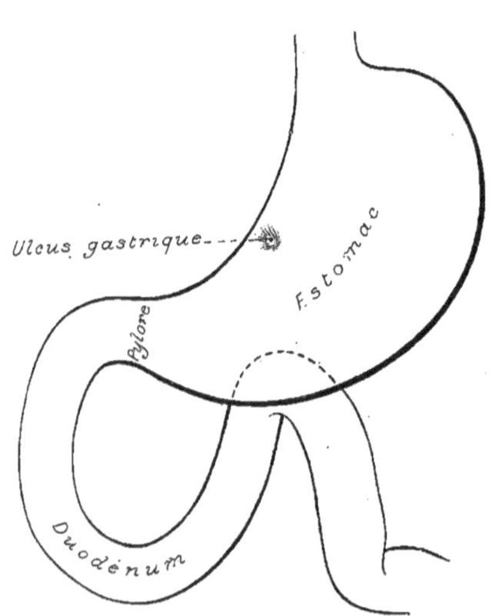

Fig. 157. — CHIRURGIE GASTRO-INTESTINALE
(Cautérisation de l'ulcus).

Ulcus d'estomac occupant la petite tubérosité et que l'on va traiter
par la thermo-cautérisation (BALFOUR).

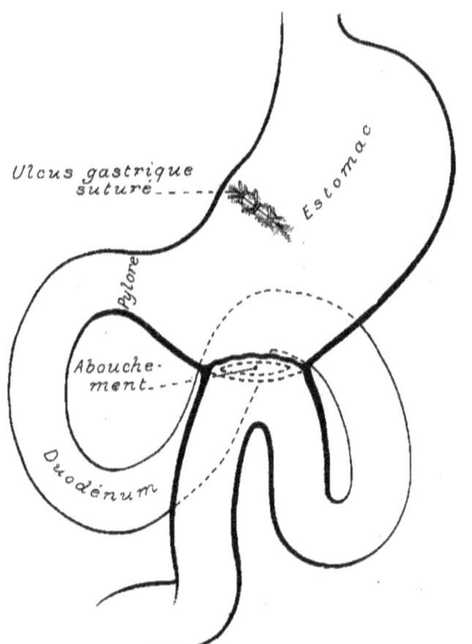

Fig. 158. — CHIRURGIE GASTRO-INTESTINALE
(Ulcus gastrique traité par le Balfour et la G.-E.).

Après la cautérisation au thermo, l'ulcus a été enfoui sous trois points
de suture au catgut. La G.-E. au point déclive a été faite. Cette
opération est très inférieure à la gastro-pylo-ectomie.

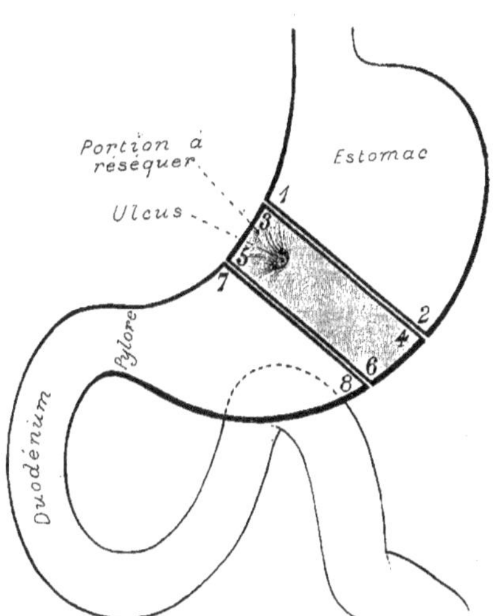

Fig. 159. — Chirurgie gastro-intestinale (Résection en manchette).

Ulcus de la petite courbure de l'estomac. Un segment gastrique est réséqué, y compris l'ulcère. Cas convenant aux sujets peu hyperchlorhydriques. Cette opération ne vaut pas la suivante (gastro-pylorectomie).

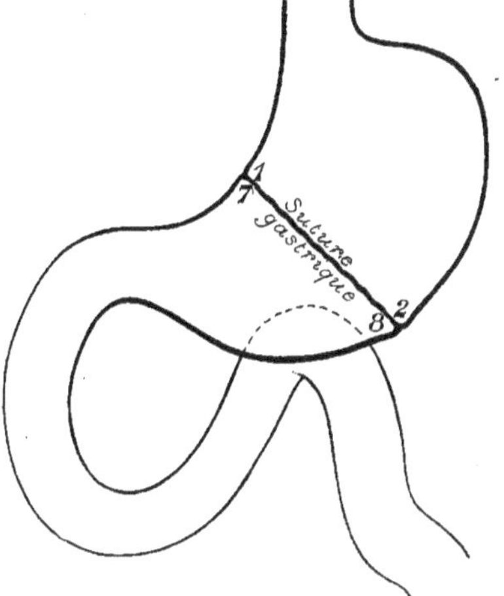

Fig. 160. — Chirurgie gastro-intestinale (Gastrectomie annulaire).

Les deux extrémités gastriques sont réunies l'une à l'autre par suture bout à bout; c'est le procédé le plus simple qui donne de bons résultats au point de vue fonctionnel.

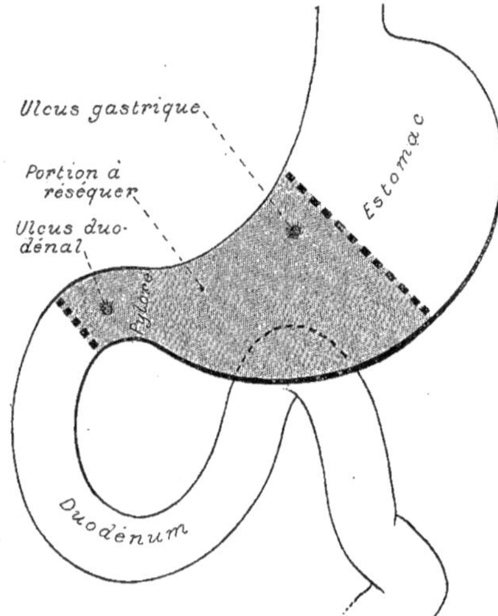

Fig. 161. — Chirurgie gastro-intestinale. L'opération typique pour ulcus gastrique ou duodénal.

Ulcus gastrique combiné avec un ulcus duodénal. Gastro-pylorectomie. Toute la portion en grisaille est réséquée.

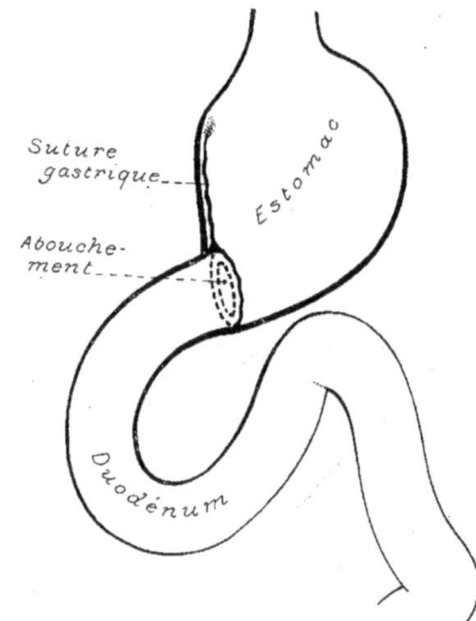

Fig. 162. — Chirurgie gastro-intestinale (Procédé de Péan).

Comment on rétablit la continuité entre l'estomac et le duodénum après la résection gastrique. L'opération typique pour ulcus gastrique ou duodénal.

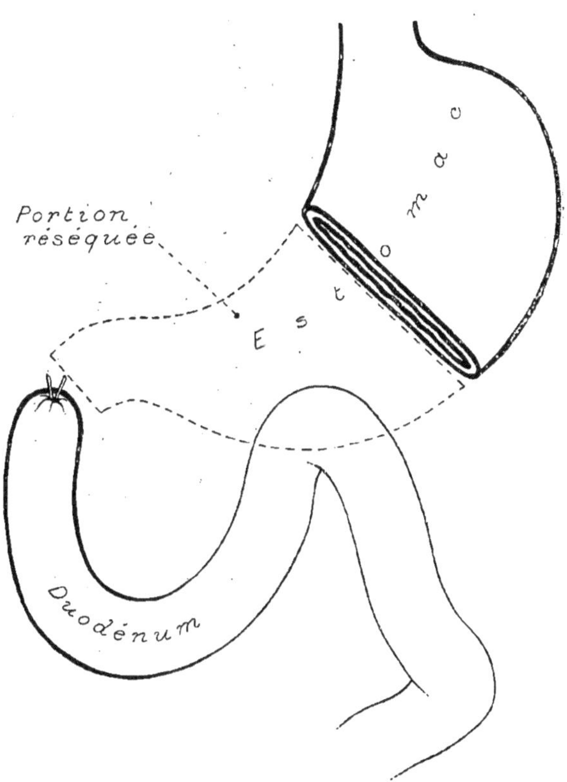

Fig. 163. — CHIRURGIE GASTRO-INTESTINALE. L'OPÉRATION TYPIQUE POUR ULCUS
GASTRIQUE OU DUODÉNAL.

Gastro-pylorectomie. Résection. Fermeture en cul-de-sac du duodénum, car la résection
a été faite au ras du pancréas : le bout à bout n'est pas possible.

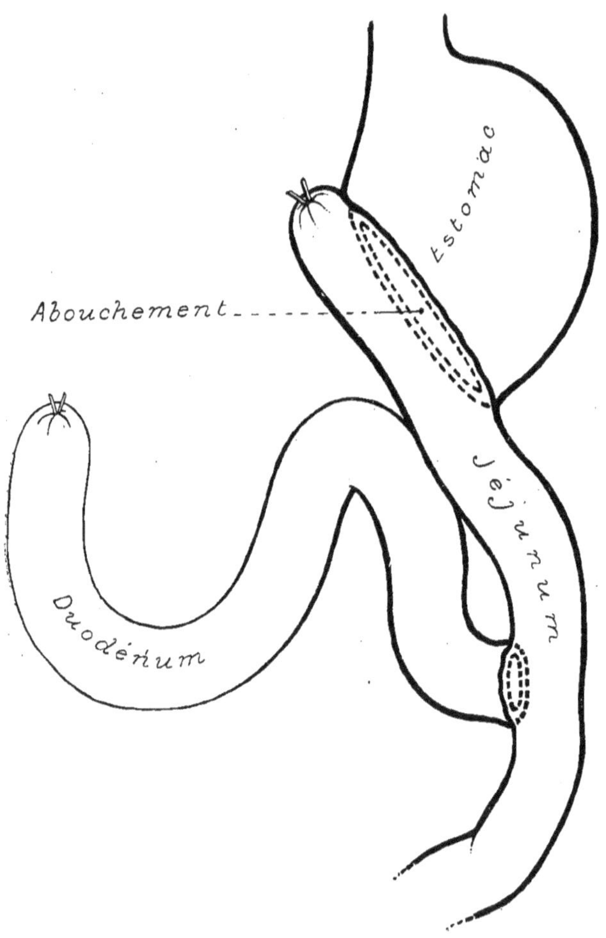

Fig. 164. — CHIRURGIE GASTRO-INTESTINALE (Combinaison du POLYA et du ROUX).

Comment on rétablit la continuité entre l'estomac et le duodénum. Ceci est le meilleur procédé : implantation du bout duodénal du jéjunum et anastomose par implantation gastro-jéjunale entre l'estomac et le jéjunum. En général, nous faisons la gastro-jéjunostomie simple à anse courte.

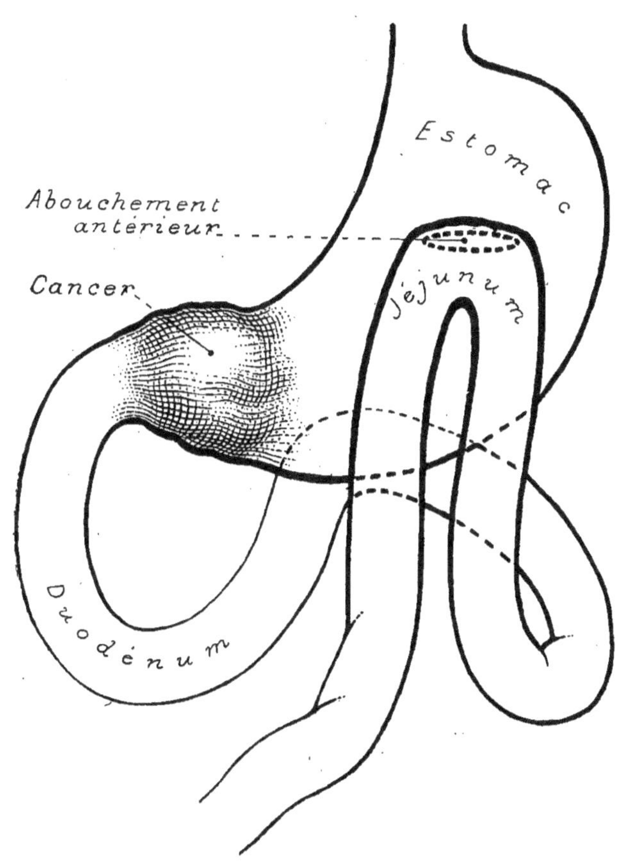

Fig. 165. — Chirurgie gastro-intestinale (Gastrectomie en deux temps).

Sténose aiguë du pylore, par cancer. Si le malade est cachectique, faire l'opération en deux temps; pour cela commencer par faire une G.-E. et secondairement une gastrectomie. La G.-E. se fera avec une anse jéjunale très longue, sur la face antérieure de l'estomac, très loin, le plus loin possible du pylore, de façon à faciliter la gastrectomie secondaire. La jéjuno-jéjunostomie au bouton s'impose, sinon il y aurait cercle vicieux.

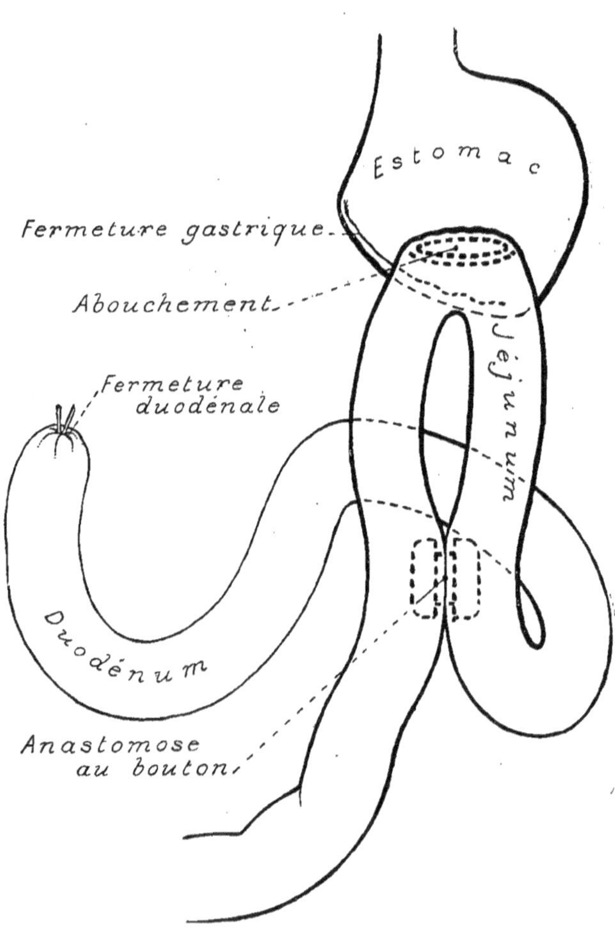

Fig. 166. — CHIRURGIE GASTRO-INTESTINALE (Le second temps de la gastrectomie en deux temps, pour cancer serré du pylore).

Comme on le voit, le moignon gastrique est petit, mais la G.-E. se trouve au point déclive de la poche gastrique. L'estomac se vide donc très bien. Une jéjuno-jéjunostomie au bouton est faite de façon à empêcher le reflux de la bile dans l'estomac.

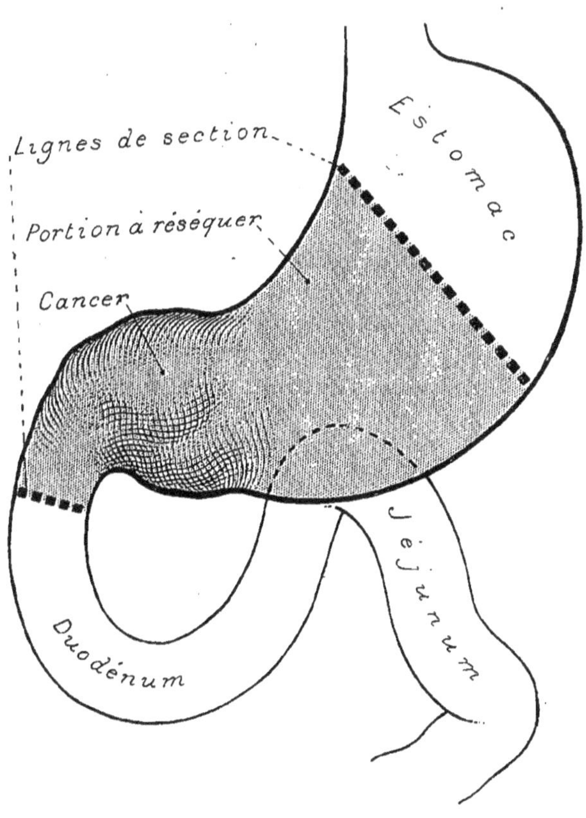

Fig. 167. — CHIRURGIE GASTRO-INTESTINALE (Gastrectomie en un temps pour cancer du pylore).
Remarquer l'étendue de la résection. Elle doit comprendre la presque totalité de la petite
courbure de l'estomac et la plus grande partie de la grosse tubérosité. La section porte
au ras du pancréas, sur le duodénum.

     LA PRATIQUE CHIRURGICALE ILLUSTRÉE

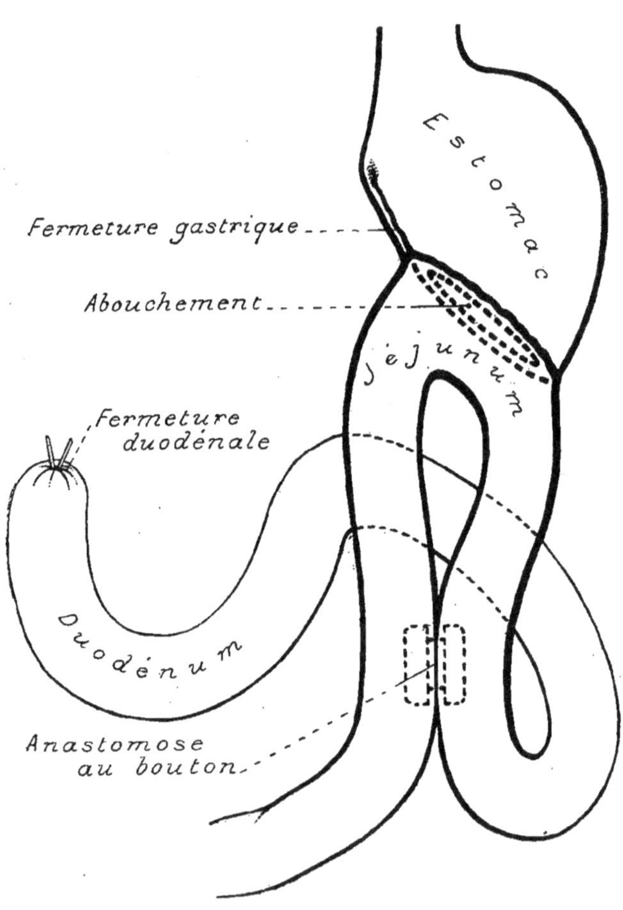

Fig. 168. — Chirurgie gastro-intestinale (Gastrectomie en un temps).
Procédé habituel de l'auteur.

L'estomac largement réséqué est fermé en partie, puis implanté dans une anse jéjunale,
anse longue, pour éviter le reflux biliaire; placer un bouton de Murphy réalisant une
jéjuno-jéjunostomie. Le duodénum est fermé en cul-de-sac.

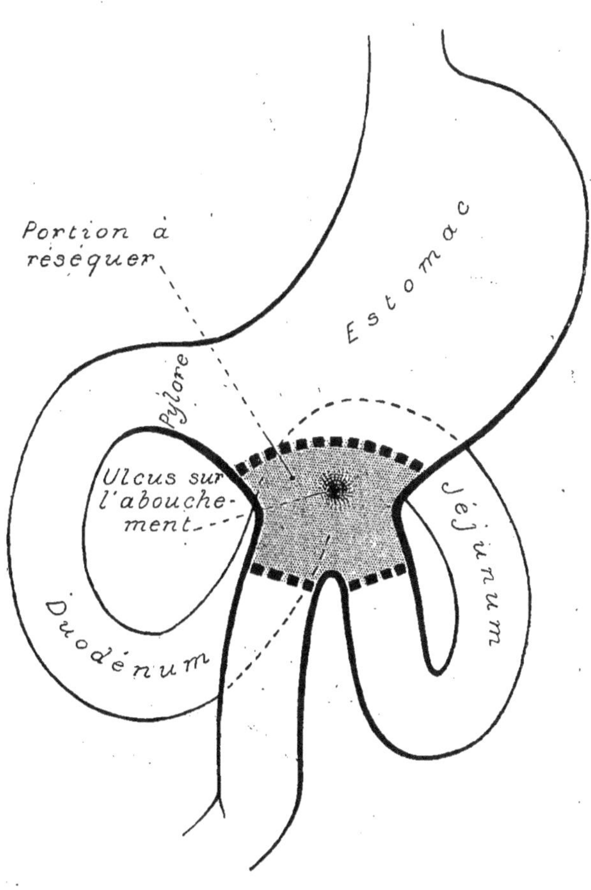

Fig. 169. — CHIRURGIE GASTRO-INTESTINALE (Ulcus anastomotique consécutif à une G.-E.)
La partie en grisaille montre la portion qui va être réséquée.
L'anastomose est réséquée avec l'ulcus.

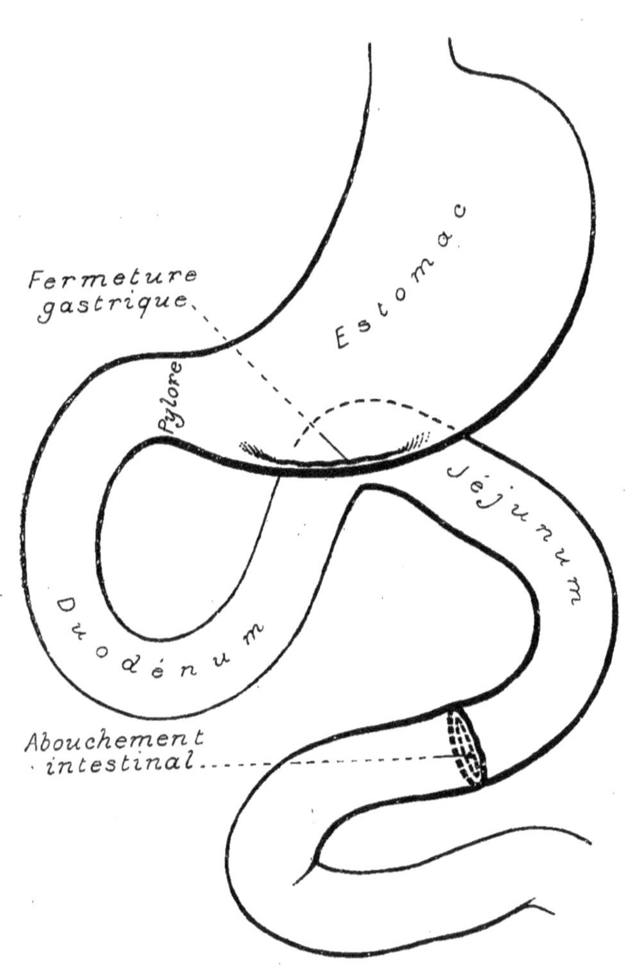

Fig. 170. — CHIRURGIE GASTRO-INTESTINALE (Ulcus jéjunal consécutif à une G.-E. faite *à tort* sur un estomac non porteur d'ulcus gastrique ni duodénal, il suffira donc de supprimer l'anastomose pour guérir l'ulcus).

Pour guérir l'ulcus jéjunal, la portion anastomotique a été supprimée. Remarquer la suture gastrique qui produit la fermeture et l'abouchement bout à bout du jéjunum quand la continuité est rétablie.

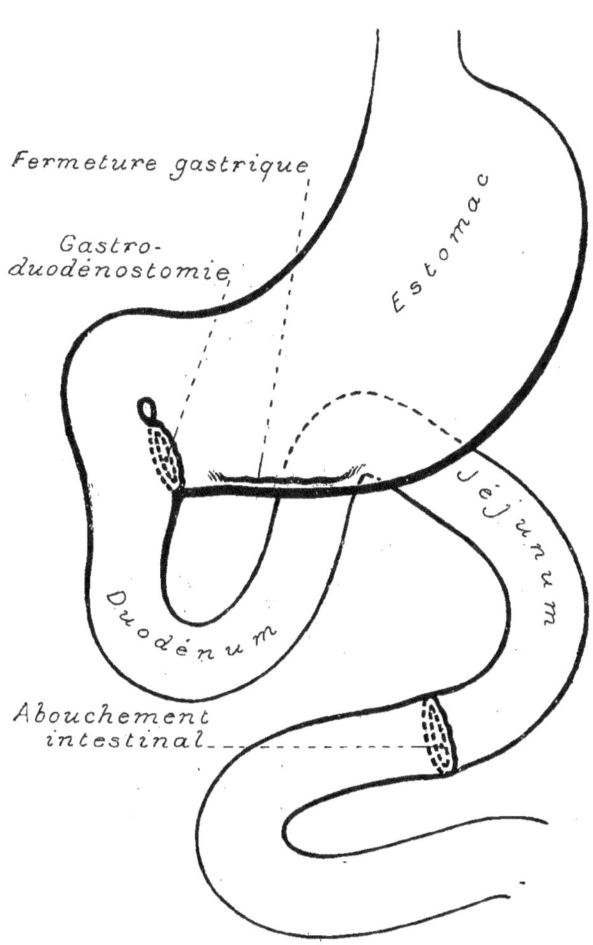

Fig. 171. — CHIRURGIE GASTRO-INTESTINALE (Ulcus jéjunal développé après une G.-E. pour
ulcus duodénal authentique).

Gastro-duodénostomie pour le traitement d'un ulcus jéjunal. Il ne suffisait pas de supprimer
comme sur la figure précédente l'anastomose et fermer séparément le jéjunum et l'estomac, il fallait aussi empêcher la récidive de l'ulcus duodénal. Pour cela, on a pratiqué
l'opération la plus simple (sinon la plus facile en technique, du moins la meilleure en
physiologie), en faisant une gastro-duodénostomie qui anastomose la grosse tubérosité
avec la seconde portion du duodénum. De cette façon, pas d'ulcus jéjunal secondaire à
craindre.

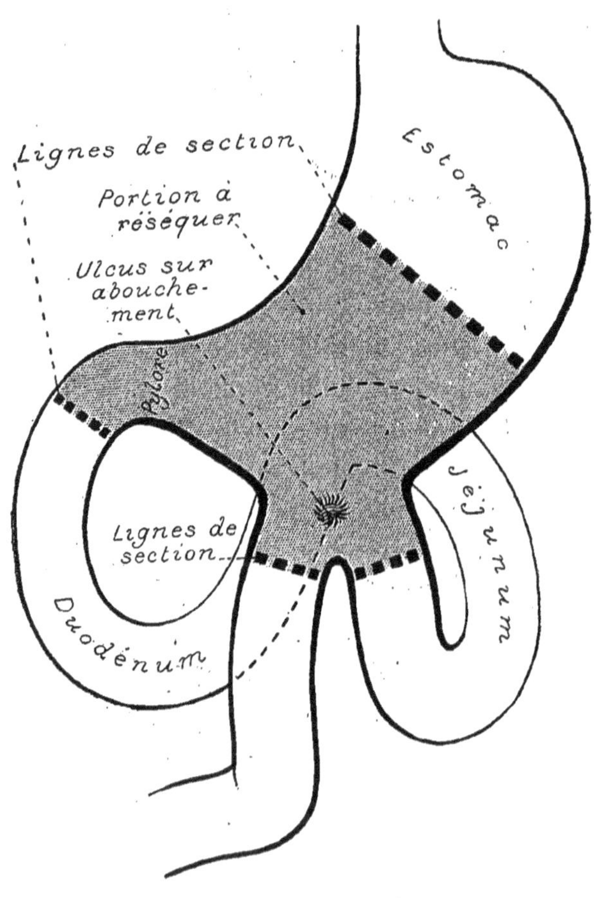

Fig. 172. — Chirurgie gastro-intestinale (Ulcus jéjunal, anastomotique).
Pyloro-gastrectomie, opération de choix.

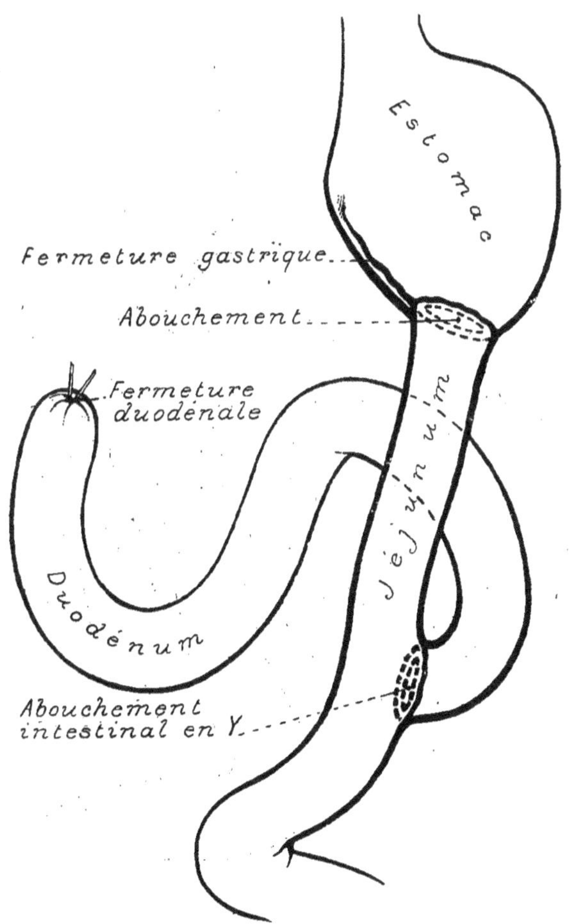

Fig. 173. — CHIRURGIE GASTRO-INTESTINALE (Ulcus jéjunal).
Comment on rétablit la continuité du tube digestif, après la gastrectomie.

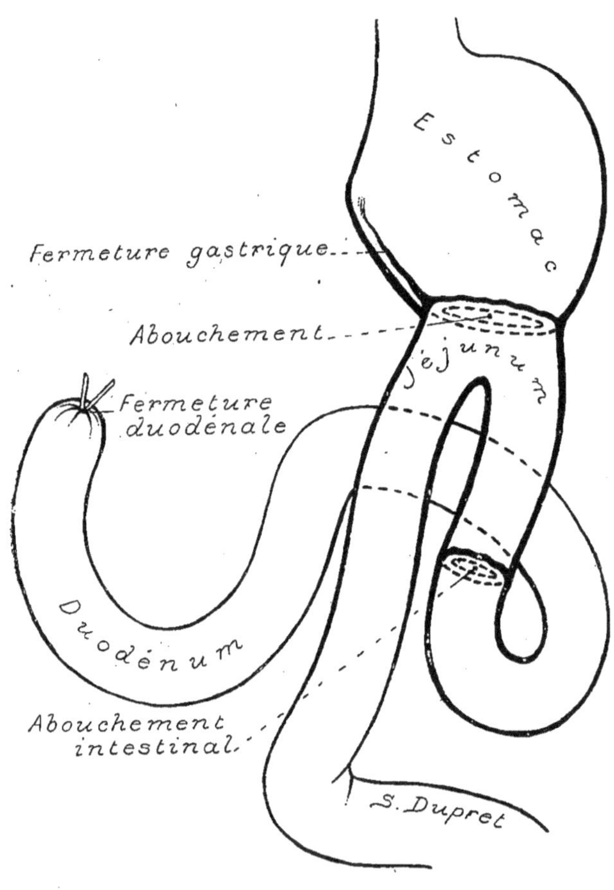

Fig. 174. — CHIRURGIE GASTRO-INTESTINALE (Ulcus jéjunal).
Procédé habituel pour rétablir la continuité du tube digestif, après la gastrectomie,
pour l'ulcus jéjunal.

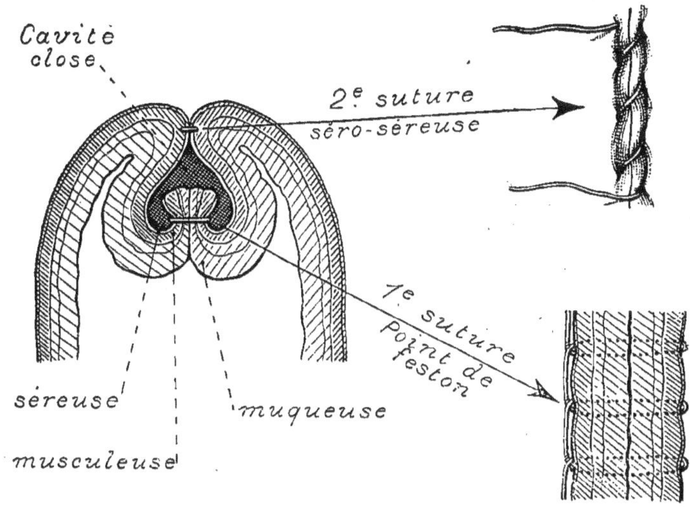

Fig. 175. — La suture intestinale qu'il ne faut pas faire (T. de Martel).

La déhiscence de la suture, les complications pulmonaires, sont souvent dues à la formation d'une cavité septique entre les deux plans de suture.

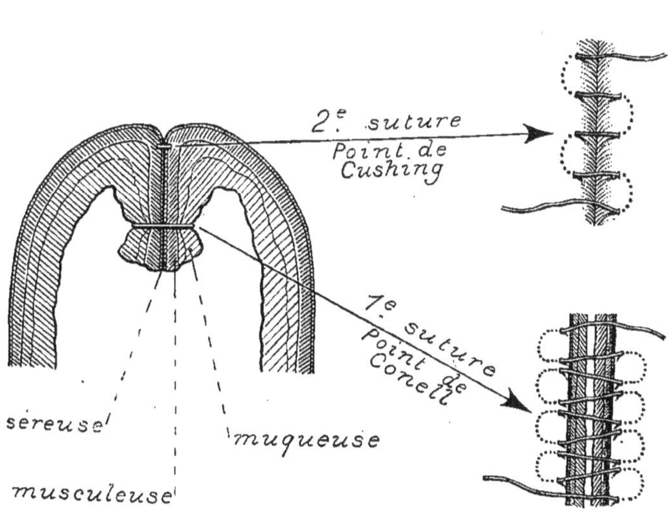

Fig. 176. — La bonne suture est faite (T. de Martel).

a) Au *point de Connel* pour la tranche totale; b) au point de Cushing pour le plan séro-séreux. Il n'y a pas ainsi de cavité close entre les plans de suture. La muqueuse fait « *la moue* » du côté de la cavité digestive; la muqueuse n'est pas éversée sur la séro-séreuse; du côté de la séreuse, les deux rangs de suture sont invisibles (*schéma de Sorési*).

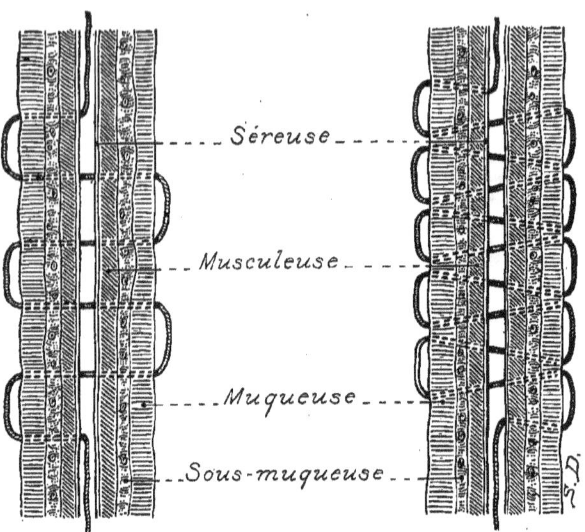

Fig. 177. — La bonne suture totale, ce qu'il faut faire et éviter (Sorési).

Ces deux schémas montrent la façon dont il faut faire le point de Connel, non seulement il assure l'adossement des deux séreuses, mais encore fait l'hémostase complète. A gauche, remarquer que les points ont un aspect rectangulaire et ménagent les vaisseaux. A droite, la forme triangulaire des points assure l'hémostase sur toute la hauteur de cette dernière.

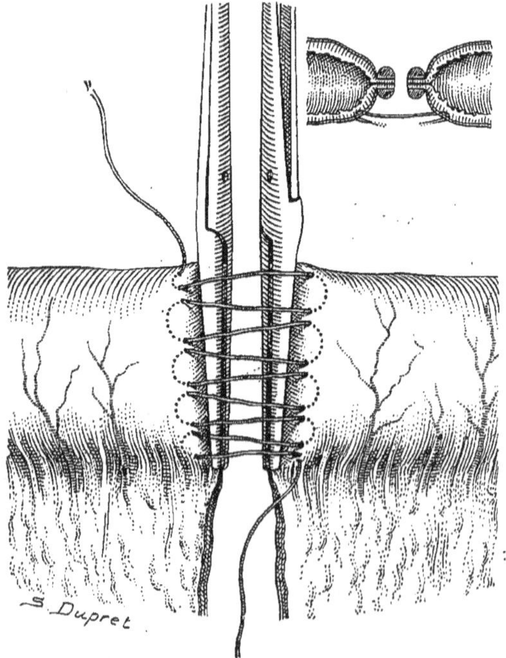

Fig. 178. — Anastomose aseptique termino-terminale du grêle (Gudin).

Un segment de l'intestin a été sectionné entre deux pinces de Kocher au thermo-cautère, puis une suture au point de Cushing a été passée. En haut, le schéma montre la section des extrémités intestinales et les deux pinces.

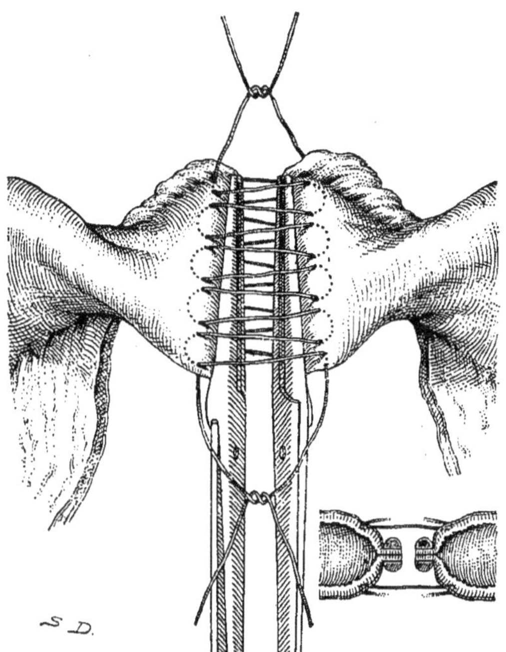

Fig. 179. — Suture termino-terminale et aseptique de l'intestin grêle (Gudin).

L'anse grêle est retournée. Une autre suture au point de Cushing est faite avec un autre fil, qui sera noué avec celui du côté opposé.

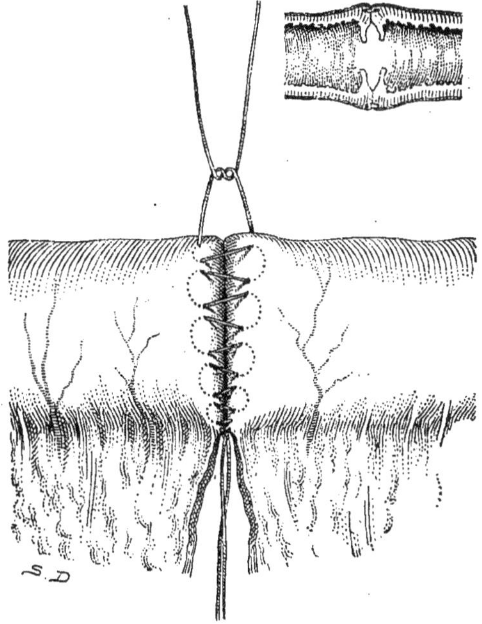

Fig. 180. — Entéro-anastomose termino-terminale en un plan de suture (Gudin).

Le schéma montre une coupe de l'intestin, la suture terminée. On constate que la tranche fait saillie à l'intérieur et ne peut provoquer aucune suppuration, ni inclure une tranche muqueuse susceptible entre deux plans.

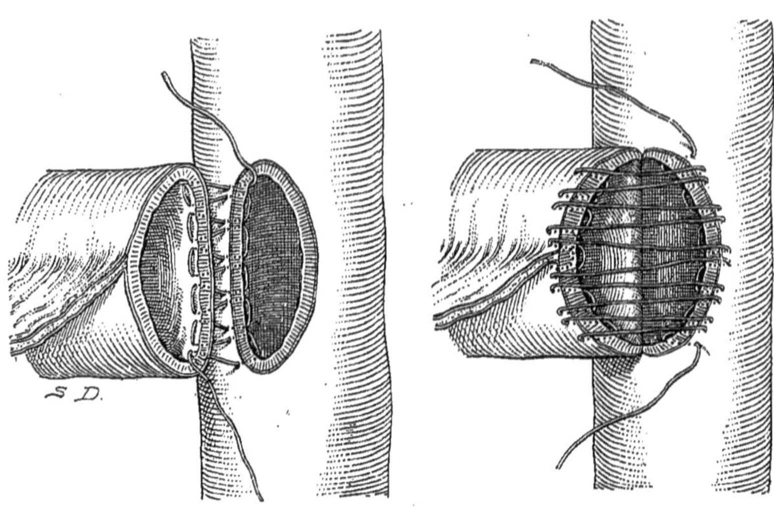

Fig. 181. — Implantation jéjuno-jéjunale après gastro-entérostomie en Y (Sorési).
A gauche, suture de la tranche postérieure ; à droite, la suture de la tranche antérieure.
Point de Connel en V.

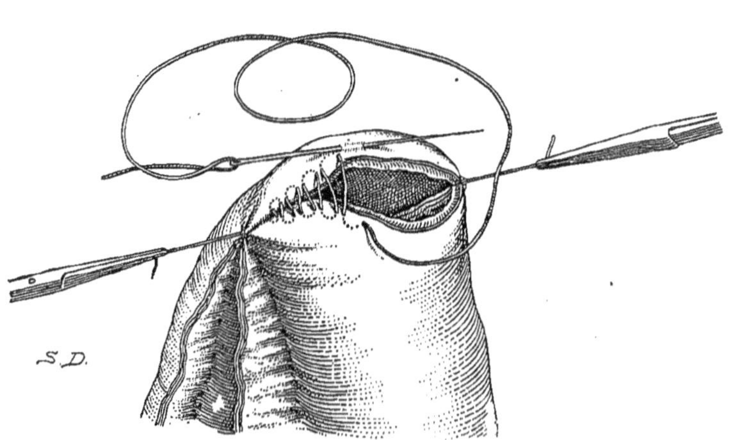

Fig. 182. — Anastomose termino-terminale de l'intestin grêle (Schéma de Sorési).
La suture postérieure totale est faite. Ici, la suture totale antérieure (point de Connel), qui
forme la tranche muqueuse, a fait saillie dans la cavité intestinale. Un seul rang pourrait
suffire ; il est préférable d'en faire deux.

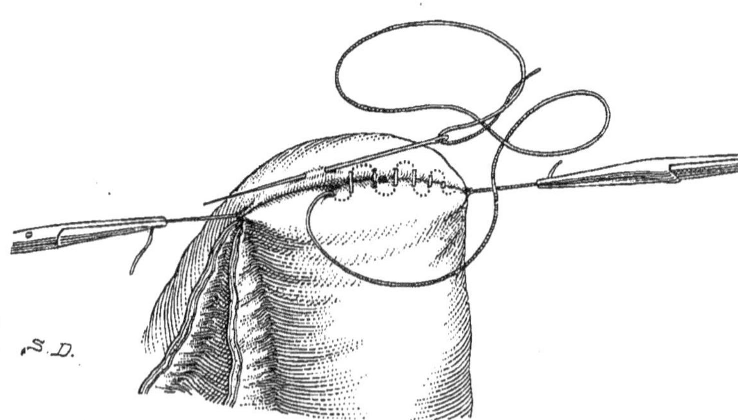

Fig. 183. — ANASTOMOSE JÉJUNO-JÉJUNALE BOUT A BOUT (Schéma de SORÉSI).
Point de Cushing (séro-séreux). Le plan profond total est déjà fait.

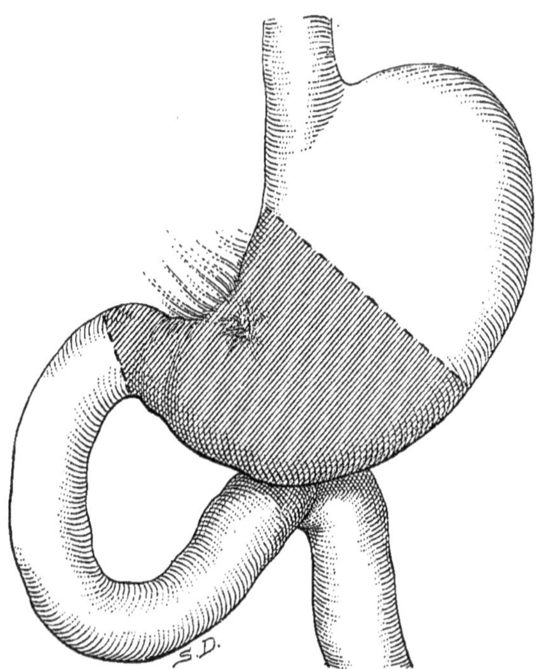

Fig. 184. — PYLORO-GASTRECTOMIE POUR ULCUS DE LA PETITE COURBURE PAR SECTION PREMIÈRE
DU DUODÉNUM.

L'ulcus de la petite courbure (forme habituelle) peut être traité par la *thermo-cautérisation,*
l'excision, la *résection annulaire ou la pyloro-gastrectomie.* Celle-ci est l'opération de choix.
(La partie en grisaille montre la portion de l'estomac qui va être supprimée.)

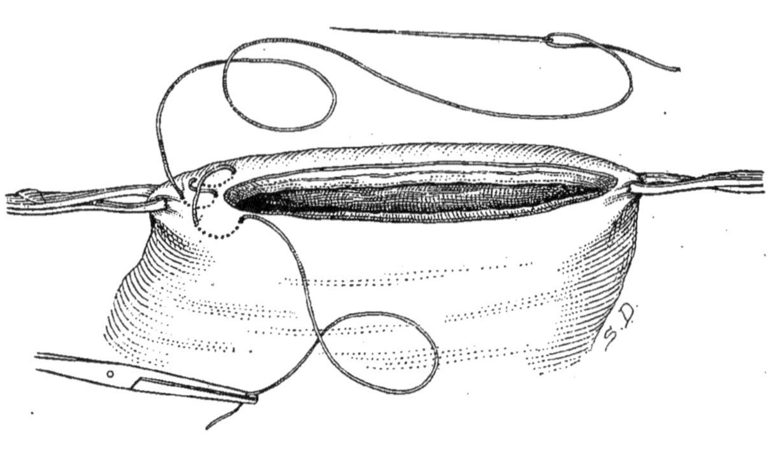

Fig. 185. — FERMETURE COMPLÈTE DE L'ESTOMAC APRÈS RÉSECTION (SORÉSI).
Le point de Connel inverse la tranche vers la cavité et réalise son hémostase parfaite.

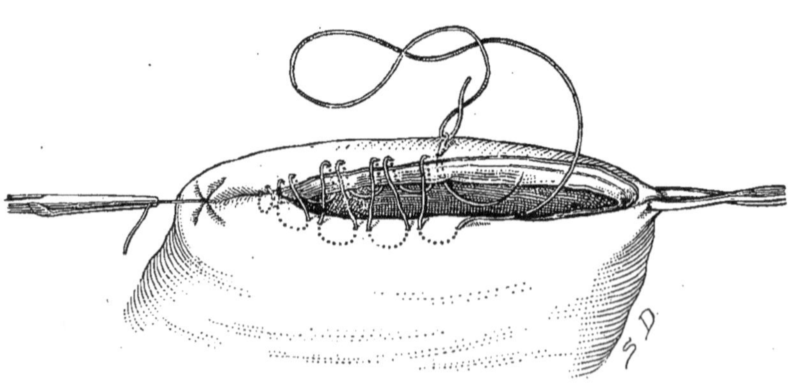

Fig. 186. — FERMETURE COMPLÈTE DE L'ESTOMAC APRÈS RÉSECTION.
Points de Connel.

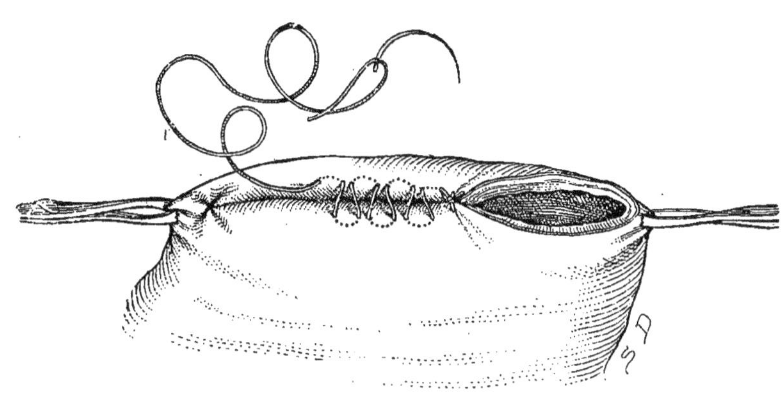

Fig. 187. — L'ESTOMAC EST FERMÉ EN UN SEUL PLAN AU CATGUT LENT (Schéma de SORÉSI).

La forme triangulaire des points de suture, qui permettent l'hémostase; sur la portion supérieure de la tranche, la suture a été serrée; le fil est invisible sur la portion inférieure;
les points ne sont pas encore serrés.

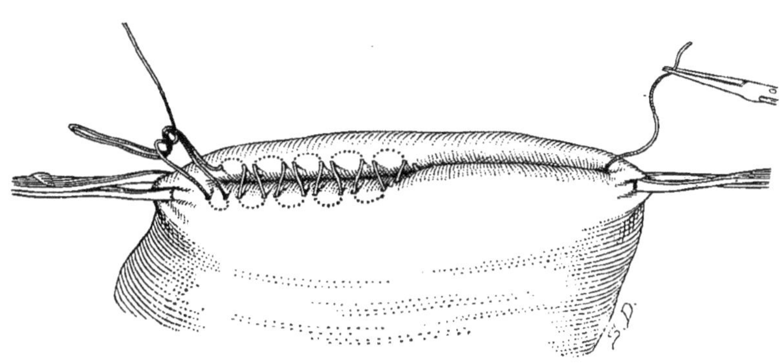

Fig. 188. — FERMETURE INCOMPLÈTE DE LA CAVITÉ GASTRIQUE AU CATGUT LENT 00, en un seul plan
(Schéma de SORÉSI).

La fermeture ménage un orifice de 5 centimètres, ce qui permet l'anastomose duodénale ou
jéjunale; duodénale si le duodénum est assez large et long (1 centimètre); jéjunale dans
le cas contraire. Remarquer la forme triangulaire des points. La suture sera serrée; le fil
sera invisible, comme sur la moitié supérieure de la tranche réunie.

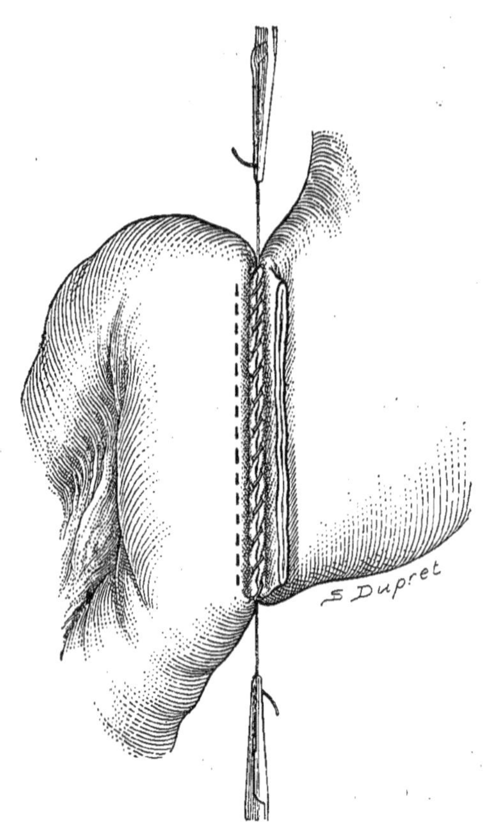

Fig. 189. — GASTRECTOMIE ET ANASTOMOSE PAR IMPLANTATION (POLYA).

Si la tranche gastrique est longue, il faut la diminuer comme sur la figure précédente: si
elle est étroite, on peut faire l'implantation totale, comme ici. L'anastomose commence
par un surjet au catgut séro-séreux postérieur. L'estomac écrasé n'est point encore ouvert,
le pointillé sur le jéjunum montre la partie qui va être ouverte et anastomosée avec
l'estomac.

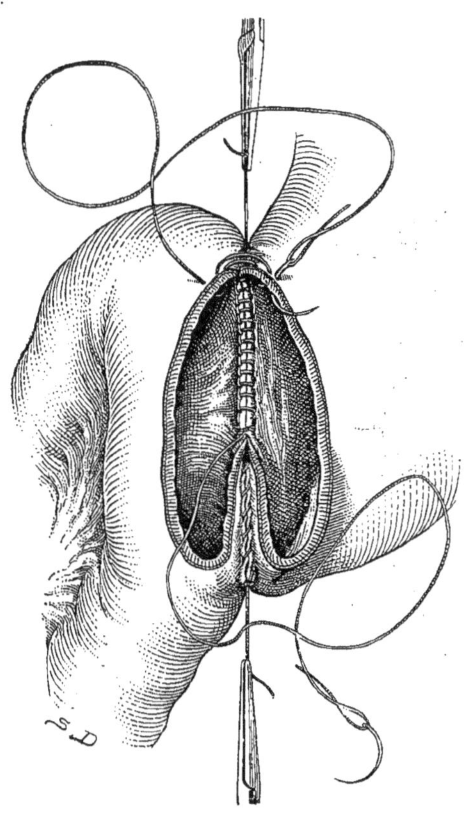

Fig. 190. — Anastomose gastro-jéjunale par implantation totale (Polya).

Plan de suture sur la tranche postérieure. Commencer par le milieu avec deux aiguilles : la
première passe un point de feston sur la partie supérieure de la tranche et revient sur
la tranche antérieure pour faire le point de Connel (total), qui adosse les deux séreuses
l'une à l'autre. La muqueuse *fera la moue* du côté de la cavité gastro-jéjunale. Il n'y a
point d'enfouissement de la tranche muqueuse au-dessous de la couche séreuse. Quand la
suture sera descendue jusqu'au milieu du plan postérieur profond, l'aiguille inférieure
continuera le même travail, dans le sens inverse.

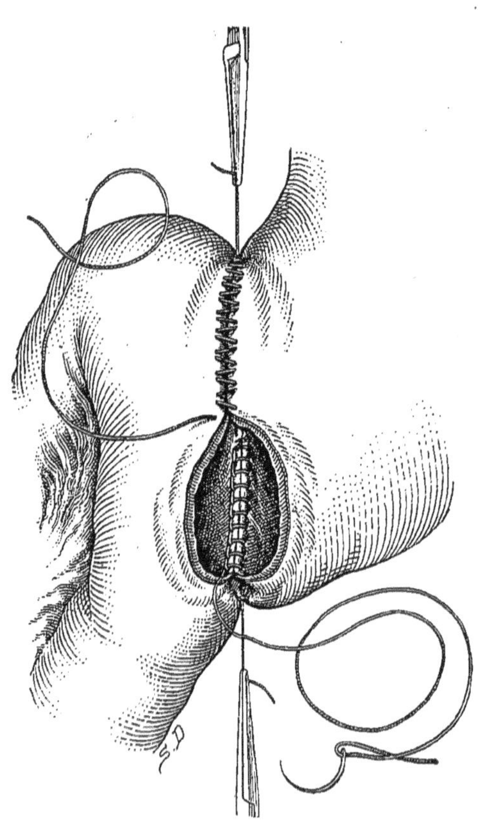

Fig. 191. — ANASTOMOSE GASTRO-JÉJUNALE PAR IMPLANTATION TOTALE (POLYA).

La moitié supérieure du feston postérieur est terminée, ainsi que la moitié supérieure de la suture antérieure totale. Remarquer la forme en V et non en U, des points. La suture n'est point encore serrée, de sorte que le fil est encore visible. L'aiguille inférieure a terminé la réunion de la suture totale de la tranche postérieure et va commencer la suture totale antérieure pour rejoindre la suture faite par l'aiguille supérieure (schéma de SONÉSI).

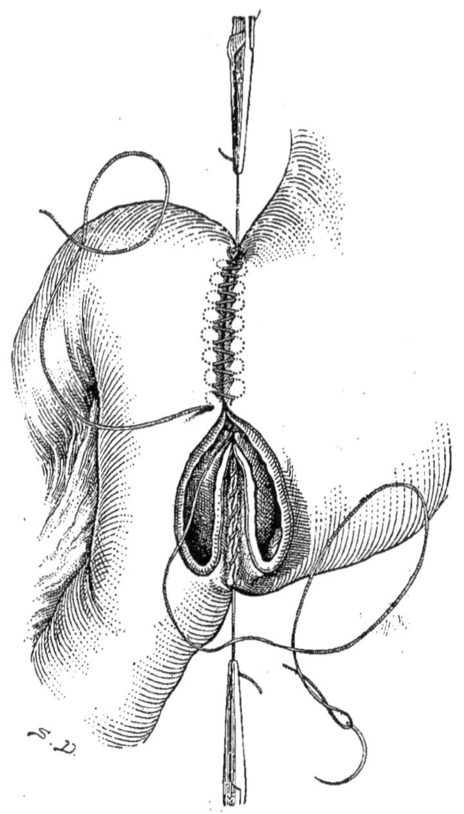

Fig. 192. — Anastomose gastro-jéjunale par implantation totale (Polya).

a moitié supérieure de la suture de la tranche postérieure est terminée, ainsi que la moitié supérieure de la suture totale antérieure. La suture n'est pas serrée. L'aiguille inférieure qui mène la moitié inférieure du fil va commencer la suture totale de la tranche postérieure (point de feston) (schéma de Sorési).

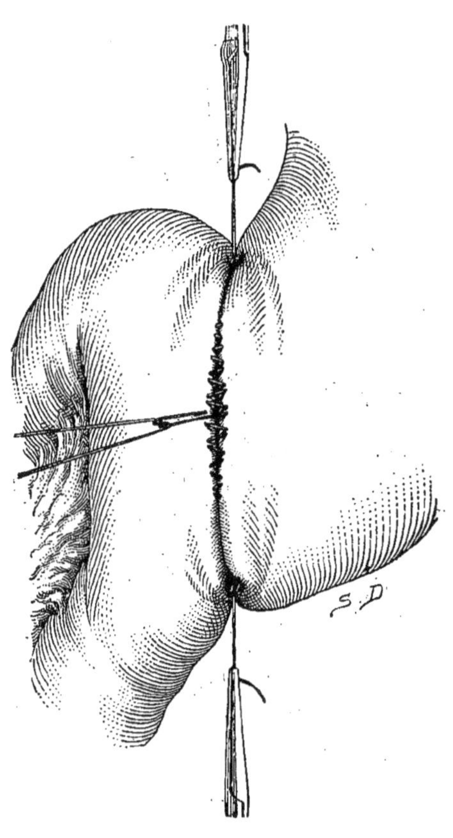

Fig. 193. — Anastomose gastro-jéjunale par implantation totale (Schéma de Sorési).
La suture de la tranche antérieure est correctement exécutée. Les points
forment des triangles et non des U ; ainsi l'hémostase est parfaite.

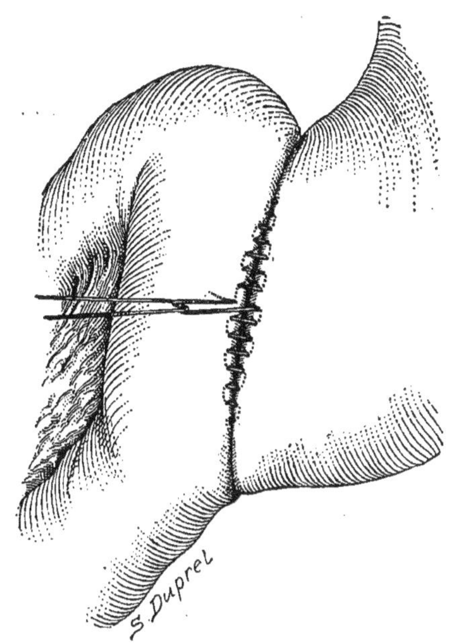

Fig. 194. — Anastomose gastro-jéjunale par implantation totale (Schéma de Sorési).
Les deux fils vont être noués et enfouiront la suture totale.

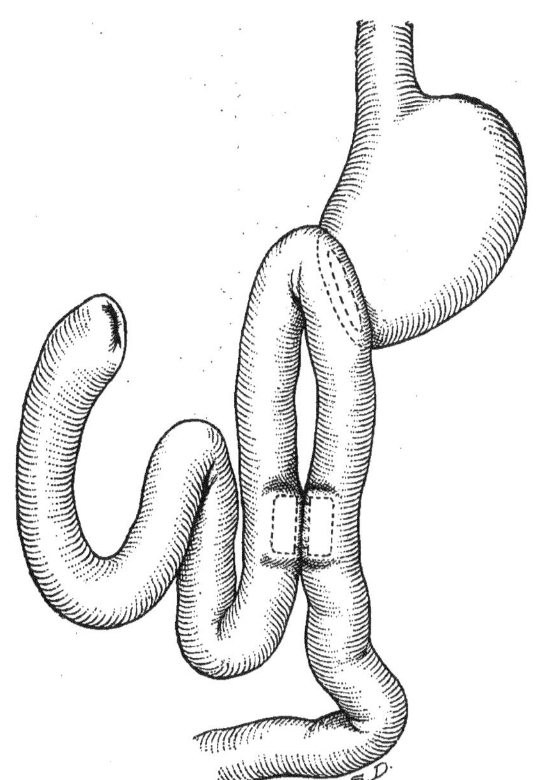

Fig. 195. — Anastomose gastro-jéjunale par implantation totale avec anse longue et bouton
(Victor Pauchet).

Implantation termino-latérale complétée par une anastomose jéjuno-jéjunale à l'aide du
bouton. Voici la façon la plus commode de faire la gastro-entérostomie après la gastrectomie.

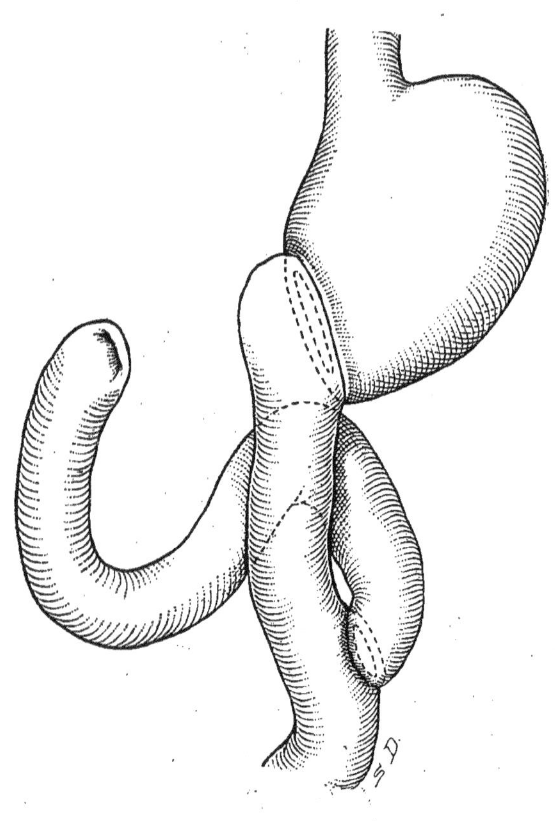

Fig. 196. — ANASTOMOSE GASTRO-JÉJUNALE PAR IMPLANTATION TOTALE (SORÉSI, de New-York).

La totalité de la tranche gastrique (courte) a été implantée dans l'orifice distal du jéjunum, agrandi d'un coup de ciseaux. Le bout duodénal du jéjunum a été implanté dans l'anse précédente.

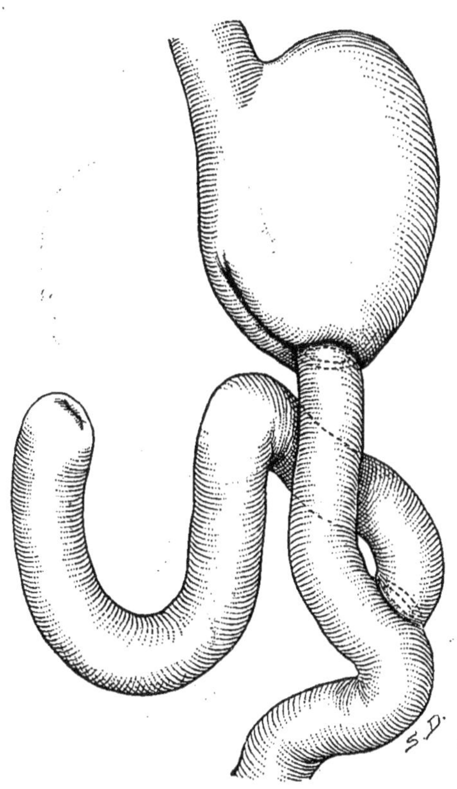

Fig. 197. — Anastomose gastro-jéjunale par implantation (Victor Pauchet).

L'opérateur a ménagé sur l'estomac un orifice correspondant au 1/4 ou au 1/3 de la tranche
gastrique; le jéjunum a été directement anastomosé bout à bout avec l'estomac. Recourir
à cette manœuvre dans les cas où la paroi gastrique est souple, mince et le jéjunum
large. Le segment duodénal du jéjunum a été implanté latéralement dans l'anse distale
du jéjunum.

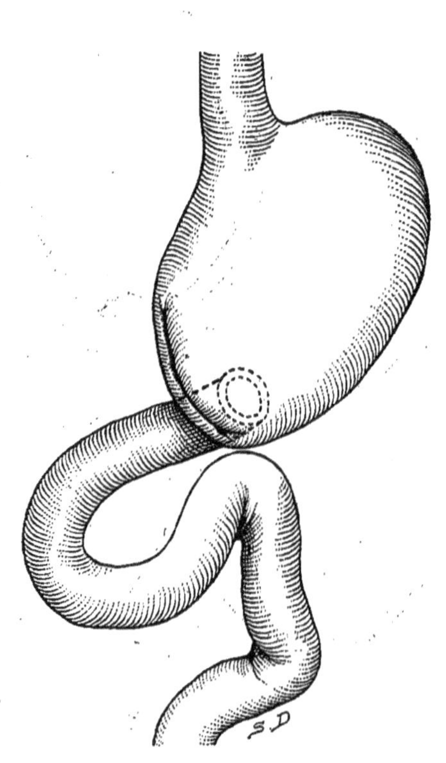

Fig. 198. — Gastro-pylorectomie terminée. Anastomose par implantation du duodénum sur la face postérieure de l'estomac (Procédé de Kocher).

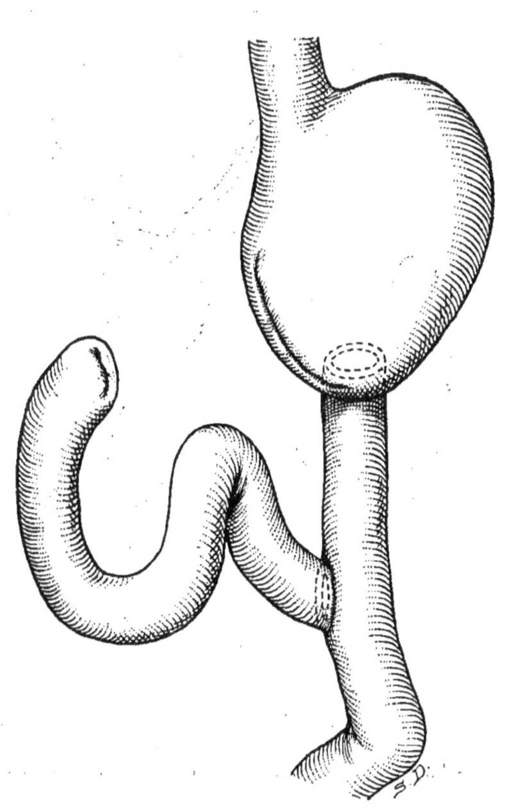

Fig. 199. — ANASTOMOSE EN Y POSTÉRIEURE (ROUX).

L'estomac étant fermé en cul-de-sac, l'anse jéjunal a été implantée sur la face postérieure
de l'estomac, au point le plus déclive.

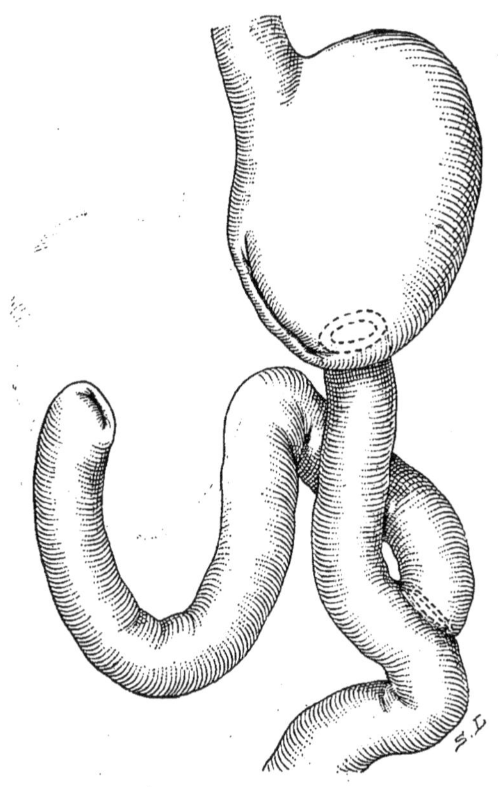

Fig. 200. — ANASTOMOSE EN Y DE ROUX. IMPLANTATION A GAUCHE.

VII

CHIRURGIE DU GROS INTESTIN

DIFFÉRENTS POINTS DE TECHNIQUE
TRAITEMENT DE L'OCCLUSION INTESTINALE PAR CANCER DU COLON

Dans tous les cas de chirurgie abdominale, le choix du moment opératoire et du procédé jouent un rôle considérable dans le résultat.

Cette nécessité n'est jamais mieux mise en évidence que dans les cas d'occlusion par cancer colique. Il n'est pas deux malades qui présentent la même indication thérapeutique. Celle-ci varie suivant que le sujet est gras ou maigre, jeune ou âgé, résistant ou taré, suivant que les accidents sont aigus ou chroniques, suivant que la lésion siège sur le côlon droit, gauche ou la sigmoïde, suivant que le ventre est plat ou distendu. Les sujets obèses ou âgés supportent mal l'intervention ; les ventres ballonnés se prêtent mal à une incision exploratrice et à l'éviscération, par suite des difficultés que rencontre la réduction de la masse intestinale distendue, ou les dangers d'infection par une incision évacuatrice.

Malgré cette extrême diversité clinique, on peut envisager quelques types de cas et de méthodes thérapeutiques.

Les résultats opératoires, immédiats et éloignés, sont généralement satisfaisants.

A. Ventre tendu, ballonné. — L'idéal serait d'éviscérer l'intestin, à condition de tomber sur une grosse distension du côlon et une distension faible du grêle. Sur un malade encore résistant, la colectomie totale d'emblée serait alors un traitement parfait : exérèse large de l'intestin malade et des ganglions ; suppression immédiate des matières intestinales toxi-infectieuses ; fermeture facile d'un ventre souple, flasque ; confort immédiat par suppression des toxines fécales et de la distension pénible. Guérison en un temps, en quinze jours, si le chirurgien a fait une anastomose bout à bout ilio-sigmoïdienne, guérison en deux mois, si l'opérateur fixe à la paroi les extrémités jumelées de l'iléon terminal et du côlon.

Mais, si le cancer siège sur le cæcum ou le côlon ascendant, la distension se développe aux dépens du grêle ; alors le chirurgien se trouve incapable de réduire l'intestin ; il faut l'ouvrir, et l'évacuer. Cette évacuation augmente notablement les risques de mort, quelles que soient les précautions que l'on prenne pour préserver le péritoine. Je n'ai pas établi de statistique sur la valeur de ce détail, mais j'ai la certitude d'avoir perdu *la moitié* des occlusions intestinales chez qui j'ai dû faire une incision de décharge.

Si, avant d'opérer, la clinique et les rayons X donnent au chirurgien la certitude que le siège du cancer est bas situé (côlon descendant, début d'une sigmoïde longue), ou qu'il s'agit d'un volvulus iliaque, la laparotomie médiane et l'éviscération seraient efficaces. Mais, sauf le cas diagnostiqué « volvulus iliaque ou cancer iliaque », il est mieux de faire une incision iliaque droite et pratiquer une fistule cæcale (cancer du côlon) ou iléale (cancer du cæcum).

Le malade sera ainsi porteur d'une fistule droite iléale ou cæcale. Quelle conduite tiendra-t-on après la création de cette fistule ?

On attendra la débâcle quatre ou cinq jours puis on tiendra compte des données suivantes :

Amélioration de l'*état général*, qui doit bénéficier de l'évacuation des matières fécales.

Bon ou mauvais aspect de l'*état local* : irritation de la peau ; consistance des matières, leur état de digestion ; l'opérateur devra tenir compte de la tolérance de la peau vis-à-vis de l'écoulement fécal ; il verra si la fistule favorise le relèvement de la santé ou, au contraire, concourt à affaiblir l'opéré.

Siège de la lésion, reconnaissable à la radioscopie, procédé d'exploration qui pourtant est loin d'être infaillible, car parfois il montre des obstacles où il n'y en a pas et n'en montre pas où il y en a. Il faut pourtant y avoir recours systématiquement.

En cas de fistule iléale, il faut la fermer au plus tôt. Comment ? En pratiquant une iléo-sigmoïdostomie après fermeture des deux extrémités des bouts de l'iléon ; fermeture de la fistule iléale ou cæcale quatre ou cinq jours plus tard.

Ces opérations se font sous anesthésie locale. Quinze jours après la fermeture de la fistule, on fait une colectomie secondaire, partielle ou totale.

B. Occlusion avec ventre non distendu. — Il s'agit d'occlusion aiguë, ou subaiguë, récente ; le ventre peut être légèrement ballonné, soulevé mais non tendu. Dans ces conditions, que faire ? Cela dépend du siège de la lésion. Si par les rayons X ou par le palper, le siège a pu être précisé, il faut traiter différemment le cancer du côlon droit, et le cancer du côlon gauche. Le premier par l'iléo-colostomie (court-circuit) ; le second par la colectomie en deux temps. Mais si le diagnostic n'a point été fait, il est nécessaire de faire une laparotomie exploratrice pour connaître le siège de la lésion. Le traitement est différent suivant les cas.

Pour faire la résection segmentaire du côlon, en deux temps, l'anus cæcal n'est point indispensable, mais s'il est pratiqué d'abord, la guérison est plus simple encore, à condition que cet anus cæcal soit très large, assez large pour que la dérivation des matières soit aussi complète que possible. Dans ces conditions, une fois la résection faite, les deux bouts coliques sont jumelés et fixés à la peau abdominale. Le rétablissement de la continuité du côlon, qui forme le deuxième temps, n'est pas toujours facile : *a*) s'il est remis à une date éloignée ; *b*) si les extrémités intestinales s'atrophient, se rétractent ; *c*) si la continuité n'est pas préparée par la manœuvre de Mikulicz ou de Lardenois.

Pour faire le Mikulicz, au moment du premier temps l'opérateur fait l'accolement des deux anses coliques libres en canon de fusil, par un double surjet parallèle séro-fibreux de 7 à 8 centimètres de long ; huit jours plus tard une pince introduite dans chaque bout colique, puis fermée et laissée en place quarante-huit heures détruit, écrase les deux parois accolées et crée une sorte de communication. Nous employons pour cette manœuvre l'entérotome de Richet (Colin) ; la fermeture de l'extrémité des deux canons de fusil, trois semaines plus tard, ne rétrécit pas la lumière du côlon. Si les deux anses coliques n'ont pas été accolées par la suture auparavant, il y a *danger de pincer une anse grêle* interposée.

C. Cancer du côlon gauche. — Je ne parle pas de l'anse sigmoïde. Le traitement du cancer du côlon gauche est la colectomie totale en un ou deux temps, ou bien l'extériorisation-résection suivant la technique de Mikulicz.

Il faut libérer très loin les mésos, de façon à enlever le plus possible de ganglions, bien que ces derniers soient très souvent indemnes, surtout pour le côlon gauche. Les deux extrémités du côlon sont amenées au contact, suturées en canon de fusil et fixées à la paroi. Une débâcle se produit ; point n'est besoin de faire un anus cæcal, puisque l'anus du bout proximal évacue le contenu colique. Huit jours plus tard, faire l'entérostomie avec l'entérotome de Richet et huit jours après la cure radicale de l'anus.

D. Cancer du côlon droit avec occlusion. — Que faire ? Il semblerait rationnel de faire une iléo-sigmoïdostomie. Eh bien, si le ventre est ballonné, si l'occlusion est aiguë, nous ne la conseillons pas, étant donné que l'iléo-sigmoïdostomie pratiquée à la phase d'occlusion aiguë risque de se rompre par suite de la septicité du contenu grêle. Il est plus prudent de réduire purement et simplement l'intestin dans la cavité abdominale et de pratiquer un anus cæcal, ou si le ventre est souple, faire une iléo-sigmoïdostomie et une dérivation, au moyen d'une sonde Nélaton 22 introduite par un trou punctiforme à 10 centimètres en amont de l'anastomose. C'est alors que les opérations en plusieurs temps reprennent leur droit. Après l'anus cæcal, dès que l'évacuation sera complète, l'opérateur pratiquera une iléo-colostomie sigmoïdienne ou transverse, suivant l'état du côlon ; plus souvent, c'est la sigmoïde qui s'offre comme plus favorable. Elle ne fait courir aucun danger, d'autant plus que le malade présente encore son anus cæcal ; dans un troisième temps, l'anus cæcal sera fermé et dans un quatrième temps, on pratiquera la colectomie partielle ou totale. Chacun de ces temps opératoires est d'une bénignité parfaite. Si on veut éviter l'anus cæcal, et si on pratique l'iléo-sigmoïdostomie, il faut choisir l'anastomose au bouton, pour éviter le contact des doigts avec les matières et ajouter une *dérivation iléale*, avec la sonde Nélaton 22. Ponctionner l'iléon à 10 centimètres en amont de l'anastomose, introduire la sonde, qui dérive les matières ; cette sonde est fixée au péritoine par deux pinces et sort par la ligne médiane, elle est enlevée le huitième jour et ne laisse pas de fistule.

Il résulte de ce qui précède que le cancer du côlon droit ou du transverse droit comporte parfois quatre temps opératoires, chacun est d'une extrême bénignité. Le cancer du côlon gauche comporte généralement deux temps, mais je répète que dans les cas au diagnostic douteux, il faut faire l'anus cæcal ou l'iléo-sigmoïdostomie avec dérivation à la sonde Nélaton, alors que le diagnostic de cancer du côlon gauche n'est pas posé. Il faut donc souvent opérer en trois ou quatre temps.

E. Occlusion par cancer de la sigmoïde. — Si *la sigmoïde est longue* (dolichocôlon), si le cancer siège haut, tout près du descendant, le traiter comme un cancer colique gauche, c'est-à-dire par la résection segmentaire en deux temps : *a*) extériorisation-résection de Mikulicz ; *b*) entérotomie et fermeture de l'anus.

Si *la sigmoïde est courte*, ou si le cancer siège bas : anus cæcal, puis résection segmentaire suivie de suture termino-terminale ; le pronostic est moins bon que pour le cancer droit ou gauche.

F. Que faire après un accès d'occlusion intestinale terminé par une

DÉBACLE ET SUIVI DE GUÉRISON APPARENTE? — Radiographier, après repas opaque. Radiographier, après lavement opaque. LAPAROTOMIE EXPLORATRICE TOUJOURS. Si la débâcle survient, se garder de tranquilliser le malade et de lui conseiller une temporisation funeste ; une nouvelle crise surviendra et le cancer évoluera, même si l'état général se remonte, même s'il n'y a ni tumeur, ni douleur, ni écoulement de glaire ou de sang, *même si le repas et le lavement bismuthés ne révèlent ni lacune, ni stase.*

TOUT MALADE QUI A PRÉSENTÉ UN ACCÈS D'OCCLUSION AIGUE OU CHRONIQUE, COMPLÈTE OU PARTIELLE, LONGUE OU COURTE, LÉGÈRE OU GRAVE, DOIT ÊTRE LAPAROTOMISÉ A FROID, LE PLUS TOT POSSIBLE.

Récemment, j'ai vu un malade porteur d'un anus cæcal créé pour une occlusion aiguë. Comme les matières passaient par l'anus normal, comme les rayons X ne révélaient ni sténose ni tumeur, le médecin me l'envoya pour fermer l'anus cæcal ; j'ouvris l'abdomen, je découvris un cancer sigmoïdien que je réséquai. C'est seulement un mois après la résection segmentaire, que je fermai l'anus cæcal.

G. DANGER DE LAPAROTOMISER EN CAS D'OCCLUSION. — J'ai signalé, plus haut, les déboires que m'a donnés la laparotomie exploratrice en cas d'occlusion aiguë. Tous les chirurgiens sont d'avis que, en cas de ventre tendu, rénitent, sur un sujet intoxiqué par une stercorémie, la boutonnière iliaque droite, suivie d'une fistule temporaire (cœcostomie), constitue le seul mode de traitement immédiat.

Inversement, tous les chirurgiens sont d'accord pour pratiquer la laparotomie exploratrice chez chaque sujet atteint d'occlusion aiguë, quand le ventre est souple et plat, ou peu ballonné.

Entre ces deux types extrêmes, qui ne sont pas la règle, il existe un grand nombre de cas intermédiaires, où l'occlusion aiguë s'accompagne d'un tympanisme modéré. Le clinicien hésite alors entre l'anus cæcal et la laparotomie, qui peut être simplement exploratrice, mais aussi immédiatement curatrice.

Eh bien, chaque fois que l'opérateur hésite, il doit se contenter de faire une boutonnière dans la fosse iliaque droite, pour explorer le cæcum et, suivant le cas, créer un anus cæcal, si le cæcum est distendu, ou un anus iléal, *voire une iléo-sigmoïdostomie au bouton*, s'il s'agit d'un cancer du cæcum ou de la partie inférieure du côlon droit.

Pour justifier la laparotomie exploratrice, le chirurgien argue de la nécessité d'être renseigné sur la nature, le siège, les rapports de la lésion. Cette laparotomie, d'ailleurs, peut, dans certains cas, être non seulement exploratrice, mais curatrice, car elle permet de pratiquer l'exérèse complète du mal. Le chirurgien argue également de la nécessité de voir s'il y a généralisation péritonéale, métastases ganglionnaires ou hépatiques, adhérences de la tumeur cancéreuse avec la paroi, l'uretère, l'iléon, adhérences qui, à ses yeux, pourraient contre-indiquer toute exérèse.

Eh bien ces raisons, théoriquement bonnes, n'ont pratiquement, aucune valeur. La laparotomie exploratrice, curatrice, d'emblée, en cas d'occlusion aiguë, réussit parfois et échoue souvent. *Ce n'est qu'un jeu de hasard ;* ce qui doit diriger avant tout l'action du chirurgien, c'est, certes, la guérison définitive, mais c'est aussi la guérison immédiate du malade ; le désir d'épargner les deux temps de l'anus cæcal est légitime, mais c'est une raison insuffisante, en considération des avantages que la dérivation préalable comporte. *Il est mieux de guérir un malade en trois ou quatre temps opératoires, que de le tuer en un seul.* Il est mieux d'avoir *une convalescence de trois mois, suivie d'une guérison que de mourir en vingt-quatre heures.*

Laparotomiser pour savoir, dès le premier jour, s'il y a généralisation, métastases ganglionnaires ou hépatiques, adhérences, est inutile. Les métastases sont exceptionnelles, du moins au début et dans les formes squirrheuses habituelles. Les adhérences ne contre-indiquent pas l'opération ; si la tumeur adhère au grêle, on résèque le grêle ; si l'uretère est englobé, on le coupe, on le lie, aux deux extrémités, ou on fait une néphrectomie.

Les adhérences sont disséquées au bistouri, pourvu qu'elles ne soient pas cancéreuses ; généralement elles sont purement inflammatoires. La recherche de ces adhérences ne justifie donc pas la laparotomie exploratrice, dans le but de décider la résection pour une date ultérieure. Dès que la débâcle stercorale se sera faite par l'anus artificiel, l'opérateur aura tout le loisir d'étudier le malade et de faire à froid la laparotomie exploratrice, qui sera en même temps curatrice.

H. QUEL MODE D'ANESTHÉSIE FAUT-IL CHOISIR EN CAS D'OCCLUSION PAR CANCER COLIQUE ? — Si la tumeur n'est pas repérée et s'il faut explorer, faire une rachi-anesthésie. Quand la tumeur est repérée, quand il faut pratiquer une iléo-sigmoïdostomie, ou un anus cæcal, l'anesthésie locale suffit. Si on hésite, on peut pratiquer l'anesthésie pariétale de chaque fosse iliaque et opérer du côté nécessaire.

I. CANCER RECTO-SIGMOÏDE. — *a*) Anus cæcal ; *b*) amputation abdomino-périnéale avec abaissement du côlon gauche et conservation du sphincter.

J. Cancer du rectum. — Si le sujet est faible, s'il a plus de cinquante ans, s'il est obèse, opération périnéale ainsi conduite : *a*) premier temps, anus iliaque gauche ; *b*) second temps, extirpation périnéo-sacrée large.

Si le sujet est résistant ; moins de soixante ans : amputation abdomino-périnéale du rectum en un temps.

K. Colites graves. — *Création d'un anus cæcal.* — Au bout de quelques mois, si les troubles ont disparu, si l'examen rectoscopique est favorable, si les phénomènes généraux ont disparu, si les sécrétions coliques sont rares ou supprimées, fermer l'anus cæcal. Si les accidents reprennent, ouvrir de nouveau l'anus cæcal. Puis, quelques mois plus tard, alors que les accidents inflammatoires sont calmés, faire l'*extirpation du côlon malade,* en suivant les techniques indiquées pour le cancer. Dans tous les cas vacciner les malades (auto-vaccin).

Cette colectomie s'étend en proportion des lésions.

L. Diverticulites. — Agir contre les accidents. Si *abcès péri-colique :* incision. Si fistule péri-colique : anus cæcal qui souvent la tarit. Si fistule persistante, colectomie. Si rétrécissement colique ou fausse tumeur : anus cæcal; puis colectomie secondaire. Se baser sur les indications du cancer pour savoir quel procédé choisir dans ce dernier cas.

M. Rétrécissement inflammatoire du rectum. — S'il s'agit d'un simple diaphragme : extirpation du cylindre rétracté par voie sacrée ; ablation trans-sphinctérienne, avec abaissement de l'S iliaque et conservation du sphincter.

S'il y a péri-rectite, si le cylindre malade est long, pratiquer l'amputation abdomino-périnéale avec abaissement du côlon sigmoïde et conservation du sphincter. *Dans tous les cas, employer l'anus cæcal préalable.*

N. Méga-côlon. — Colectomie de toute la partie dilatée et fixation des deux extrémités coliques jumelées pour entérotomie et fermeture de l'anus.

O. Volvulus iliaque. — Laparotomie. Résection immédiate ; détordre l'anse tordue et dilatée. Suturer les deux segments les plus éloignés, les jumeler par une suture, fixer l'anse à la peau, réséquer tout le segment dilaté, couper l'intestin au ras de la peau ; trois semaines plus tard, faire une entérotomie puis fermeture de l'anus.

Résumé. — Tâcher de faire le diagnostic du siège du cancer par les rayons X, sinon incision exploratrice : à *droite*, dans les cas de ventre tendu; sur *la ligne médiane* dans le cas de ventre souple.

Cancer du cæcum.
Si ventre tendu : anus iléal pré-cæcal, à 15 centimètres, puis iléo-sigmoïdostomie, puis colectomie droite ou totale.
Si ventre souple : iléo-colostomie, puis colectomie secondaire.

Cancer du côlon droit (côlon ascendant, angle droit du côlon) :
Si ventre tendu : anus cæcal, puis hémi-colectomie droite.
Si ventre souple : hémi-colectomie droite d'emblée en un temps, ou iléo-colostomie ou hémi colectomie droite secondaire. Anastomose bout à bout ou jumelage et fixation des parois. Entérotomie, fermeture de l'anus.

Cancer du côlon transverse.
Anus cæcal, puis résection colique segmentaire. Suture termino-terminale.
Ou iléo-sigmoïdostomie puis colectomie totale.

Cancer du côlon gauche.
Si ventre tendu : anus cæcal et résection en deux temps (quatre temps en tout).
Si ventre souple : pas d'anus cæcal; résection et extériorisation, puis suture après entérotomie ou colectomie totale un mois plus tard.

Cancer du côlon pelvien.
a) *Anse longue* : comme le cancer du côlon gauche.
b) *Anse courte* : anus cæcal, puis résection segmentaire avec abaissement. Ce cas comporte un pronostic immédiat plus grave que les autres. Pour améliorer le pronostic chez les sujets faibles, réséquer le segment malade et faire un anus iliaque définitif (Hartmann).

N. B. — Si, après une débâcle spontanée après occlusion, le cours des matières se rétablit spontanément, avec ou sans anus cæcal, faire toujours la laparotomie exploratrice, même si les rayons X indiquent un transit intestinal normal, même si aucun signe, aucun trouble ne persiste.
Si abcès péri-colique complique le cancer : anus cæcal et incision de l'abcès, puis résection-extériorisation, puis fermeture de l'intestin et de l'anus cæcal.

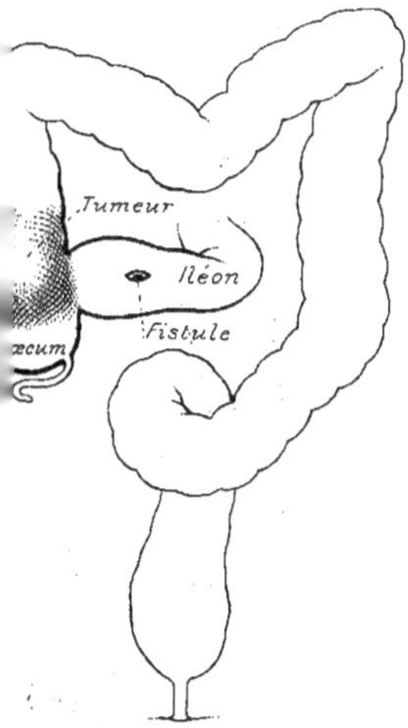

Fig. 201. — Cancer du cæcum.

Fig. 201. — CANCERS DU GROS INTESTIN
AVEC OCCLUSION AIGUE OU CHRONIQUE.
Cancer du cæcum.

PREMIER TEMPS. — Fistule transitoire
sur la fin de l'iléon.

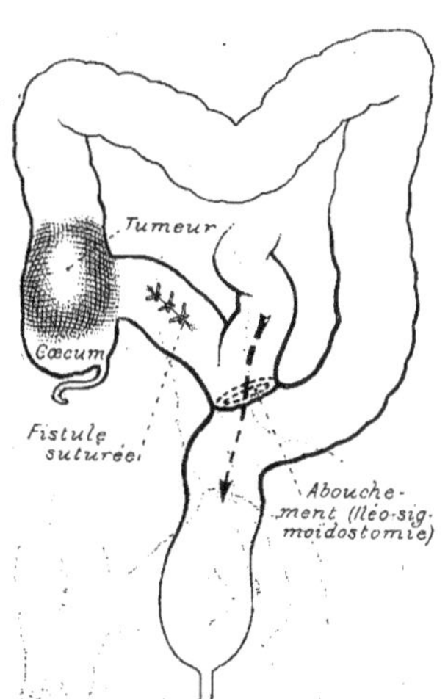

Fig. 202. — CANCERS DU GROS INTESTIN
AVEC OCCLUSION AIGUE OU CHRONIQUE.
Cancer du cæcum.

Cette figure montre le DEUXIÈME TEMPS : iléo-sigmoïdostomie et le TROISIÈME TEMPS : fermeture de la fistule
de l'iléon. L'anastomose est pratiquée huit jours
environ après la fistule. La fermeture de la fistule
huit jours après l'entéro-anastomose.

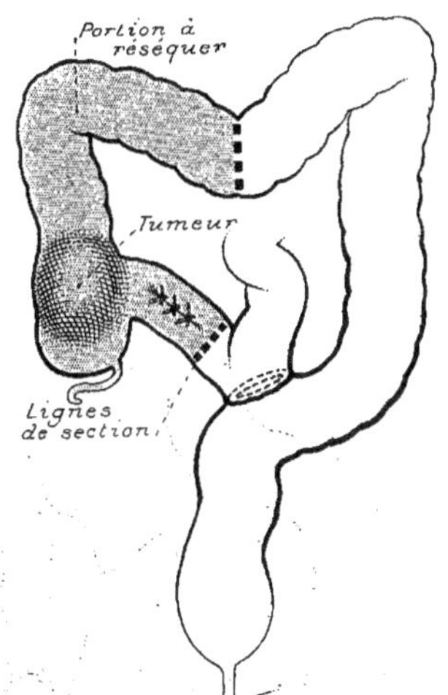

Fig. 203. — CANCERS DU GROS INTESTIN
AVEC OCCLUSION AIGUE OU CHRONIQUE.
Cancer du cæcum.

QUATRIÈME TEMPS.
Hémie-colectomie droite.

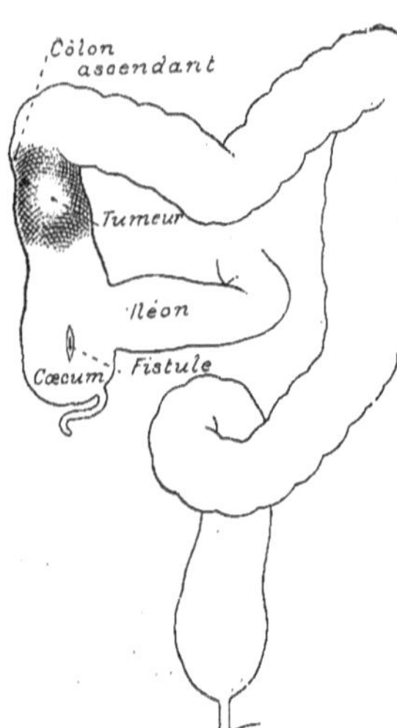

Fig. 204. — Cancers du gros intestin avec occlusion aigue ou chronique. Cancer du côlon ascendant.

Premier temps. — Cœcostomie.

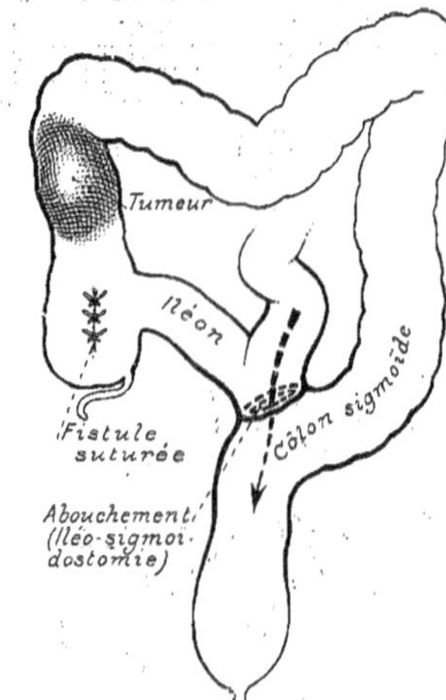

Fig. 205. — Cancers du gros intestin avec occlusion aigue ou chronique. Cancer du côlon ascendant.

Deuxième et troisième temps. — Iléo-sigmoïdostomie huit jours après la fistule cœcale. Fermeture de la cœcostomie huit ou quinze jours après l'anastomose.

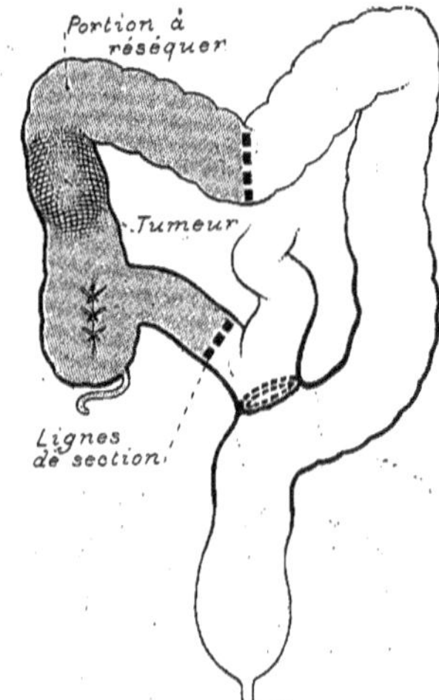

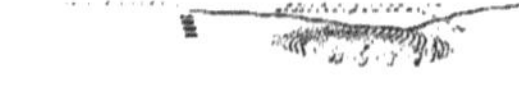

Fig. 206. — Cancers du gros intestin avec occlusion aigue ou chronique. Cancer du côlon ascendant.

Quatrième temps. — Hémi-colectomie droite.

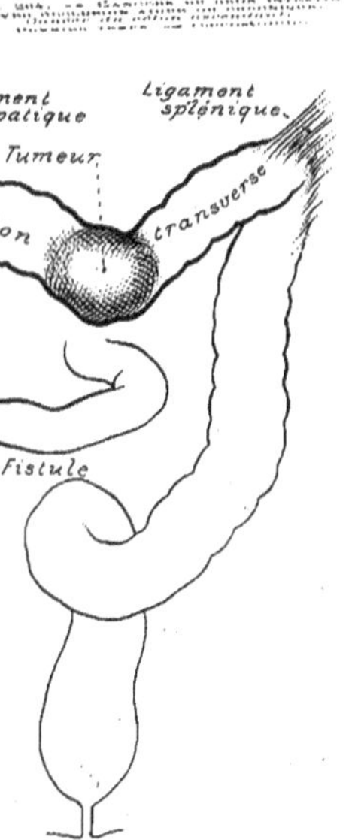

CANCERS DU GROS INTESTIN AVEC OCCLUSION AIGUE OU CHRONIQUE.
Cancer du côlon transverse.

...s. — Cæcostomie. Remarquer les deux ... splénique et hépatique qu'il faudra sec- ...our anastomoser bout à bout le gros

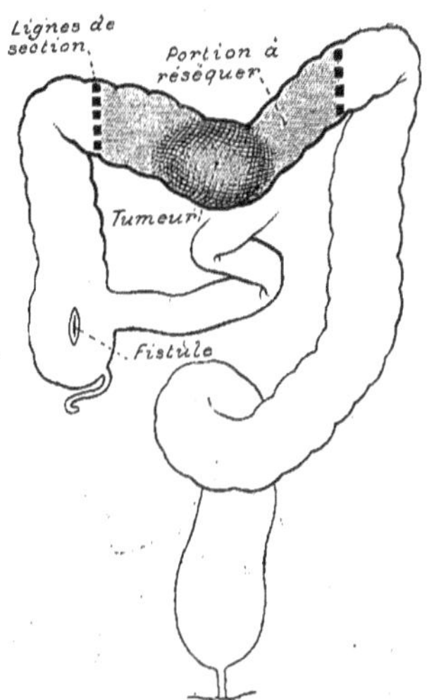

Fig. 208. — CANCERS DU GROS INTESTIN AVEC OCCLUSION AIGUE OU CHRONIQUE.
Cancer du côlon transverse.

DEUXIÈME TEMPS. — Résection du gros intestin. Débridement des ligaments qui retiennent les angles hépatique et splénique.

Fig. 209. — CANCERS DU GROS INTESTIN AVEC OCCLUSION AIGUE OU CHRONIQUE.
Cancer du côlon transverse.

DEUXIÈME TEMPS. — Résection du gros intestin.

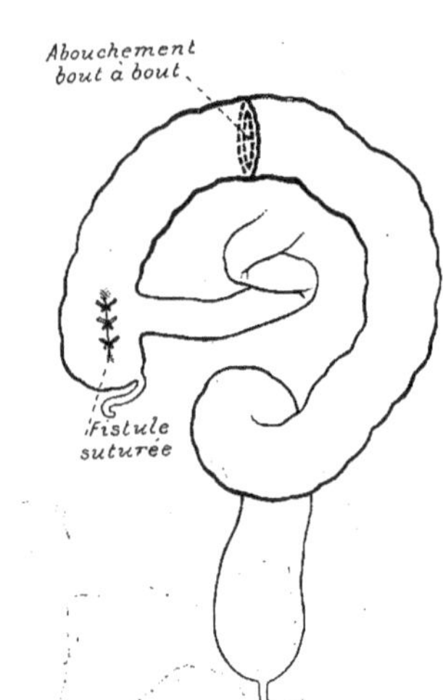

Fig. 210. — CANCERS DU GROS INTESTIN AVEC OCCLUSION
AIGUÉ OU CHRONIQUE.
Cancer du côlon transverse.

DEUXIÈME TEMPS. — Abouchement bout à bout des deux
extrémités du côlon transverse. Cette suture correspond
à peu près à l'union des angles splénique et hépatique.
Elle doit coïncider avec la ligne médiane. Elle sera con-
solidée par le grand épiploon ou fixée à la suture médiane. Sur cette figure, on voit aussi le dernier temps,
à savoir la fermeture de la cœcostomie.

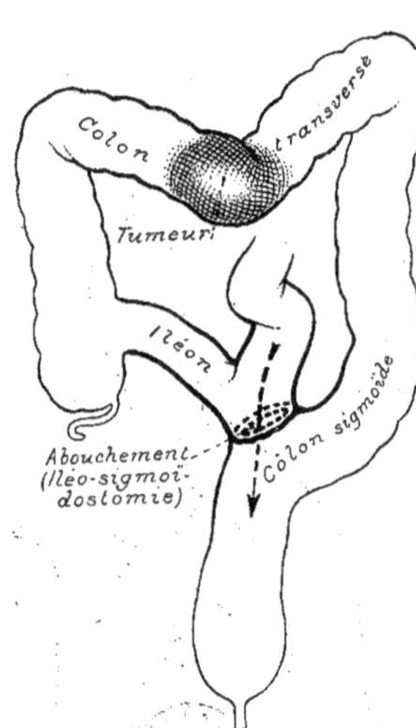

Fig. 211. — CANCERS DU GROS INTESTIN
AVEC OCCLUSION AIGUÉ OU CHRONIQUE.
Cancer du côlon transverse.

Autre procédé. Colectomie totale en deux
temps. PREMIER TEMPS : iléo-sigmoïdostomie.

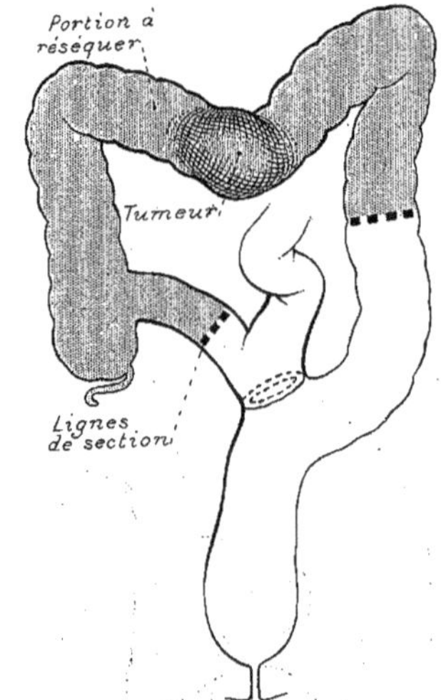

Fig. 212. — CANCERS DU GROS INTESTIN
AVEC OCCLUSION AIGUÉ OU CHRONIQUE.
Cancer du côlon transverse.

Autre procédé. Colectomie totale en deux temps.
DEUXIÈME TEMPS : trois semaines environ après
l'iléo-sigmoïdostomie. Résection du côlon.

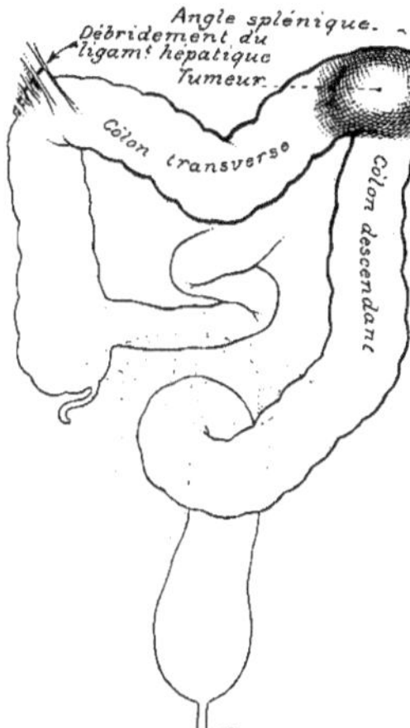

Fig. 213. — Cancers du gros intestin
avec occlusion aigue ou chronique.
Cancer de l'angle splénique. Résection.

Résection. Il est nécessaire, pour mobiliser les
côlons transverse et descendant, de pratiquer,
sur le descendant, la libération côlo-pariétale
et sur le côlon transverse le débridement du
ligament hépato-colique et le décollement côlo-
épiploïque,

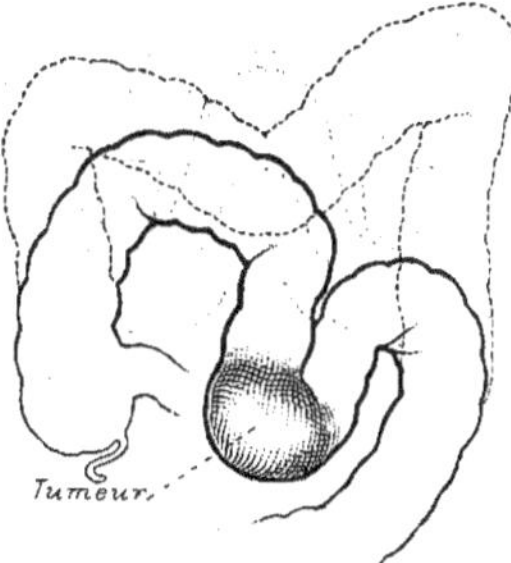

Fig. 214. — Cancers du gros intestin
avec occlusion aigue ou chronique.
Cancer de l'angle splénique.

Mobilisation du segment malade. L'opérateur a
d'abord libéré le côlon descendant, le côlon
transverse et l'angle droit : il termine par la
libération de l'angle splénique (Mikulicz).

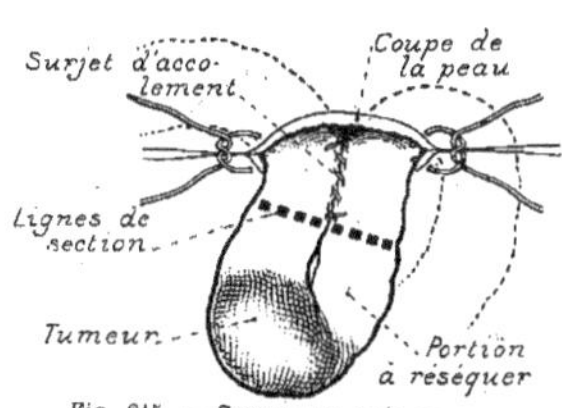

Fig. 215. — Cancers du gros intestin
avec occlusion aigue ou chronique.
Cancer de l'angle splénique.

Le segment malade est fortement attiré dehors.
Deux portions saines et éloignées sont suturées ensemble par un surjet en canon de fusil.
Le pointillé montre où sera sectionné l'intestin, pour le fixer à la peau (Mikulicz).

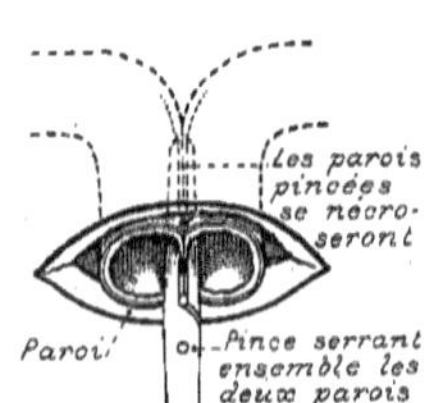

Fig. 216. — CANCERS DU GROS INTESTIN
AVEC OCCLUSION AIGUE OU CHRONIQUE.
Cancer de l'angle splénique.

Entérotomie. Celle-ci n'est possible que si l'opérateur se trouve dans l'impossibilité d'accoler en canon de fusil, par un surjet, les deux anses coliques ; sinon il s'expose à étrangler une anse grêle. Ici l'application de la pince dure deux ou trois jours. Il est mieux de placer un entérotome de Richet qui tombe seul, au bout de 4 ou 5 jours.

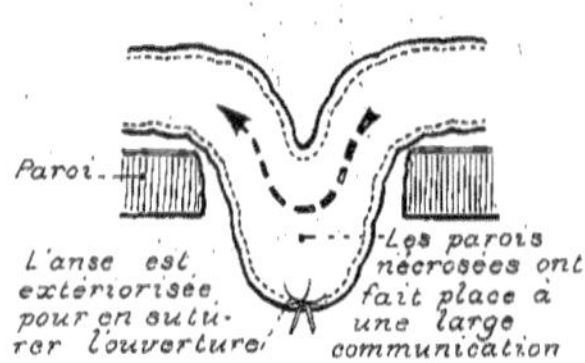

Fig. 217. — CANCERS DU GROS INTESTIN
AVEC OCCLUSION AIGUE OU CHRONIQUE.
Cancer de l'angle splénique.

Co qu'il résulte de l'entérotomie et de la fermeture secondaire de l'anus, fermeture pratiquée quinze jours après.

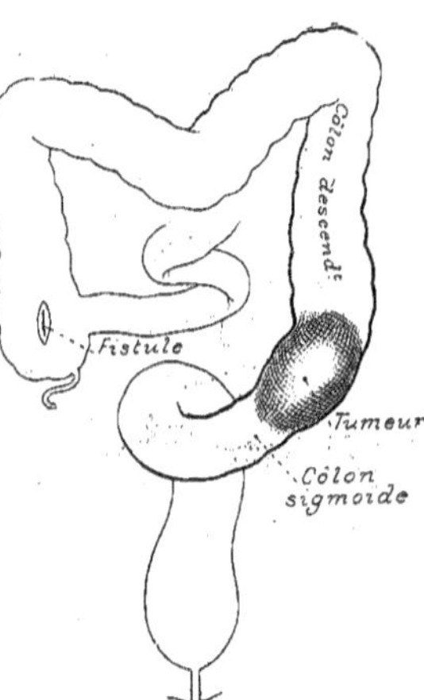

Fig. 218. — CANCERS DU GROS INTESTIN
AVEC OCCLUSION AIGUE OU CHRONIQUE.
Cancer du côlon iliaque.

Ici le traitement varie suivant que l'anse est courte ou longue. Si l'anse est longue, on la traite comme un cancer de l'angle splénique ou du côlon descendant : extériorisation-résection, entérotomie, etc...

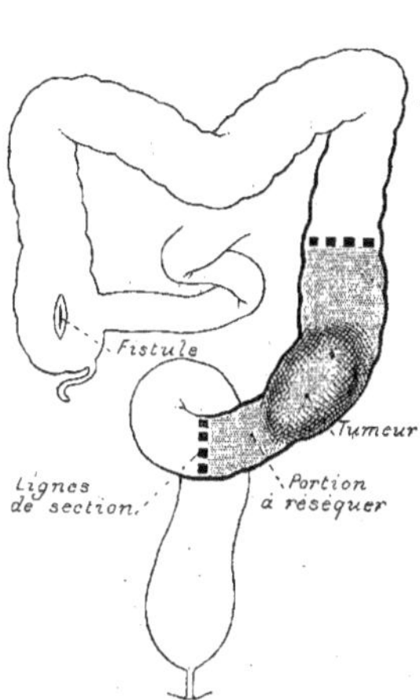

Fig. 219. — Cancers du gros intestin
avec occlusion aigue ou chronique.
Cancer du côlon iliaque.

Résection du segment malade sur une large
étendue. Il est nécessaire de débrider l'angle
splénique pour abaisser le côlon transverse au contact de la sigmoïde.

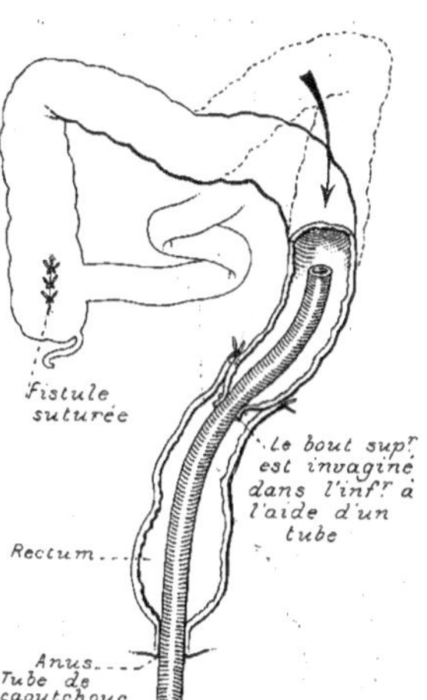

Fig. 220. — Cancers du gros intestin
avec occlusion aigue ou chronique.
Cancer du côlon iliaque.

Rétablissement de la continuité du côlon. Remarquer
la mobilisation de l'angle splénique, consécutive au
débridement du ligament phréno-colique. Invagina-
tion du bout supérieur dans l'inférieur. Sur cette
figure le dernier temps (fermeture de la cæcostomie)
est également indiqué.

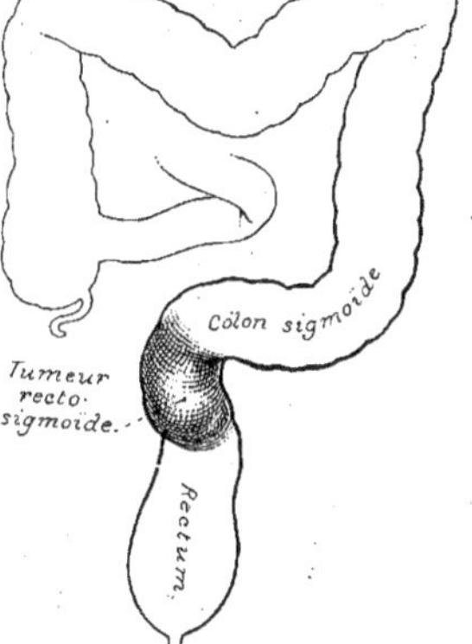

Fig. 221. — Cancers du gros intestin
avec occlusion aigue ou chronique.
Tumeur terminale de la sigmoïde.

Elle sera traitée comme un cancer haut situé
du rectum, c'est-à-dire par l'exérèse abdomino-périnéale et conservation de l'anus
normal.

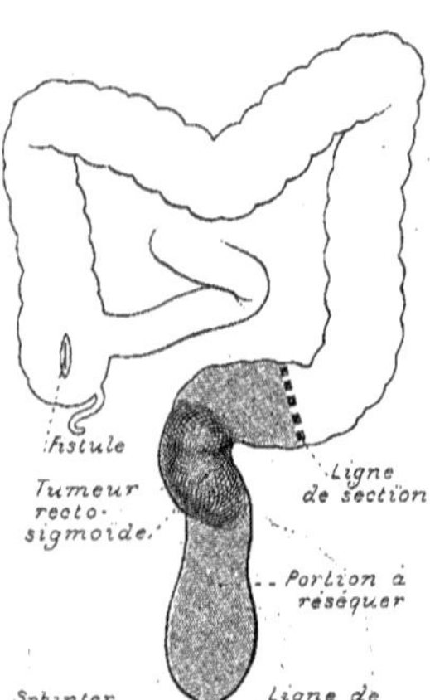

Fig. 222. — CANCERS DU GROS INTESTIN
AVEC OCCLUSION AIGUE OU CHRONIQUE.
Tumeur terminale de la sigmoïde.

Ce qu'il faut retirer de l'intestin en cas de cancer recto-sigmoïde. Amputation abdomino-périnéale.

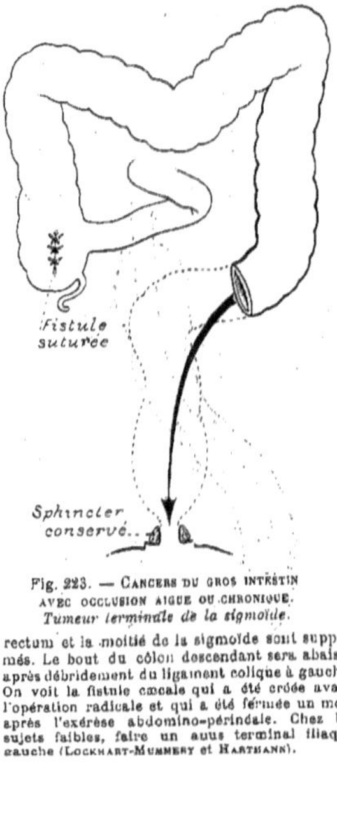

Fig. 223. — CANCERS DU GROS INTESTIN
AVEC OCCLUSION AIGUE OU CHRONIQUE.
Tumeur terminale de la sigmoïde.

Le rectum et la moitié de la sigmoïde sont supprimés. Le bout du côlon descendant sera abaissé après débridement du ligament colique à gauche. On voit la fistule cæcale qui a été créée avant l'opération radicale et qui a été fermée un mois après l'exérèse abdomino-périnéale. Chez les sujets faibles, faire un anus terminal iliaque gauche (LOCKHART-MUMMERY et HARTMANN).

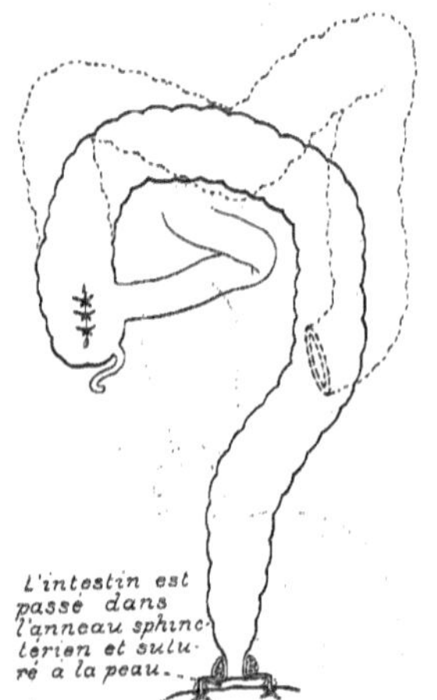

Fig. 224. — CANCERS DU GROS INTESTIN
AVEC OCCLUSION AIGUE OU CHRONIQUE.
Tumeur terminale de la sigmoïde.

Aspect de l'intestin avant et après son abaissement. Le sphincter est conservé. Cet abaissement de l'intestin augmente les chances de mortalité opératoire.

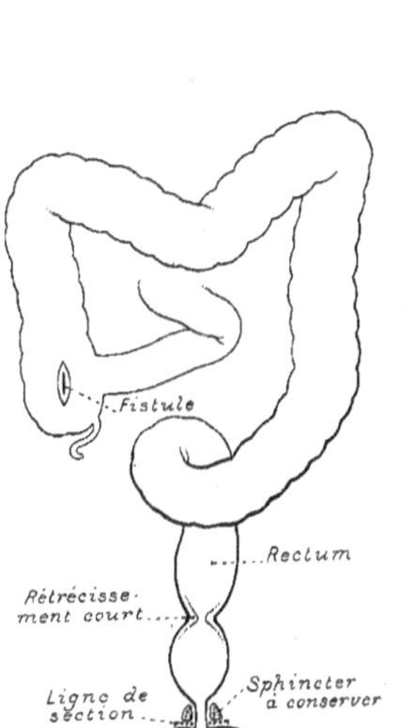

Fig. 225. — Lésions du gros intestin
avec occlusion aigue ou chronique.
Rétrécissement du rectum, en diaphragme.

Premier temps. — Fistule cæcale. L'exérèse du
rectum se fera en deux temps conservant le
sphincter et uniquement par voie périnéale.

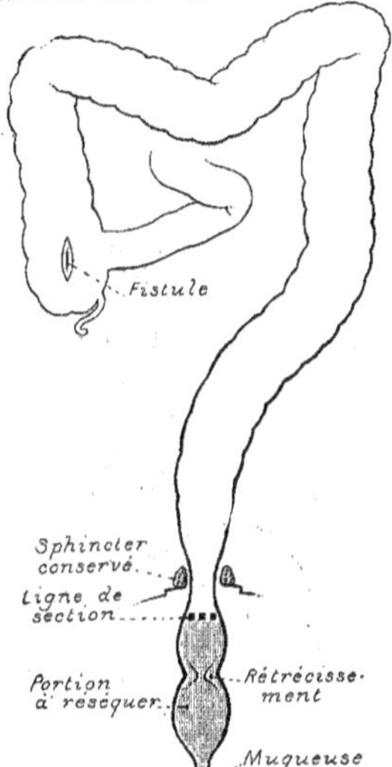

Fig. 226. — Lésions du gros intestin
avec occlusion aigue ou chronique.
Rétrécissement du rectum, en diaphragme.

Abaissement du rectum rétréci avec suppression
de tout le muscle anal et conservation du
sphincter.

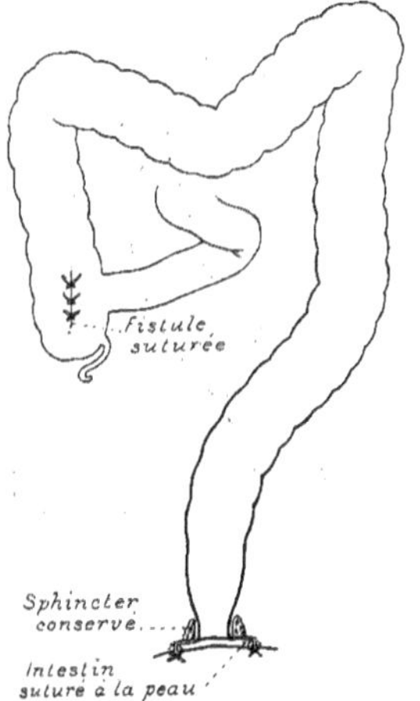

Fig. 227. — Lésions du gros intestin
avec occlusion aigue ou chronique.
Rétrécissement du rectum, en diaphragme.

Aspect de l'intestin après suppression du rectum
rétréci; le sphincter est conservé; la fistule
cæcale est fermée trois semaines ou un mois
après la cicatrisation de l'anus.

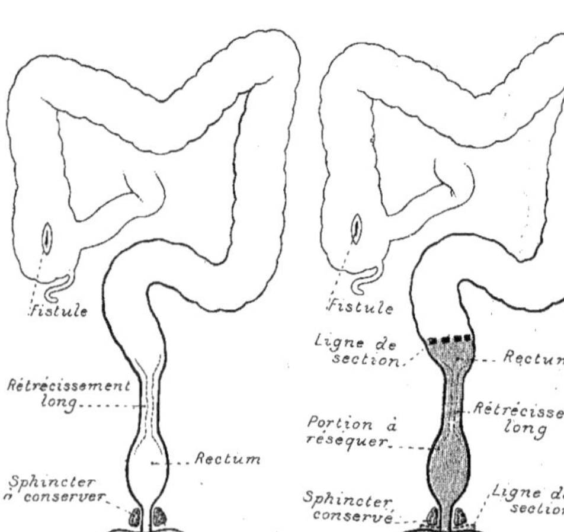

Fig. 228. — Lésions du gros intestin
avec occlusion aiguë ou chronique.
Rétrécissement étendu du rectum.

Premier temps. — Fistule cœcale.

Fig. 229. — Lésions du gros intestin
avec occlusion aiguë ou chronique.
Rétrécissement étendu du rectum.

Deuxième temps. — Amputation abdomino-périnéale, quinze jours après la création de
la fistule cœcale.

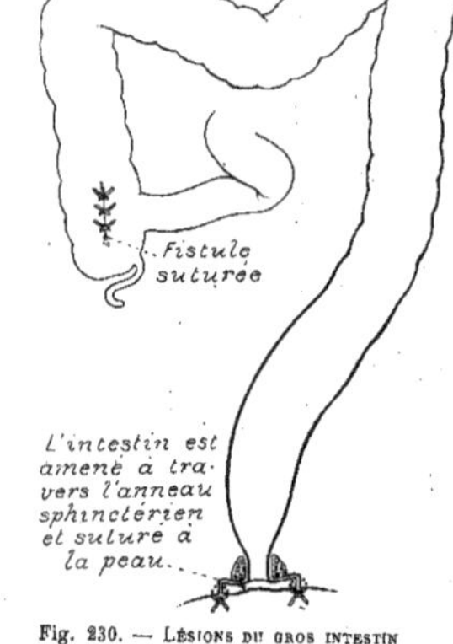

Fig. 230. — Lésions du gros intestin
avec occlusion aiguë ou chronique.
Rétrécissement étendu du rectum.

Opération terminée, après suppression du segment
recto sigmoïde: la sigmoïde est abaissée à l'anus
avec conservation du sphincter. Le cæcum est
fermé trois semaines ou un mois après la cicatrisation de l'anus.

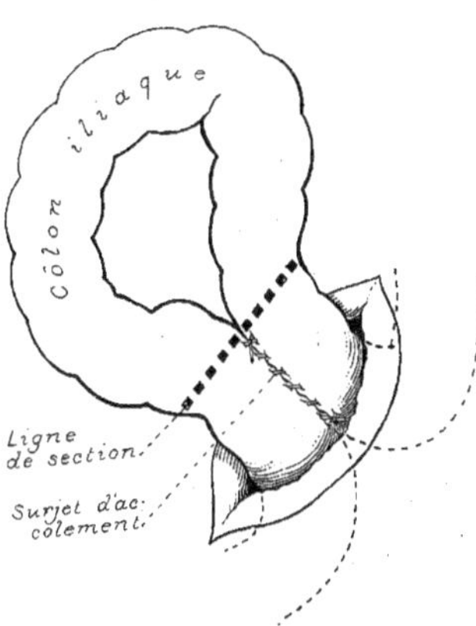

Fig. 231. — Lésions du gros intestin
avec occlusion aiguë ou chronique.
Résection en deux temps du côlon iliaque (Mikulicz).
(cancer, volvulus, dolicho-côlon, méga-côlon, etc...)

Premier temps. — L'anse dilatée ou malade est attirée
au dehors et fixée en canon de fu-il par un double
surjet et sectionnée au ras de la peau.

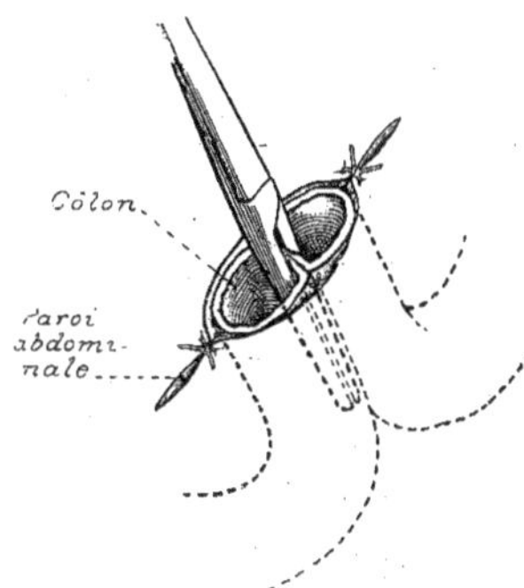

Fig. 232. — Lésions du gros intestin
avec occlusion aiguë ou chronique.
Résection en deux temps du côlon iliaque.

Deuxième temps. — Entérotomie: elle est pratiquée huit
jours après le temps précédent. Un clamp ou un
entérotome de Richet reste en place environ cinq
jours. Il est serré un peu plus matin et soir.

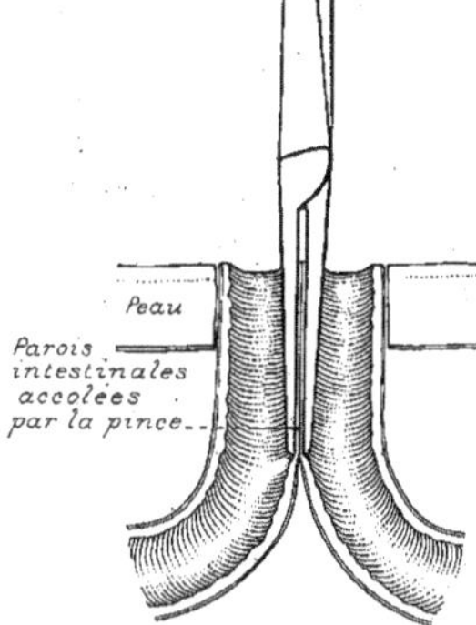

Fig. 233. — Lésions du gros intestin
avec occlusion aiguë ou chronique.
Résection en deux temps du côlon iliaque.

Deuxième temps. — Situation de la pince
au cours de l'entérotomie. Il faut que les
anses aient été suturées sinon une anse grêle
peut être comprise entre les deux segments.

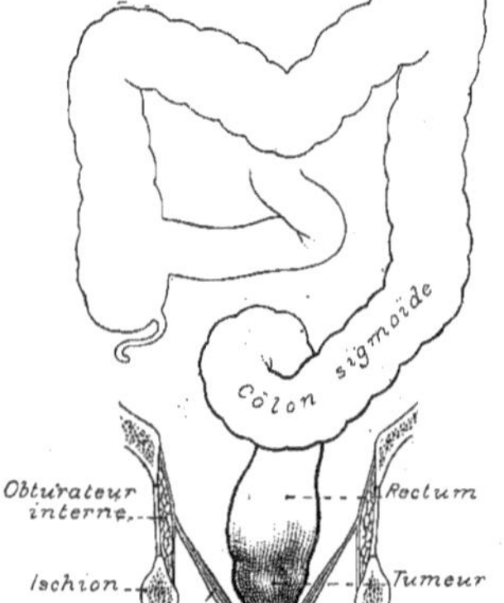

Fig. 234. — LÉSIONS DU GROS INTESTIN
AVEC OCCLUSION AIGUE OU CHRONIQUE.
Cancer du rectum.

Il pourra être traité par l'amputation périnéale ou l'exérèse abdomino-périnéale. Le
cas présent est traité par voie périnéale
simplement (malade peu résistant ou âgé).

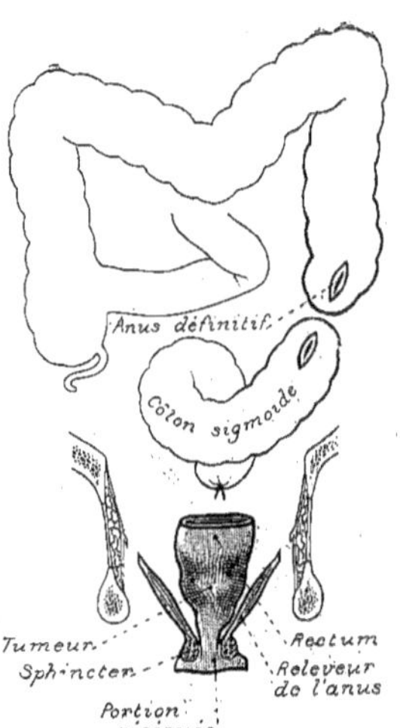

Fig. 235. — LÉSIONS DU GROS INTESTIN
AVEC OCCLUSION AIGUE OU CHRONIQUE.
Cancer du rectum.

Schéma de l'extirpation périnéale. Au centre, la portion réséquée et plus haut, aspect de l'intestin après
l'exérèse. Le côlon sigmoïde reste en partie fermé
en cul-de-sac par en bas. Les sécrétions se dé-
versent par le bout supérieur. Le côlon descendant se termine par un anus définitif.

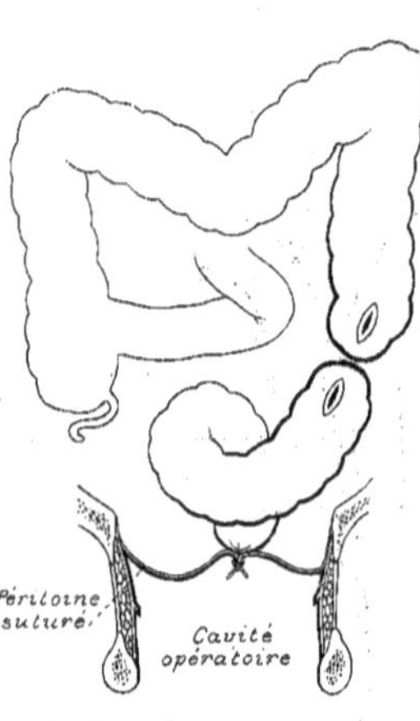

Fig. 236. — LÉSIONS DU GROS INTESTIN
AVEC OCCLUSION AIGUE OU CHRONIQUE.
Cancer du rectum.

Aspect du tube digestif quand l'exérèse périnéale est terminée. Le cul-de-sac sigmoïde
inférieur est fixé à la suture périnéale.

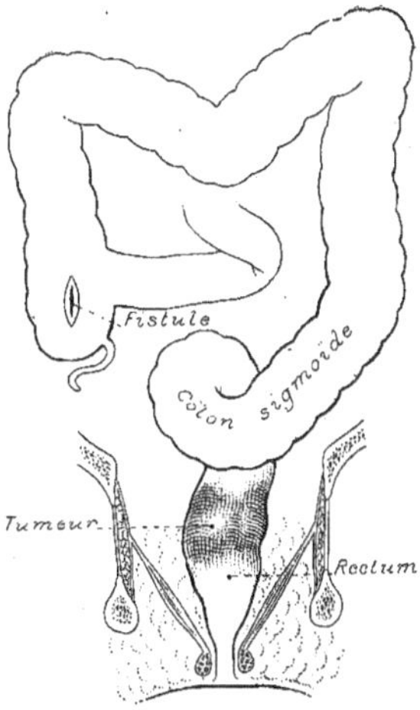

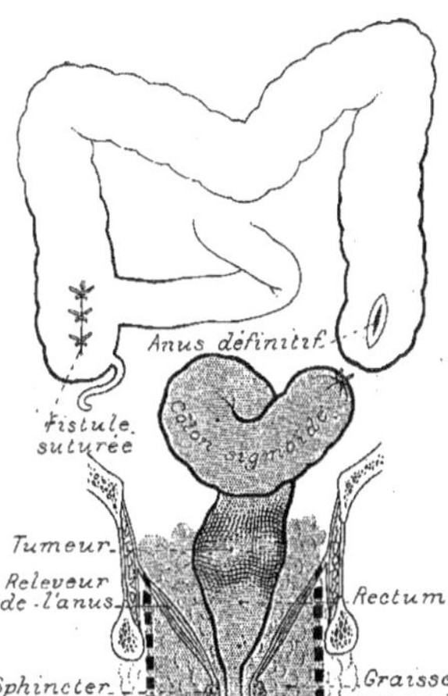

Fig. 237. — Lésions du gros intestin avec occlusion aigue ou chronique.
Cancer ampullaire du rectum.

Premier temps. — Fistule cæcale.

Fig. 238. — Lésions du gros intestin avec occlusion aigue ou chronique.
Cancer ampullaire du rectum.

Amputation abdomino-périnéale du rectum, avec suppression de toutes les parties molles du périnée et de l'excavation pelvienne. Anus définitif iliaque gauche. L'anus cæcal est fermé trois semaines environ après l'exérèse abdomino-périnéale, dès que l'état général du malade est bon.

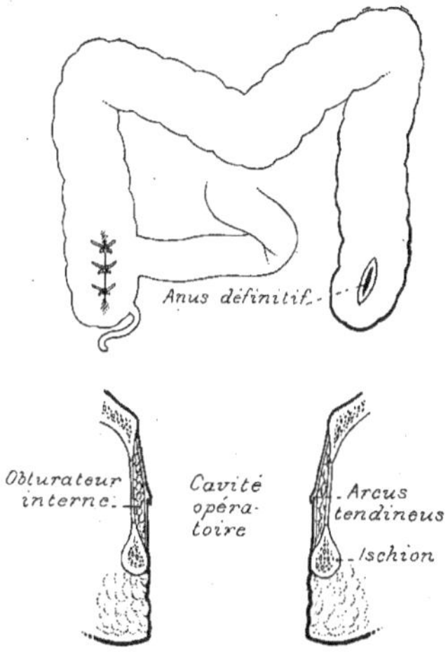

Fig. 239. — Lésions du gros intestin avec occlusion aigue ou chronique.
Cancer ampullaire du rectum.

Aspect des organes abdominaux et pelviens quand l'exérèse est terminée.

TRAT. CHIR. ILLUSTRÉE. V. 2e édit.

14

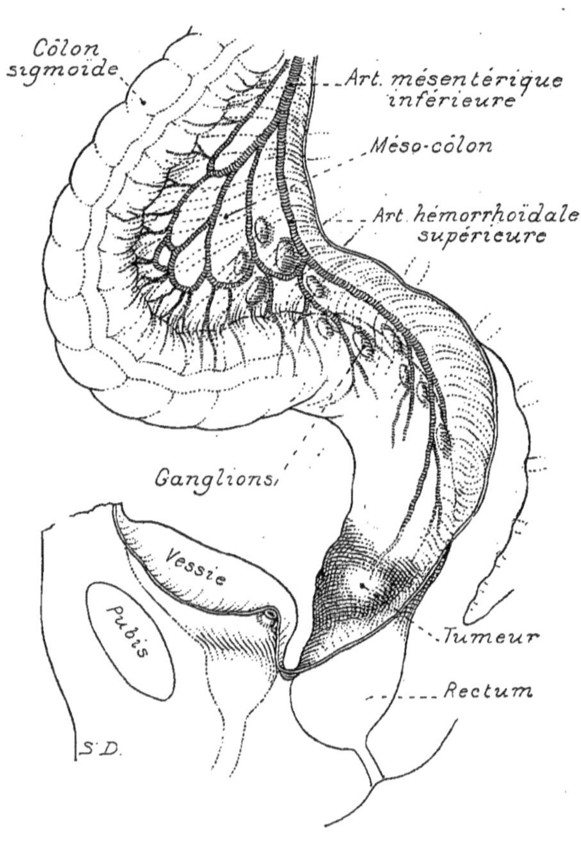

Fig. 240. — CANCER SIGMOÏDIEN INFÉRIEUR, chez un malade âgé. Résection sans anastomose termino-terminale (HARTMANN).

Remarquer le siège de l'artère mésentérique inférieure et des ganglions. Il existe 2 ou 3 centimètres de tissu sain entre la tumeur et le cul-de-sac de Douglas.

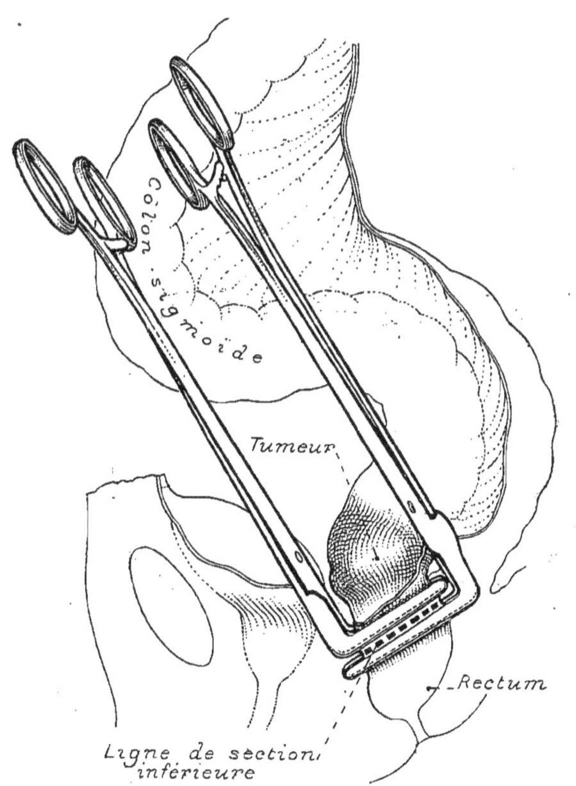

Fig. 241. — Cancer sigmoïdien inférieur, chez un malade âgé ou obèse.
Résection sans anastomose termino-terminale (Hartmann).

La section du péritoine a été faite sur les parties latérales et antérieure du rectum. Le
décollement est exécuté sur quelques centimètres, de façon à avoir 5 centimètres environ
de tissu sain entre la tumeur et la portion d'intestin sectionnée. Les pinces coudées ou le
petit écraseur de Thierry de Martel permettent de sectionner l'intestin sans infecter la
plaie abdominale : la section se fait au thermo.

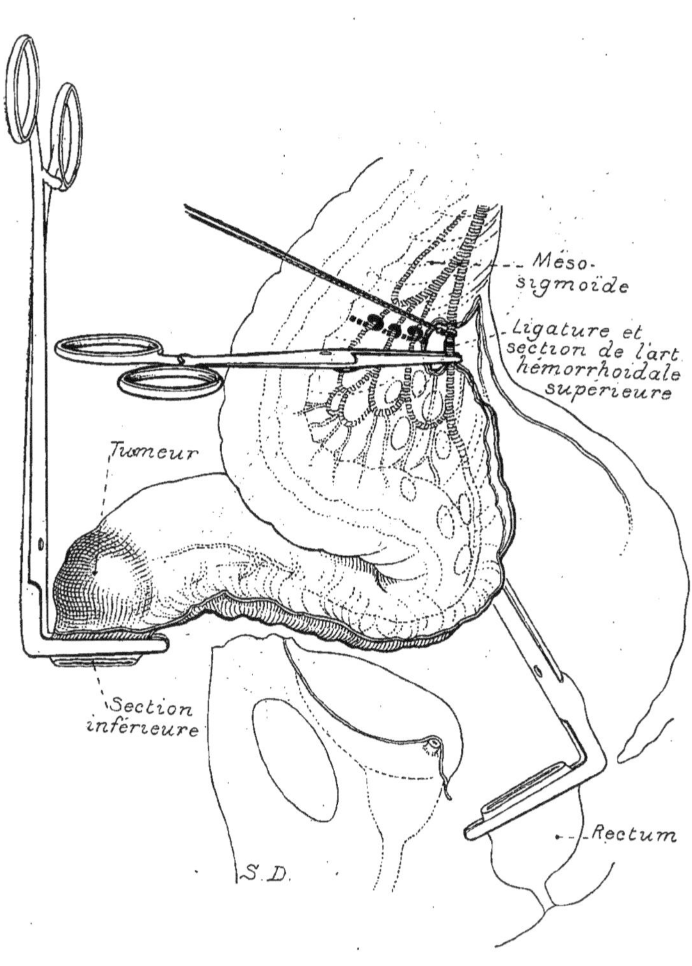

Fig. 242. — Cancer sigmoïdien inférieur, chez un malade âgé ou obése.
Résection sans anastomose termino-terminale (Hartmann).

Après section de l'intestin, celui-ci est amené de haut en bas; le mésentère est enlevé
en totalité. Ligature de la mésentérique inférieure.

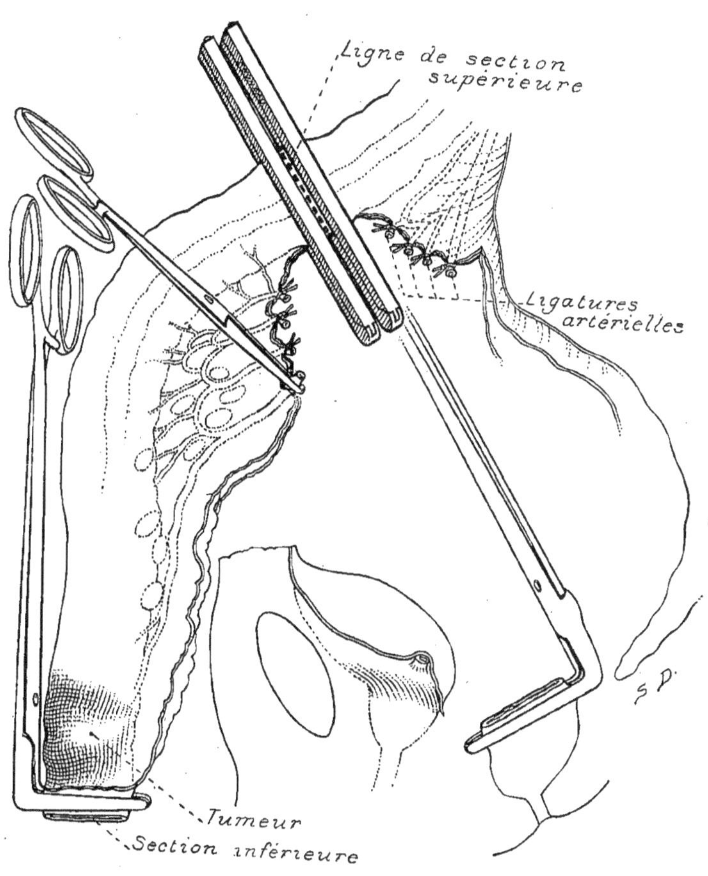

Fig. 243. — Cancer sigmoïdien inférieur, chez un malade âgé ou obèse.
Résection sans anastomose termino-terminale (Hartmann).

Le bout supérieur sera fixé à la paroi (anus contre nature). Le bout inférieur est tenu par une pince coudée qui sera enlevée après brûlage et iodage. La branche terminale de la mésentérique inférieure est coupée. L'intestin va être sectionné en haut entre deux écraseurs de Thierry de Martel.

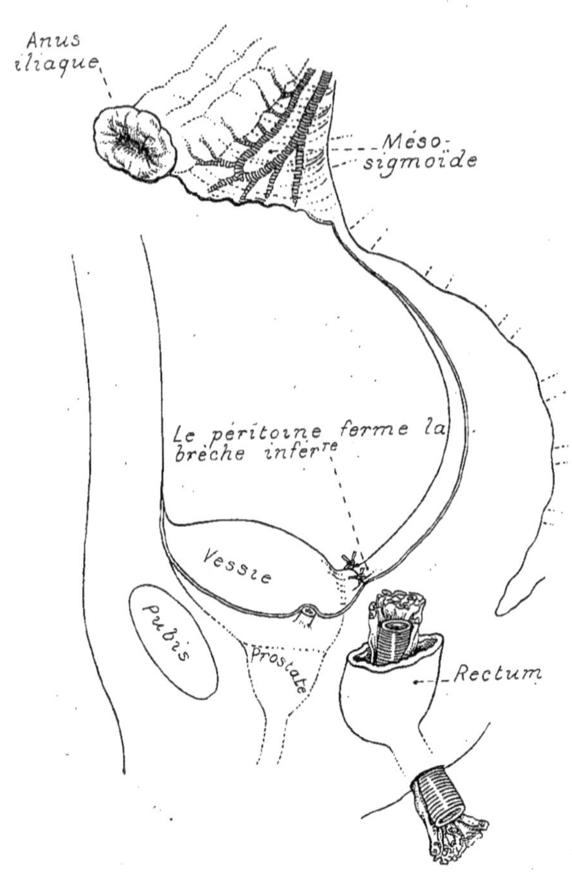

Fig. 244. — Cancer sigmoïdien inférieur, chez un malade âgé ou obèse.
Résection sans anastomose termino-terminale (Hartmann).

L'opération est terminée ; le péritoine est fixé à la vessie. Quand on ne peut l'amener, il est préférable d'abaisser le grand épiploon et de le fixer par une série de points séparés, de façon à cloisonner le bassin. Le bout terminal du rectum est bourré de gaze et d'un tube après avoir été soigneusement éthéré et iodé (Victor Pauchet).

VIII

COLECTOMIE SEGMENTAIRE EN DEUX TEMPS
FERMETURE D'UN ANUS ARTIFICIEL

Un anus artificiel, d'origine chirurgicale, est la conséquence d'une des opérations suivantes :

a) Cæcostomie ;

b) Colostomie latérale ;

c) Anus terminal en canon de fusil, après résection segmentaire d'un cancer colique en deux temps.

La fermeture des anus latéraux et surtout d'un anus cæcal, qui correspondent aux cas *a* et *b*, est simple : *libération du côlon adhérent, fermeture de l'ouverture* par une suture séro-séreuse en deux plans : *suture de la paroi abdominale* en un plan. Cette facilité ne se retrouve pas pour la fermeture des anus en canon de fusil. Les bouts coliques sont parallèles, juxtaposés, adhérents. Pour rétablir la continuité du côlon, il faut libérer les bouts intestinaux, les régulariser, les adapter et les suturer ; or, le bout terminal est souvent de calibre réduit et aux parois friables. Il se peut que l'un des deux segments s'amène difficilement parce qu'il est rétracté. Il en résultera une traction assez forte sur la suture ; il faut éviter ce danger.

Toutefois, la colorraphie termino-terminale se fait assez simplement et suivant le mode que nous indiquons.

a) *Préparation du champ opératoire.* — L'opérateur introduit une mèche de gaze dans chaque extrémité intestinale, frotte à l'éther la peau avoisinante, puis la badigeonne à la teinture d'iode.

b) *Incision cutanée.* — Incision ovalaire à 1 ou 2 centimètres de l'anus ; on supprime ainsi une rondelle de téguments pour opérer en peau saine et non infectée. Dès que l'anneau cutané est libéré, deux tenailles saisissent ses bords, les rapprochent, de façon à oblitérer, comme par une valve, les deux orifices de l'anus.

c) *Incisions de l'aponévrose et du péritoine.* — D'un coup de bistouri, l'opérateur ouvre le péritoine, coupant en un plan l'aponévrose, les muscles, etc... Dès que le péritoine est ouvert, il quitte le bistouri, prend des ciseaux et les introduit par la pointe dans la cavité abdominale. Il incise circulairement la paroi abdominale au ras de l'intestin, de façon à bien séparer ce dernier.

d) *Extériorisation de l'intestin.* — Des compresses bordent la plaie ; elles sont fixées à celle-ci par des pinces, car la peau longtemps souillée doit être isolée. Prudemment, à l'aide d'un tampon monté sur une pince l'opérateur libère l'intestin par essuyage. Il détache quelques tractus épiploïques, les adhérences. Il agit sans brutalité pour ne pas déchirer l'intestin toujours fragile ; finalement, il amène dehors 10 ou 12 centimètres d'intestin, si possible, de façon à pratiquer la colorraphie termino-terminale.

e) *Toilette des bouts intestinaux.* — A l'aide des ciseaux, l'opérateur sectionne l'extrémité de chaque anus, de façon à supprimer la peau et les tissus de cicatrice, et à mettre en présence deux bouts intestinaux normaux, souples. Si une des deux extrémités est trop étroite, il l'agrandit d'un coup de ciseaux sur le bord convexe.

f) *Mise en place de deux ou trois points-jalons.* — Les deux extrémités du côlon sont placées bout à bout et fixées par deux fils ou deux pinces de Chaput.

g) *Suture postérieure totale.* — L'opérateur mène un point de feston sur les lèvres postérieures des tranches intestinales. Suture de Connel pour réunir les deux lèvres antérieures.

h) *Suture séro-séreuse.* — Deux points-jalons sont passés l'un au niveau du méso-côlon, l'autre au niveau du bord libre de l'intestin. Ces deux points tendent la suture ; entre eux est placé un surjet séro-séreux, suivant le mode de Cushing.

L'intestin suturé est lavé à l'éther et réduit dans l'abdomen.

La plaie abdominale est fermée en un plan au Crino, car l'opérateur n'est jamais sûr de l'asepsie absolue de la peau au cours d'une opération semblable. Les plans superposés à la soie ou au catgut sont à déconseiller.

N. B. — Cette suture termino-terminale est très difficile quand un bout colique est rétracté et atrophié. Toute opération préalable qui évitera la suture termino-terminale, rendra service au chirurgien. Ce but est atteint par deux moyens : l'entérotomie et l'anastomose latéro-latérale au bouton. L'entérotomie n'est possible que si au moment de la première opération qui a fixé les deux extrémités coliques à la peau en canon de fusil, l'opérateur les a suturées par un surjet, sur une longueur de 8 à 10 centimètres, sinon les deux branches s'écartent et au moment de l'écrasement par la pince, une anse d'iléon peut être prise avec les deux segments coliques. Le bouton

peut être appliqué sans danger ainsi : les deux anses coliques, dont les
bouts vont être fixés à la paroi, sont réunies latéralement entre elles et
anastomosées par un bouton qui est expulsé par l'anus naturel, ou artificiel, trois ou quatre jours plus tard. Que l'on ait eu recours à l'entérotomie,
à l'anastomose au bouton, la tâche du chirurgien est singulièrement faci-
litée au moment de cette dernière opération. Si le malade est porteur d'un
anus cæcal, en sus de l'anus en canon de fusil, sa fermeture sera retardée
jusqu'au jour où l'anus en canon de fusil sera oblitéré et guéri.

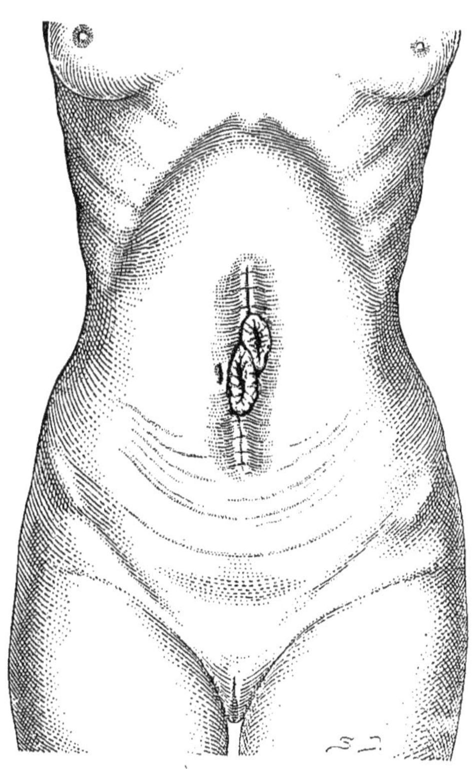

Fig. 245. — COLECTOMIE SEGMENTAIRE EN DEUX TEMPS (Fermeture de l'anus artificiel).
DEUXIÈME TEMPS (cancer du côlon gauche). — Dans un premier temps, l'anse malade a été
réséquée avec son méso. Les deux extrémités fixées à la peau. L'extrémité supérieure est
le bout du côlon transverse. L'orifice inférieur, celui du côlon descendant, près de la sigmoïde.

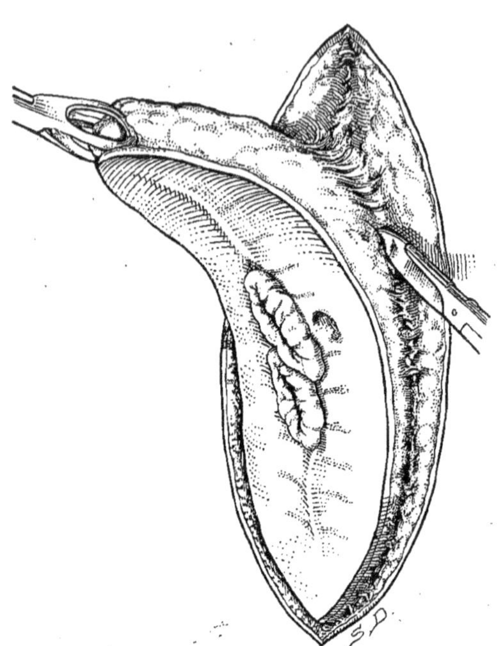

Fig. 246. — Colectomie segmentaire en deux temps (Fermeture de l'anus artificiel).
Deuxième temps (cancer du côlon gauche). — Excision de la cicatrice
abdominale qui résulte de la première laparotomie.

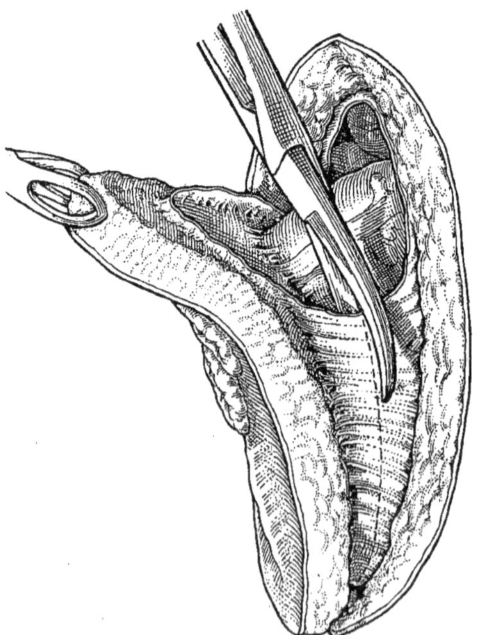

Fig. 247. — Colectomie segmentaire en deux temps (Fermeture de l'anus artificiel).
Deuxième temps (cancer du côlon gauche). — L'opérateur commence par ouvrir le ventre, excise
un point quelconque, puis à l'aide des ciseaux, sectionne la paroi cicatricielle qui tient
au losange cutané.

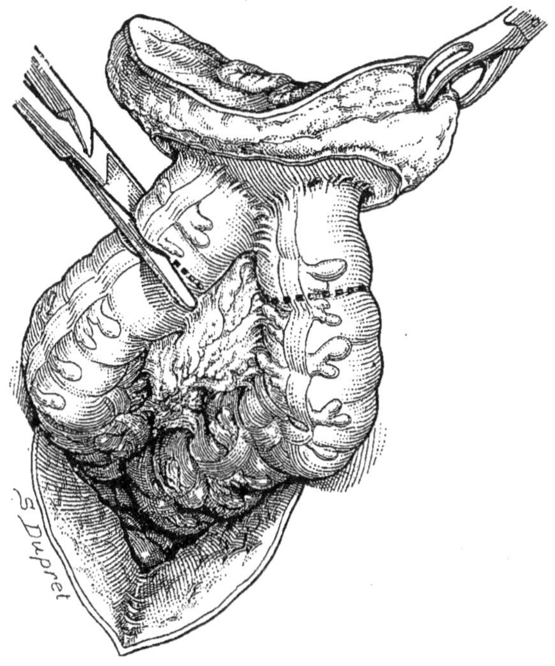

Fig. 248. — Colectomie segmentaire en deux temps (Fermeture de l'anus artificiel).
Deuxième temps (cancer du côlon gauche). — Section des deux extrémités coliques,
en portion intestinale saine.

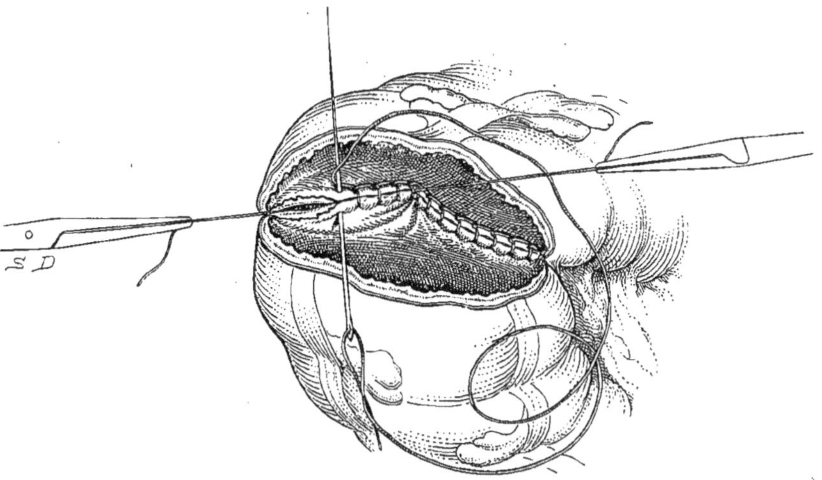

Fig. 249. — Colectomie segmentaire en deux temps (Fermeture de l'anus artificiel).
Deuxième temps (cancer du côlon gauche). — Suture colique bout à bout. Trois points d'appui
ont été placés. Un à chaque extrémité de la suture postérieure et un au milieu, de façon
à bien tendre la suture et à faciliter l'application de feston. Catgut lent 00.

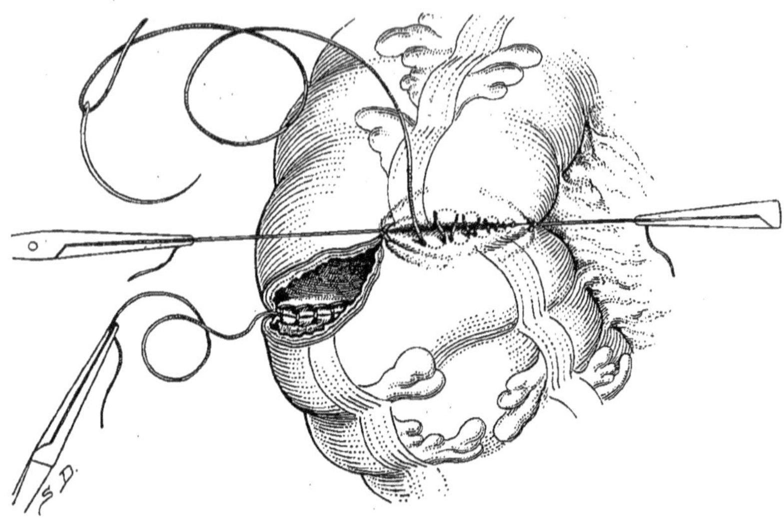

Fig. 250. — Colectomie segmentaire en deux temps (Fermeture de l'anus artificiel).

Deuxième temps (cancer du côlon gauche). — Suture totale de la paroi antérieure du côlon. Point de Connel. Remarquer la forme triangulaire des points de suture qui sont à la fois hémostatiques et étanches. Le point du milieu est destiné à diviser en deux parties égales chaque extrémité du côlon et en même temps à tendre les deux lèvres que la suture doit rapprocher.

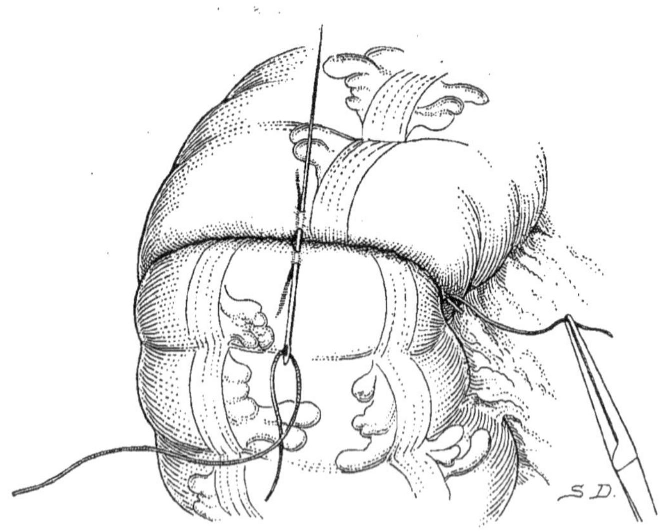

Fig. 251. — Colectomie segmentaire en deux temps (Fermeture de l'anus artificiel).

Deuxième temps (cancer du côlon gauche). — Le plan total est terminé; il pourrait suffire. Il est toutefois plus prudent de placer un second plan de suture, Point médian destiné à diviser en deux parties égales les parois coliques à rapprocher. (Fil de lin très fin.)

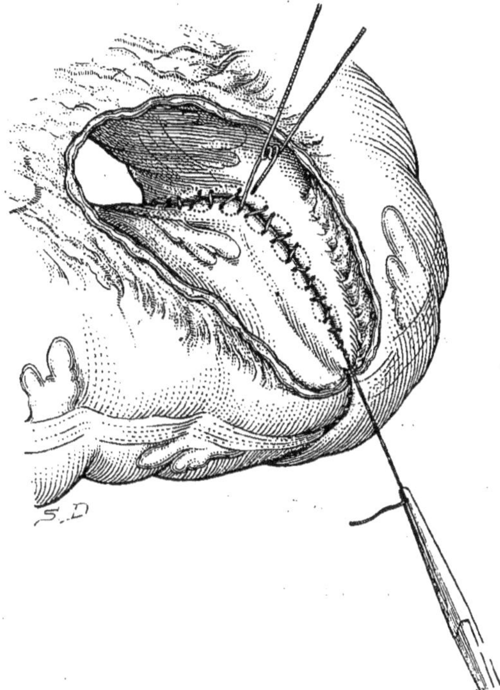

Fig. 232. — Colectomie segmentaire en deux temps (Fermeture de l'anus artificiel).

Deuxième temps (cancer du côlon gauche). — Point de Cushing. Ce point est la continuation du point postérieur. Les bouts de chaque fil arrivent de chaque extrémité et sont noués sur la ligne médiane.

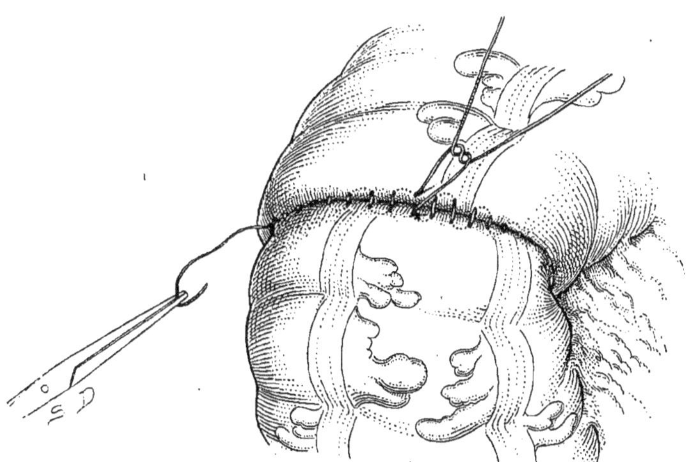

Fig. 233. — Colectomie segmentaire en deux temps (Fermeture de l'anus artificiel).

Deuxième temps (cancer du côlon gauche). — Point de Cushing (séro-séreux) sur la paroi postérieure de l'intestin. Toute suture intestinale bout à bout comprend deux temps : a) fermeture totale ; b) rapprochement séro-séreux. Remarquer la ligature des deux fils au milieu de la suture, l'opérateur évite de terminer au niveau des angles.

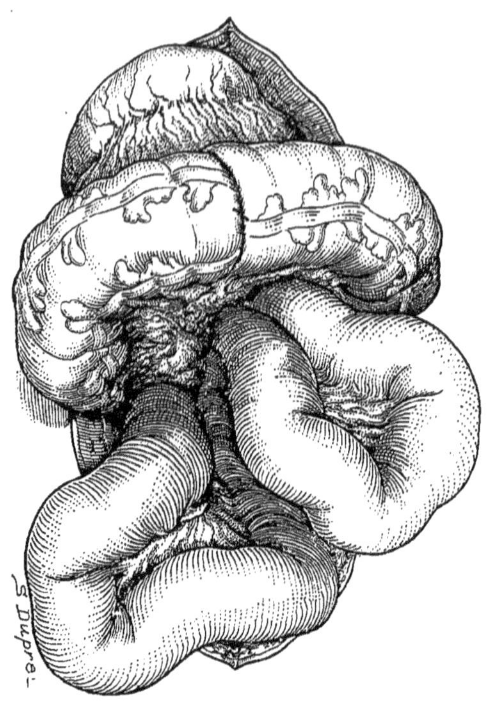

Fig. 254. — Colectomie segmentaire en deux temps (Fermeture de l'anus artificiel).

Deuxième temps (cancer du côlon gauche). — Aspect de l'intestin suturé. Ici la suture se voit un peu ; en réalité, elle est invisible. Ce détail donne une plus grande sécurité à l'opération.

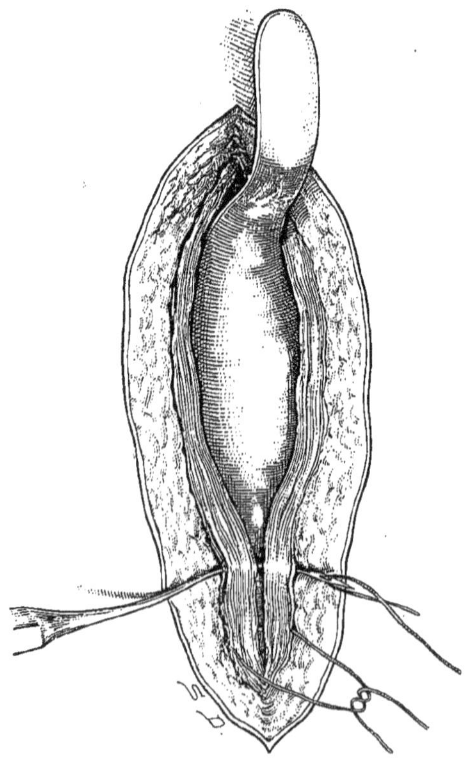

Fig. 255. — Colectomie segmentaire en deux temps (Fermeture de l'anus artificiel).

Deuxième temps (cancer du côlon gauche). — L'abdomen est fermé en deux plans. Le sabre passe le catgut lent ; la tr

IX

LES GROSSES HERNIES SCROTALES

Par le Dr ANDRÉ BUQUET.

La hernie volumineuse se voit presque toujours chez l'adulte ou l'homme âgé. Elle comporte un pronostic immédiat et éloigné différent de celui de la hernie inguinale, petite ou moyenne. L'opération de celle-ci ne fait courir aucun risque ; elle s'exécute toujours sous anesthésie locale, comporte une convalescence de dix jours et ne récidive pas.

Les hernies volumineuses s'accompagnent généralement d'une paroi abdominale faible, d'un ventre distendu par la graisse, d'un état déficient du rein et du foie, de lésions cutanées (intertrigo, eczéma) et d'une déformation du canal inguinal, réduit à un anneau large. Le contenu, tantôt formé d'épiploon, tantôt d'intestin grêle, tantôt d'un côlon qui a glissé, nécessite des manœuvres spéciales, quelquefois longues et délicates. La moindre faute d'asepsie peut compromettre le succès immédiat et éloigné.

L'indication opératoire mal posée, le malade mal préparé, peuvent être l'origine de complications graves ; congestion pulmonaire, infection, etc...

La hernie inguinale comporte une petite opération ; la grosse hernie comporte une grande opération. Certaines hernies volumineuses nécessitent même des opérations *graves ;* le chirurgien peut, dans certains cas, se trouver entraîné à réséquer une partie de l'intestin, quand celui-ci a perdu droit de domicile.

Malgré les quelques réserves que nous venons de faire, il va sans dire que si le sujet n'est ni cardiaque, ni emphysémateux, ni taré, il est bon de l'opérer. La chirurgie peut encore lui rendre de très grands services ; le succès est la règle générale. Toutefois, cette opération comporte une série d'examens ou de précautions sur lesquels nous allons insister.

Préparation éloignée du sujet. — Faire l'examen médical complet du malade. Est-il hypertendu? scléreux? aortique? emphysémateux? azotémique? Tous ces états constatés comporteront, soit l'abstention, soit au moins un régime préparatoire. Personnellement, nous soumettons toujours tous nos futurs opérés pour grosse hernie scrotale, à un régime sévère, régime fruitarien exclusif; les sujets obèses, au ventre tendu, maigrissent ainsi de 10, 15, 20 kilogrammes. Les purgatifs, le massage général, les exercices, les injections d'oxygène leur sont utiles. Il est probable que la « chaise longue d'amaigrissement » (Darricau) peut rendre de grands services.

Il faut soigner les lésions cutanées, l'eczéma, l'intertrigo. L'application d'une pommade, le poudrage constant, l'interposition d'une lame de gaze, fine et molle, en auront vite raison. Le jeûne, d'ailleurs, associé au régime fruito-végétarien, contribue largement à supprimer les lésions cutanées.

Le massage général active la circulation et fait maigrir; la gymnastique respiratoire, la spiroscopie présentent non seulement l'avantage d'augmenter la vitalité du sujet et de le faire maigrir, mais aussi d'entraîner ses fonctions respiratoires et de prévenir les chances de complications pulmonaires, assez fréquentes après ces interventions. Il faudra recommander également la gymnastique abdominale, pour fortifier le ventre et donner un meilleur appui aux points de suture.

Il faut souvent une préparation de plusieurs semaines et même de plusieurs mois avant que le sujet soit en état d'être opéré avec succès. Le malade sera largement récompensé de ses efforts; son teint sera plus frais, plus clair, son abdomen deviendra souple par la disparition de la graisse, sa paroi abdominale sera mieux musclée, son anneau moins distendu, la hernie, jadis irréductible, pourra être réintégrée sans effort.

Tout ce que nous venons d'ailleurs de conseiller s'applique aussi bien aux hernies ombilicales, ou aux éventrations post-opératoires.

PRÉPARATION IMMÉDIATE. — L'opération est décidée; le malade sera rasé, savonné et de nouveau poudré. Au moment de l'intervention, frictionner la peau, sur une grande étendue, à l'éther ou à la benzine, puis iodage léger; se servir de teinture d'iode dédoublée; ne pas brûler le scrotum.

CHOIX D'UNE ANESTHÉSIE. — Trois fois sur quatre, l'anesthésie régionale suffit[1]. Si la hernie est par trop volumineuse, si l'opérateur n'a point l'expérience suffisante de la régionale, il peut recourir à la rachi-anesthésie.

---

1. *Anesthésie régionale.* VICTOR PAUCHET, PAUL SOURDAT et R. DE BUTLER D'ORMOND, 4ᵉ édition. Doin, 1926.

Nous n'avons jamais utilisé l'anesthésie générale depuis 12 ans pour les hernies.

TECHNIQUE OPÉRATOIRE. — *Incision cutanée*. — Le malade est mis en position légèrement déclive. Cette incision sera franchement abdominale, d'autant plus qu'après la cure, lorsque le scrotum sera revenu sur lui-même, la ligne de réunion a tendance à s'abaisser. Elle atteindra ou dépassera, en haut, l'épine iliaque antéro-supérieure et s'étendra sur 15 à 20 centimètres.

Hémostase immédiate et complète des vaisseaux sur chaque lèvre de section.

Incision de la paroi inguinale antérieure. — Dénuder, à la sonde cannelée, la surface nacrée de l'aponévrose du grand oblique ; celle-ci est sectionnée sur toute la longueur de l'incision, chaque lèvre est repérée par une tenaille. Le volet inférieur est libéré jusqu'à la lèvre inférieure de l'arcade crurale, qui doit être vue complètement par sa face profonde. Le volet antérieur est libéré, en dedans, le plus loin possible, jusqu'à la face antérieure de la gaine du grand droit qui est découverte. Le sac, jusque-là bridé à la partie inférieure, s'extériorise.

Section du feuillet antérieur de la gaine du grand droit. —L'opérateur se rend compte immédiatement de la possibilité ou de la difficulté qu'il aura à rapprocher l'une de l'autre l'arcade crurale et le tendon conjoint. S'il y a « du jeu », autrement dit, s'il y a assez d'étoffe pour que le tendon conjoint se rapproche aisément de la lèvre postérieure de l'arcade crurale, il n'aura pas recours à cette manœuvre. Si, au contraire, la largeur de l'anneau est telle qu'après suture de l'arcade crurale, il y aura traction des deux tissus fibreux, l'un sur l'autre, il est nécessaire d'avoir recours à la section de la gaine du grand droit, pour libérer, mobiliser le tendon conjoint, sans qu'aucune traction ne s'exerce une fois la suture terminée.

Cette section se fera ainsi : l'opérateur place un écarteur Farabeuf sur la lèvre interne de l'aponévrose du grand oblique sectionné. Il découvre ainsi, le plus loin possible, vers la ligne médiane, la face antérieure de la gaine du grand droit; il la découvre depuis le pubis jusqu'à la partie supérieure de la plaie, c'est-à-dire très haut et très bas, sur une longueur de 10, 12, 15 centimètres. Il la fend sur toute sa hauteur, à 1 centimètre en dehors du point où la gaine du grand droit adhère à la partie profonde de l'aponévrose du grand oblique. Après cette section aponévrotique, le muscle grand droit apparaît. Quelques coups de sonde cannelée libèrent le volet externe de cette boutonnière. Inutile de procéder avec brutalité, sinon on pourrait déchirer les vaisseaux ou filets nerveux, ce qui, secondairement, atrophierait le muscle grand droit et exposerait à la récidive.

Il faut donc ménager l'intégrité du grand droit et, dans ce but, ne point séparer les connexions vasculaires et nerveuses. Cette fente de la gaine du grand droit suffit à mobiliser le tendon conjoint et à lui permettre de se laisser amener, quelques instants plus tard, au-devant de l'arcade crurale.

Ouverture du sac et traitement de son contenu. — Le sac est fendu longitudinalement, d'un coup de bistouri donné prudemment. Son contenu sera traité suivant sa nature :

a) C'est de l'épiploon ; celui-ci est ordinairement adhérent ou atteint d'épiploïde chronique ; il a perdu droit de domicile dans l'abdomen ; le réséquer par fragments[1].

b) C'est de l'intestin grêle ; celui-ci est habituellement libre dans le sac ; on le refoule avec précaution, à l'aide d'un clamp, dans la cavité abdominale ; la position déclive de l'opéré peut être nécessaire. Il est rare que l'intestin grêle ne se réduise aisément, si le sujet a suivi une cure de jeûne. En effet, si le sac ne contenait pas d'épiploon et si l'intestin grêle seul occupait la cavité herniaire, la cause de l'irréductibilité serait le mésentère même qui, par son infiltration graisseuse, aurait fait perdre droit de domicile aux anses grêles. Il m'est arrivé, il y a vingt ans, à l'Hôtel Dieu d'Amiens, de réséquer ainsi une hernie irréductible chez un homme haut de 1ᵐ,50 et de lui supprimer *trois mètres d'intestin!* Quand cet homme mourut, treize mois plus tard, il n'avait plus que 1ᵐ,20 d'intestin grêle dans le ventre. Une éventualité pareille ne se reproduirait pas pour moi, car l'amaigrissement que je fais subir à ces malades, rend inutile cette résection ; si la réductibilité était impossible, je refermerais la plaie et soumettrais de nouveau le malade au régime d'amaigrissement pendant six mois, pour l'opérer ensuite (V. P.).

c) C'est le gros intestin. S'il s'agit d'une sigmoïde flottante, pourvue d'un long méso, la réduction se fera comme si on traitait une anse grêle, avec la même facilité, sans manœuvres spéciales. Mais s'il s'agit d'une hernie par glissement, il n'en est plus de même. Le péritoine qui recouvre l'intestin en avant paraît se réfléchir sur la paroi du sac, sans former de méso, ou ne constitue qu'un méso très court ; l'intestin hernié est ainsi immobilisé dans le sac, étroitement appliqué contre la paroi de celui-ci, comme le côlon descendant contre la paroi abdominale postérieure. Le côlon ne peut être réduit dans ces conditions. On ne peut le mobiliser et le replacer dans l'abdomen qu'après avoir débridé et libéré le fascia d'accolement. On pratique cette libération comme au cours d'une colectomie totale. Le gros intestin, mobilisé grâce à ses fascias d'acco-

---

1. Voir *Pratique chirurgicale illustrée*, fasc. I, p. 14 et suivantes.

lement, se trouve ainsi complètement libéré et se présente dans les mêmes
conditions qu'un intestin grêle ; il est aisément mobilisé et réintégré
dans l'abdomen. Le feuillet extérieur du méso est donc incisé au ras du
sac, puis une pince montée décolle, de proche en proche, les portions
d'intestin, avec leur vrai méso et les vaisseaux méso-coliques. Le décollement est poursuivi jusque dans la cavité abdominale et ce n'est qu'une
fois l'intestin libre, dans le ventre, que l'on cesse le clivage. Quelques
ligatures sont placées sur ce méso, si c'est nécessaire, ce qui est rare ;
on peut fermer le sac comme s'il s'agissait d'une hernie banale.

Traitement du sac. — La libération du sac est quelquefois délicate.
La hernie est ancienne ; ce sac a contracté des adhérences avec le
scrotum ; il faut les charger en masse sur un index, et, à l'aide d'une
pince montée, libérer ses attaches au ligament scrotal. Là, la question
de la castration peut se poser, suivant l'âge du sujet.

a) *Le sujet est jeune ;* il importe de garder le testicule ; le cordon sera
séparé du sac à la partie supérieure ; sa libération poursuivie jusqu'au
testicule, sans léser aucun vaisseau du cordon ; sinon il en résulterait
des hématomes qui prolongeraient la convalescence, compromettraient la
circulation du testicule. Si, à la suite de cette libération, il se produisait
le moindre écoulement sanguin, il faudrait faire une hémostase soignée.
Ne pas passer au temps suivant sans avoir assuré l'hémostase parfaite.
Cette libération du cordon s'exécutera avec une extrême douceur pour
éviter de *rompre le canal déférent* ou de provoquer de la funiculite, des
hématomes intra-funiculaires, etc...

b) *L'opéré est un homme âgé ;* le testicule est atteint d'hématocèle ou
totalement atrophié. La conservation ne s'impose pas. Le cordon et le
sac confondus, sont rapidement séparés du scrotum, liés et sectionnés en
masse ; cette manœuvre permet une occlusion plus complète du canal.
En principe, il vaut mieux garder un testicule même atrophié que de le
supprimer ; il peut rendre encore quelques services ; la pratique des greffes
testiculaires l'a démontré.

Ligature et résection du sac. — Le sac sera libéré le plus haut possible, puis lié, comme dans toute cure de hernie. L'aiguille traversera
d'abord une des moitiés du pédicule ; celui-ci sera étranglé à l'aide d'un
catgut fort ou d'un « ralenti ». Si le moignon du sac se laisse spontanément attirer vers l'abdomen supérieur, inutile de le fixer à la paroi, il
est possible de le lâcher sans crainte. Si, au contraire, il a tendance à
descendre, s'il « flotte » dans le champ opératoire, il y a intérêt à le fixer ;
alors, recourir à la manœuvre de Barker, c'est-à-dire fixer les deux fils
qui tiennent le moignon à la face profonde du transverse, entre la paroi
musculo-aponévrotique et le péritoine pariétal, immédiatement au-dessus

de la commissure supérieure de la plaie musculaire. Dans le cas qui a servi de modèle à cette opération, nous avons fixé le moignon saculaire au ligament de Cooper, découvert et nettement exposé dans le champ opératoire. Peu importe la place où on fixe le moignon du sac, ce qui est important, s'il est flottant, c'est de le fixer.

Restauration des parois inguinales. — Dans le cas de hernie scrotale, cette paroi est faible ; la manœuvre indiquée pour la cure de hernie inguinale simple (V. Fasc. I, p. 29) sera donc de rigueur ici. Il faudra, comme nous l'avons dit plus haut, ouvrir la gaine du grand droit, près de la ligne d'insertion de l'aponévrose du grand oblique, mobiliser le volet externe de cette gaine. Le volet externe du feuillet extérieur de la gaine du grand droit fendu et l'arcade crurale, sont réunis par des points en U au catgut ralenti ; ces fils seront passés avant d'être serrés. Cette suture forme le plan profond de la région inguinale reconstituée.

. D'autres points au catgut rapprocheront les lèvres de l'aponévrose du grand oblique, pour reconstituer la paroi antérieure. Quelques nouveaux points au catgut fin rapprocheront les deux tranches graisseuses. Agrafes de Michel sur la peau. Si l'hémostase, qui doit être très soignée, paraît insuffisante, on aura soin de solidariser tous les plans en une suture totale comprenant peau, graisse, aponévrose. L'aiguille passe quelques crins solides pour prendre toute la paroi abdominale en masse, avant de reconstituer la paroi inguinale antérieure ; ces crins seront, après suture de la peau, serrés sur des bourdonnets de gaze.

Soins post-opératoires. — Les agrafes seront enlevées en deux fois, le septième et le neuvième jour. Veiller sur l'état général de l'opéré ; surveiller la tendance à la congestion pulmonaire, surtout s'il est âgé. Le lever sera tardif, du quinzième au vingtième jour, à moins que des accidents pulmonaires ne surviennent dès les premiers jours et nécessitent un lever précoce. Dans un but préventif, d'ailleurs, on pourra appliquer des ventouses et imposer la gymnastique respiratoire et le massage général.

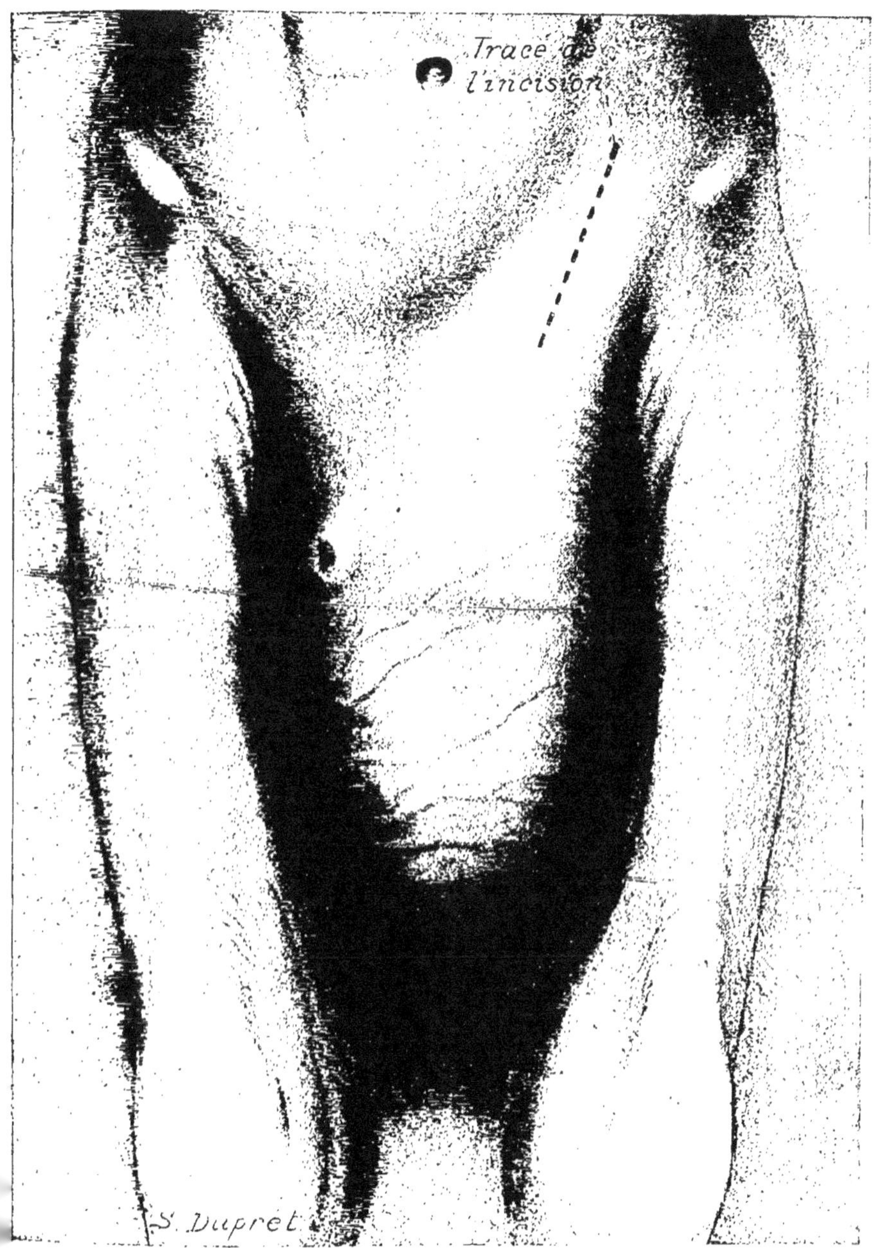

Fig. 256. — GROSSE HERNIE SCROTALE. CURE RADICALE.

Hernie volumineuse paraissant avoir perdu droit de domicile. Ventre rétracté. *Tracé de l'incision.* C'est une section abdominale qui empiète légèrement sur la racine des bourses.

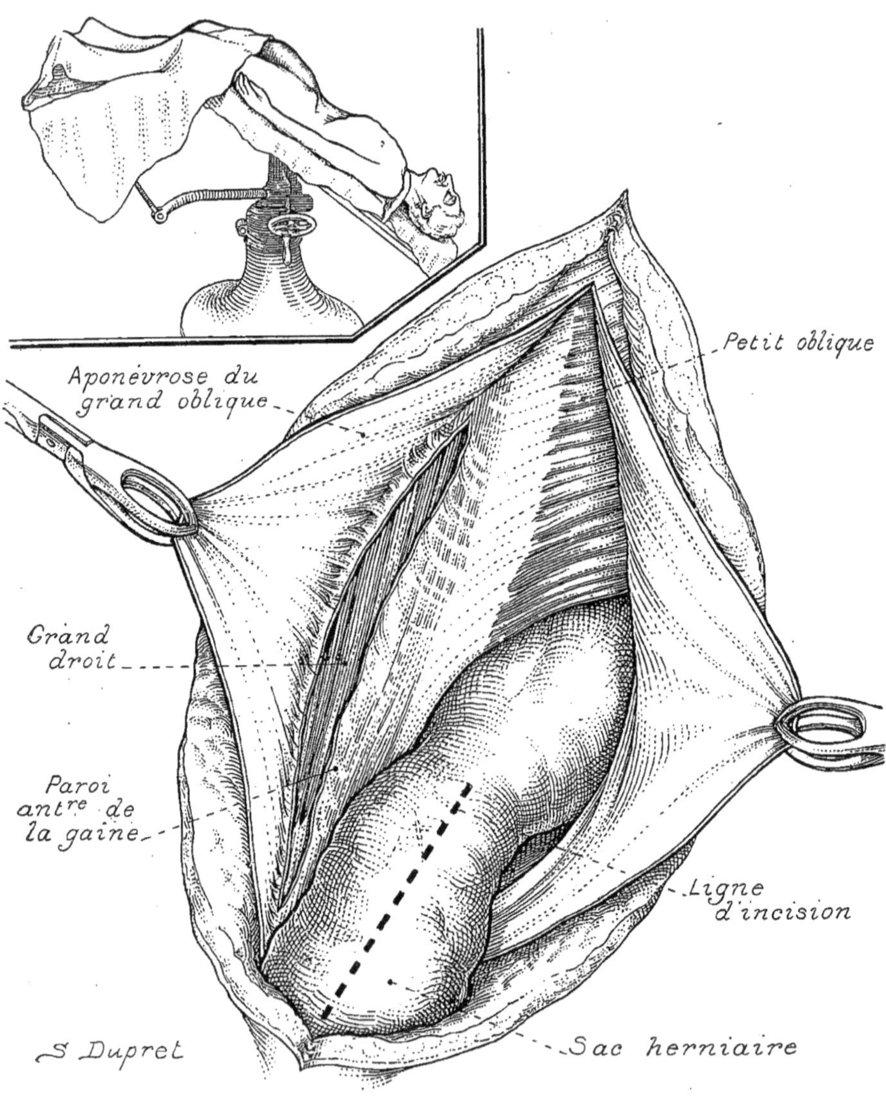

Fig. 257. — GROSSE HERNIE SCROTALE. CURE RADICALE.

Position inclinée à donner au malade, pour faciliter la réintégration de l'intestin dans l'abdomen. Aspect de la région inguinale après section de la peau. Section du grand oblique;
incision de la gaine du grand droit; celle-ci porte en dedans du tendon conjoint, et
au-dessous du tendon du grand oblique. Le but de cette ouverture est de mobiliser la
paroi antérieure de la gaine du droit, qui se continue avec le tendon conjoint. La
mobilisation de cette production fibreuse lui permet d'être suturée à la lèvre interne de
l'arcade crurale. La section du péritoine est faite ici au niveau et au-dessous du collet du
sac. Mais dans les cas normaux, cette incision porte *plus haut* sur le péritoine abdominal, immédiatement au-dessous du muscle petit oblique.

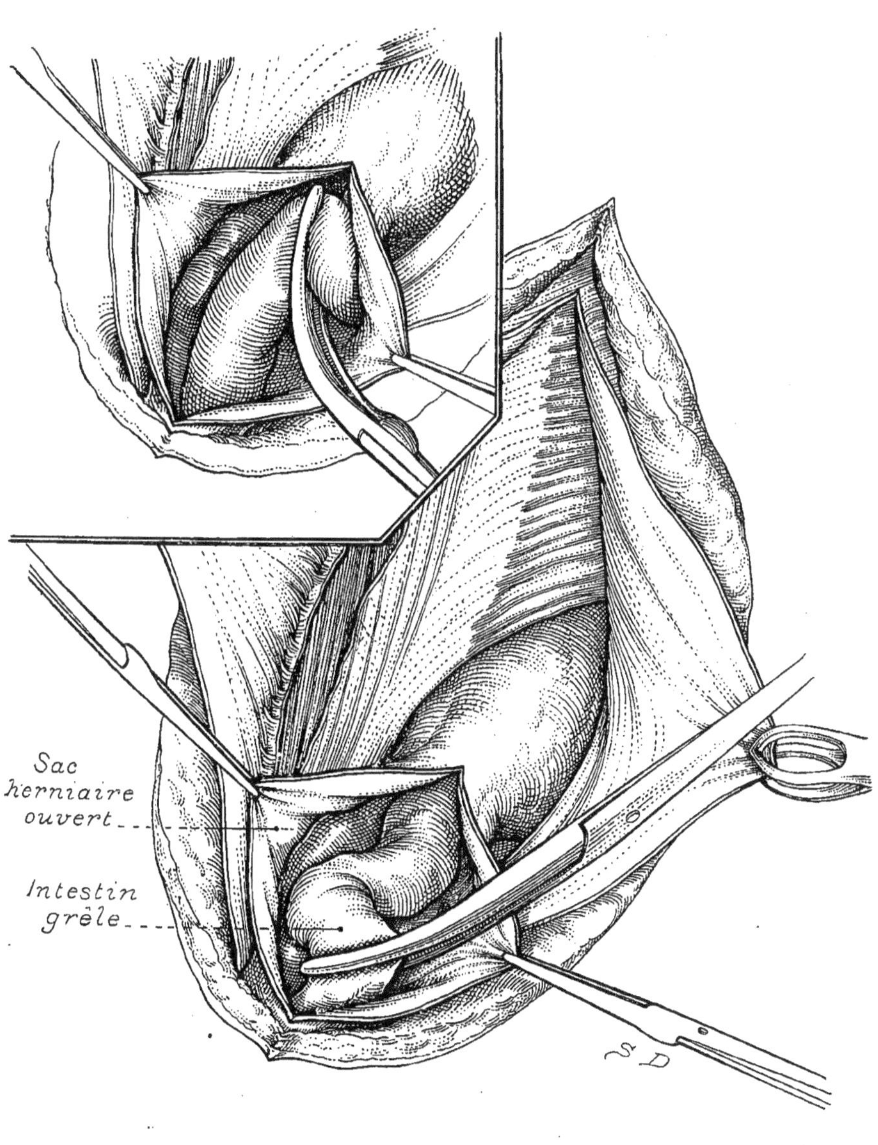

Fig. 258. — Grosse hernie scrotale. Cure radicale.

Le contenu est ici l'iléon. Grâce au plan incliné, les anses saisies par un clamp réintègrent complètement la cavité abdominale bien que la hernie ait d'abord paru avoir perdu droit de domicile.

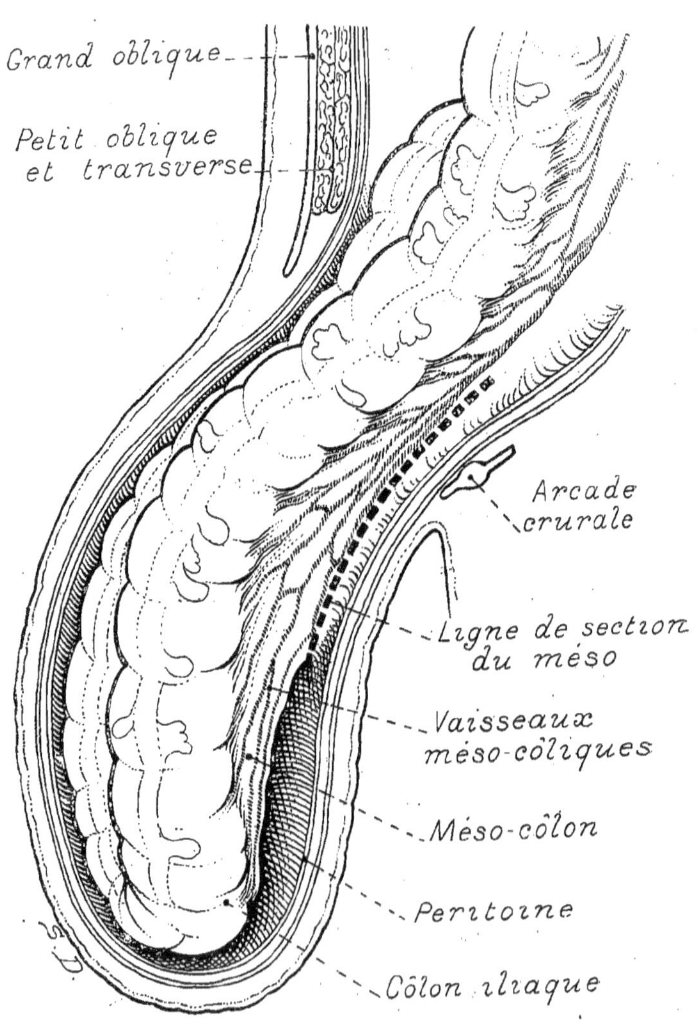

Fig. 259. — Grosse hernie scrotale. Cure radicale.

Ici le contenu est le côlon iliaque. C'est une hernie iliaque dite par glissement, l'intestin qui a descendu avec le méso-côlon est adhérent au sac. Cette anse du côlon est aussi facile à libérer dans le sac que dans l'abdomen, alors que l'on pratique la libération du fascia d'accolement. Le pointillé montre la zone sur laquelle on pratiquera le décollement colo-pariétal, il se fera dans le sac, comme s'il se faisait dans la fosse lombaire gauche (Victor Pauchet).

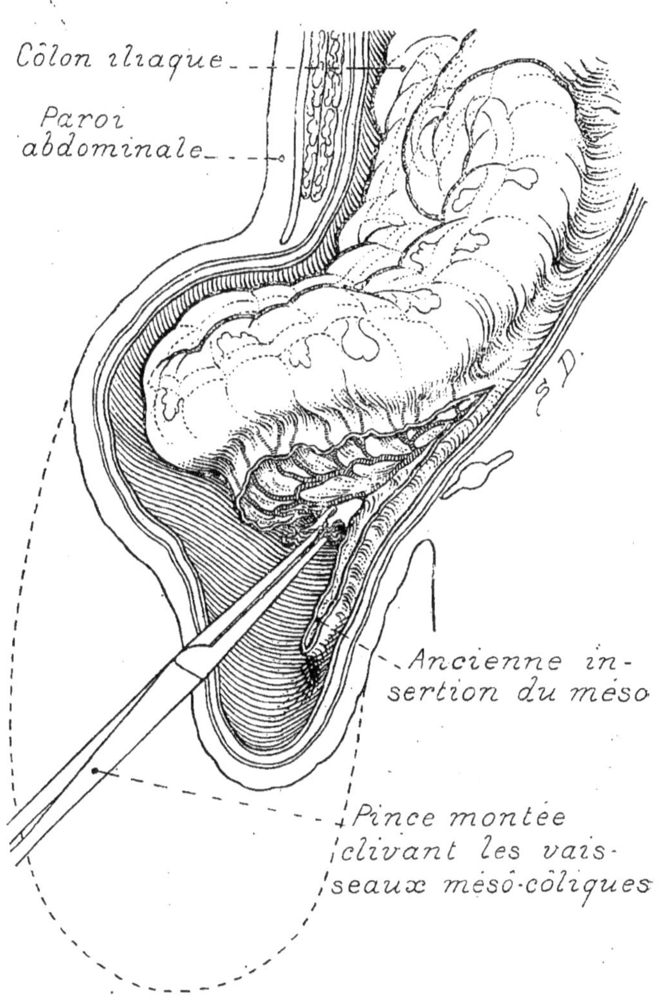

Fig. 260. — GROSSE HERNIE SCROTALE. CURE RADICALE.

Le contenu est le côlon iliaque. Le décollement colo-pariétal est amorcé, puis achevé à l'aide d'une compresse qui refoule les vaisseaux méso-coliques sans risquer de les déchirer. Le sac évacué sera traité comme un sac à contenu normal (VICTOR PAUCHET).

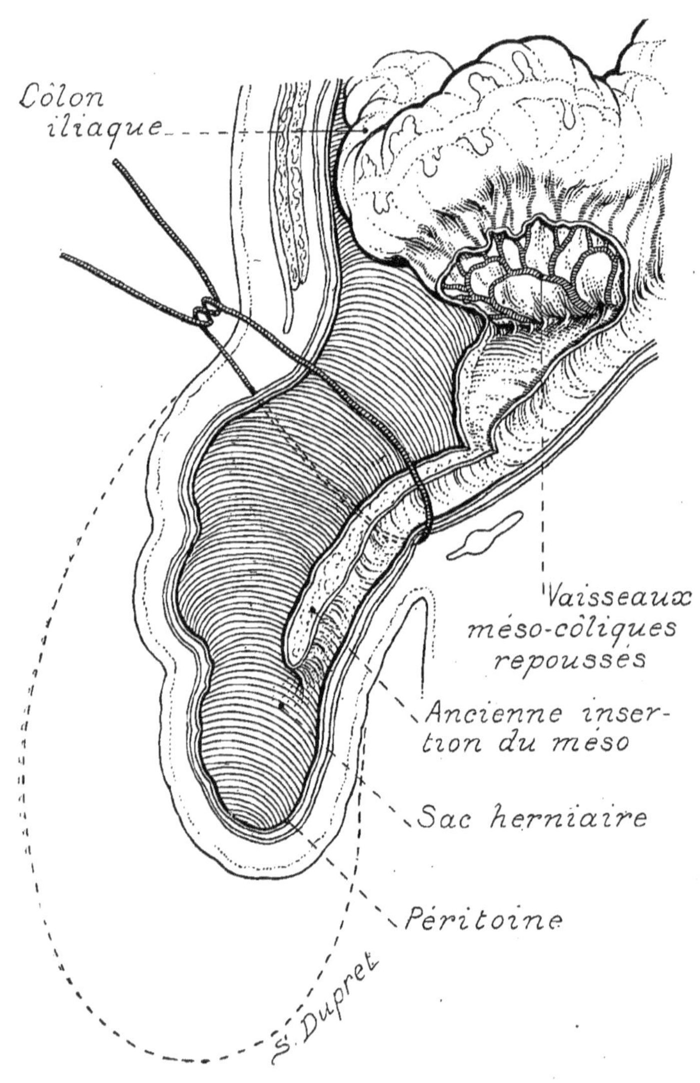

Fig. 261. — GROSSE HERNIE SCROTALE. CURE RADICALE.

Le contenu est le côlon iliaque. Le côlon est refoulé dans la cavité abdominale,
le sac est lié comme un sac ordinaire.

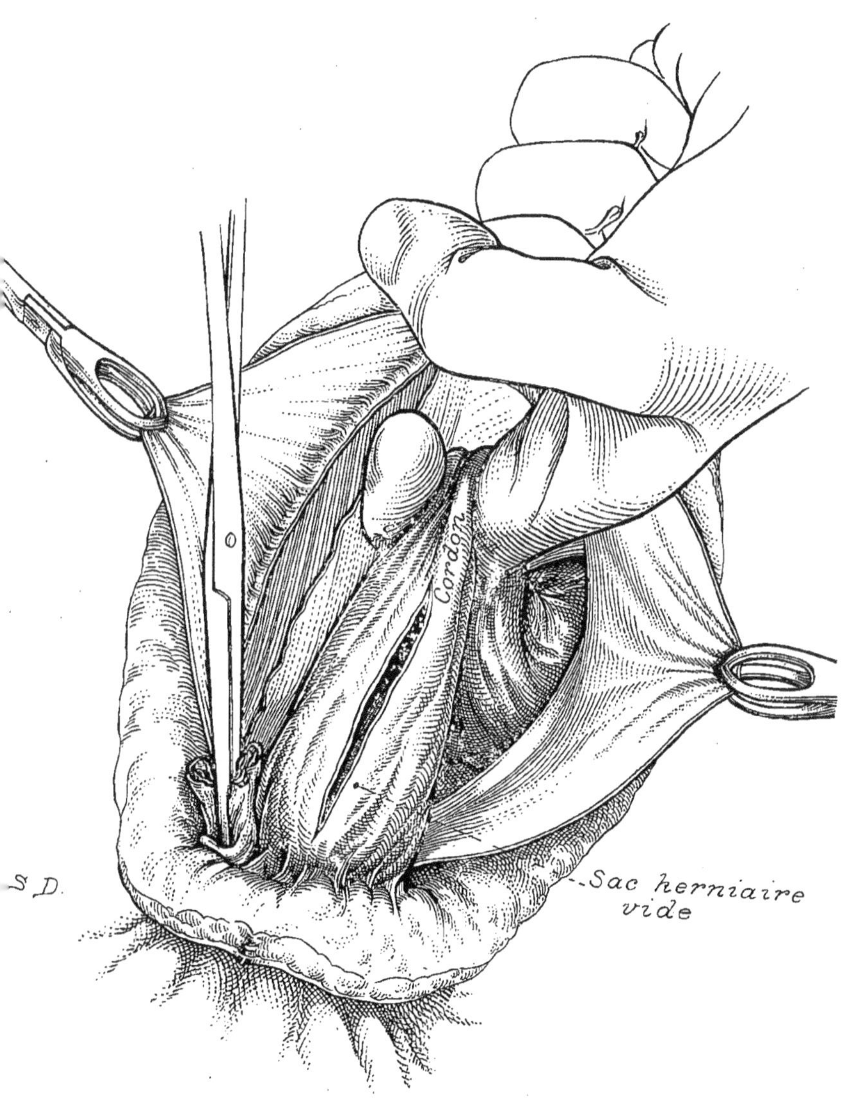

Fig. 262. — GROSSE HERNIE SCROTALE. CURE RADICALE.

Libération du cordon, du sac. Le testicule est supprimé en même temps que le cordon, de façon à pouvoir fermer complètement l'orifice. Le fait de pouvoir clore entièrement la région inguinale, diminue les chances de récidive. Le malade est âgé et l'utilité d'un testicule atrophié est problématique.

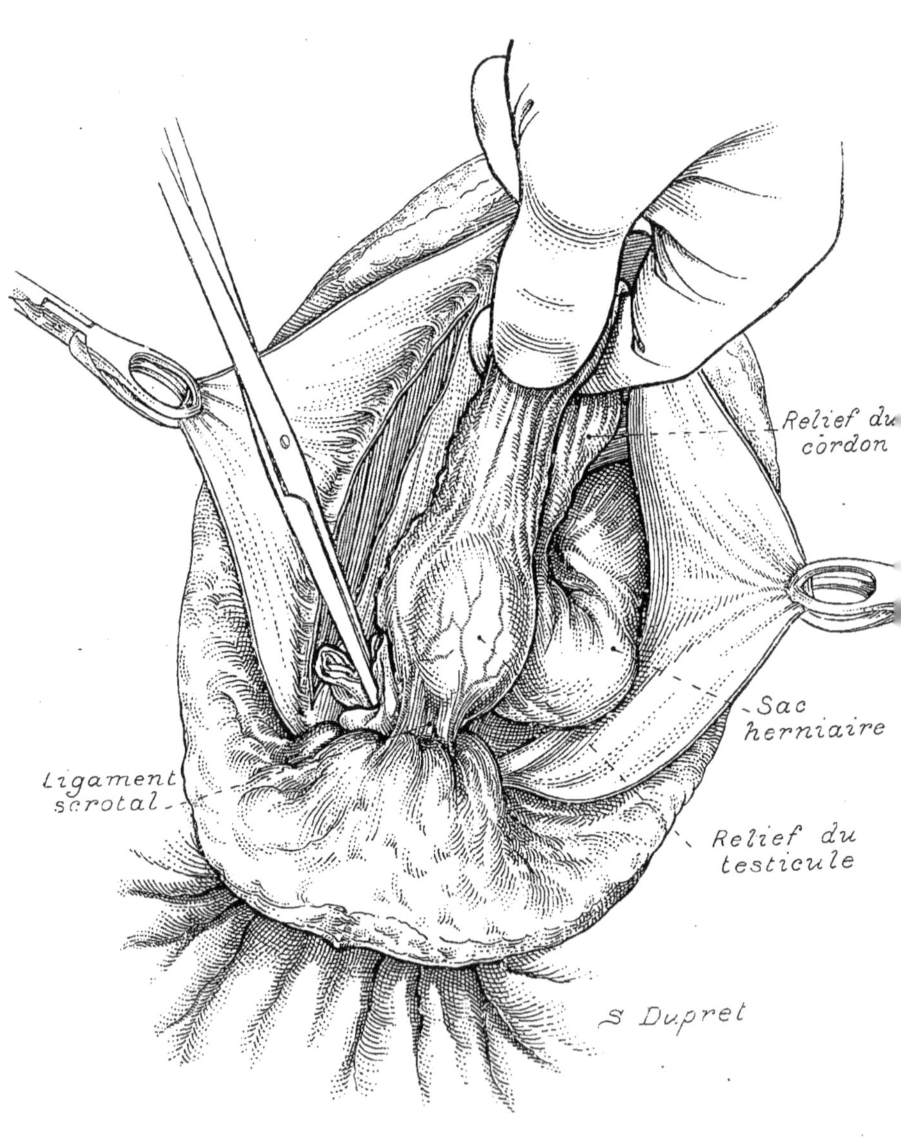

Fig. 263. — GROSSE HERNIE SCROTALE. CURE RADICALE.
Libération en masse du cordon, du sac et du testicule. La compresse
est le meilleur instrument pour réaliser cette libération.

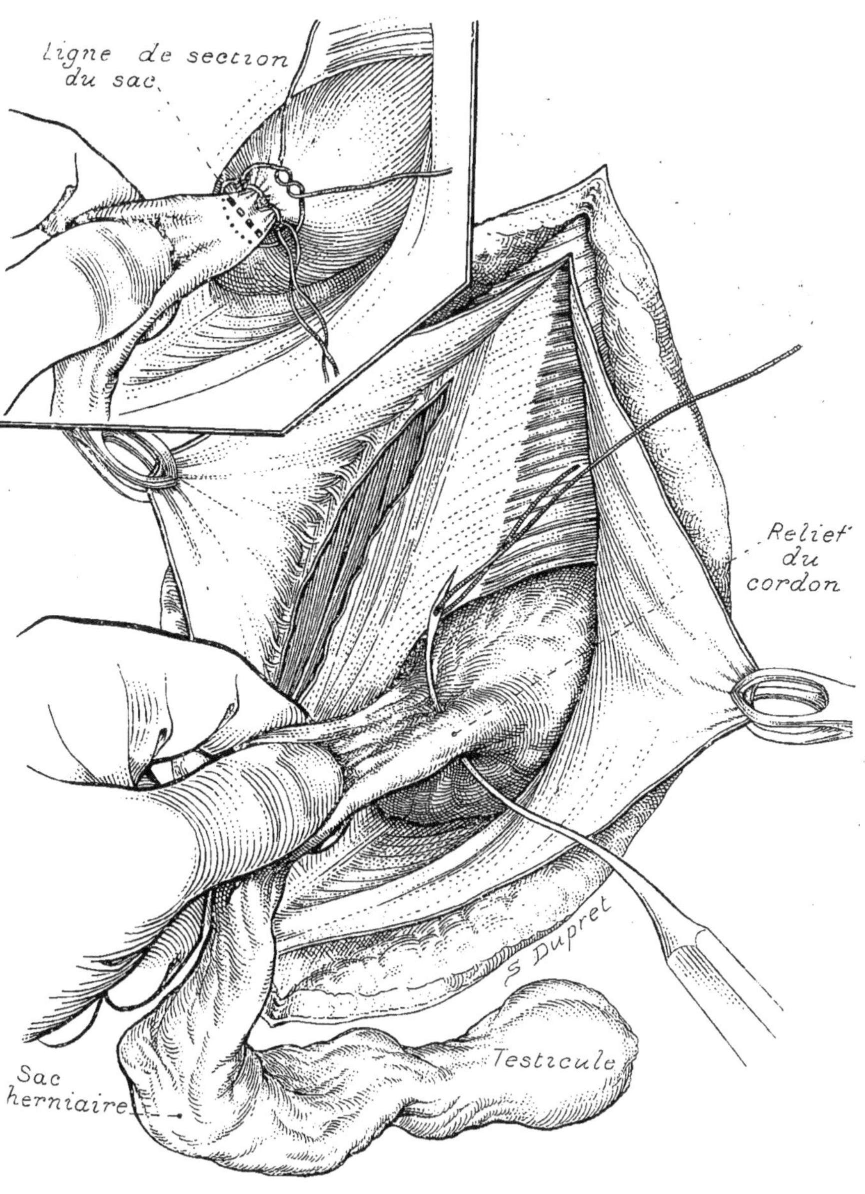

Fig. 264. — GROSSE HERNIE SCROTALE. CURE RADICALE.

Ligature du sac et du cordon. Comment on pédiculise le sac avec le cordon et comment on les lie. Il est mieux de ne pas sacrifier le testicule même chez le vieillard, il suffit de couper le cordon au ras du pubis et de laisser dans les bourses le testicule et le cordon, ou de faire passer le cordon en avant et en haut de la paroi inguinale suturée.

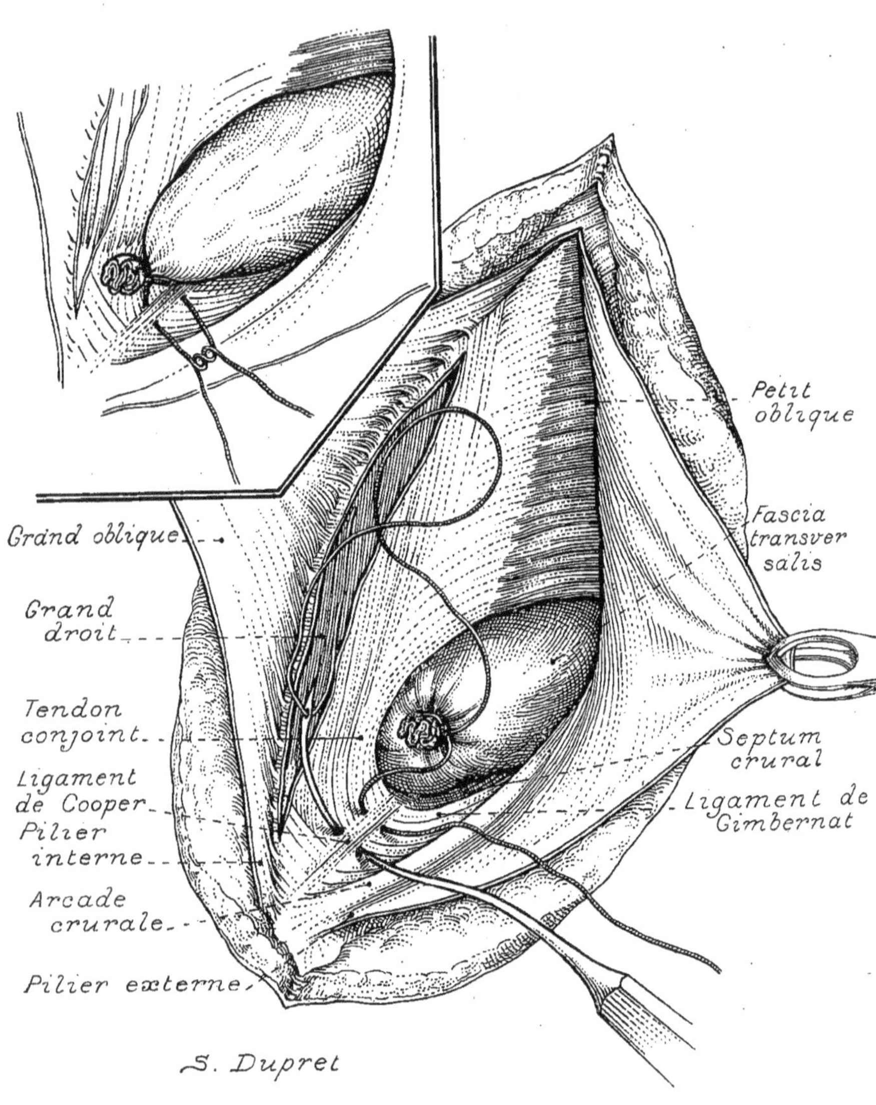

Fig. 265. — Grosse hernie scrotale. Cure radicale.
Fixation du moignon au ligament de Cooper, de façon à assurer sa fixité.

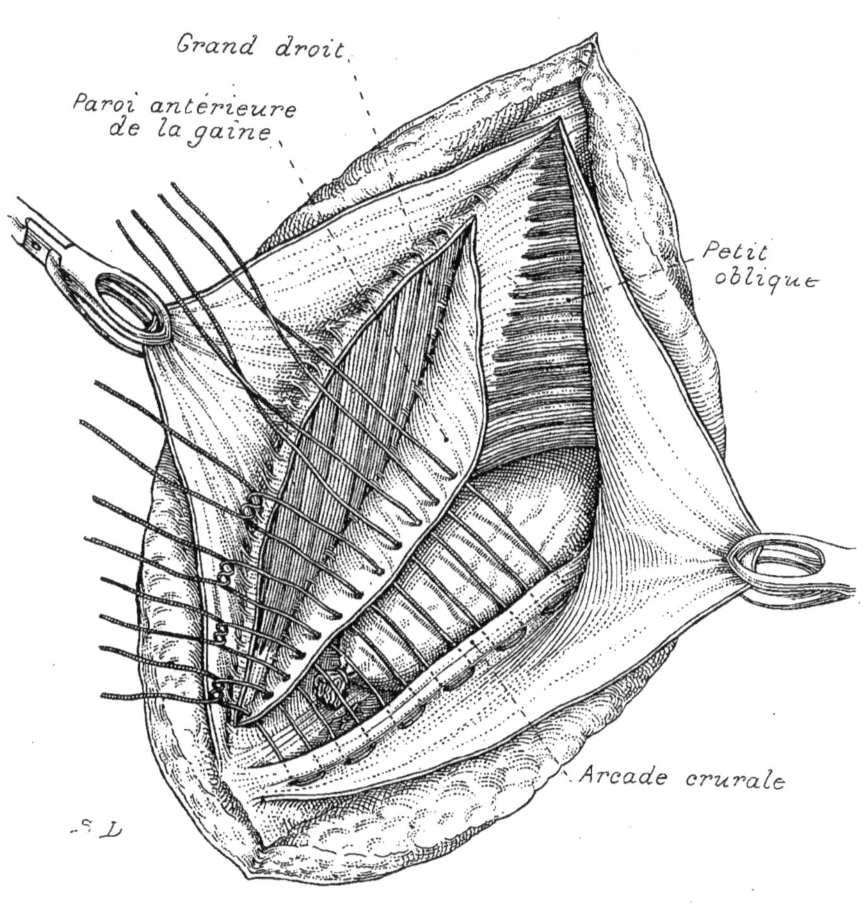

Fig. 266. — GROSSE HERNIE SCROTALE. CURE RADICALE.

Reconstitution de la paroi inguinale avec fermeture complète de l'anneau. Cette fermeture est faite en deux plans. Ici, premier plan au catgut lent. Points en U. La lèvre externe de la gaine aponévrotique du grand droit est suturée avec la lèvre interne de l'arcade crurale (VICTOR PAUCHET).

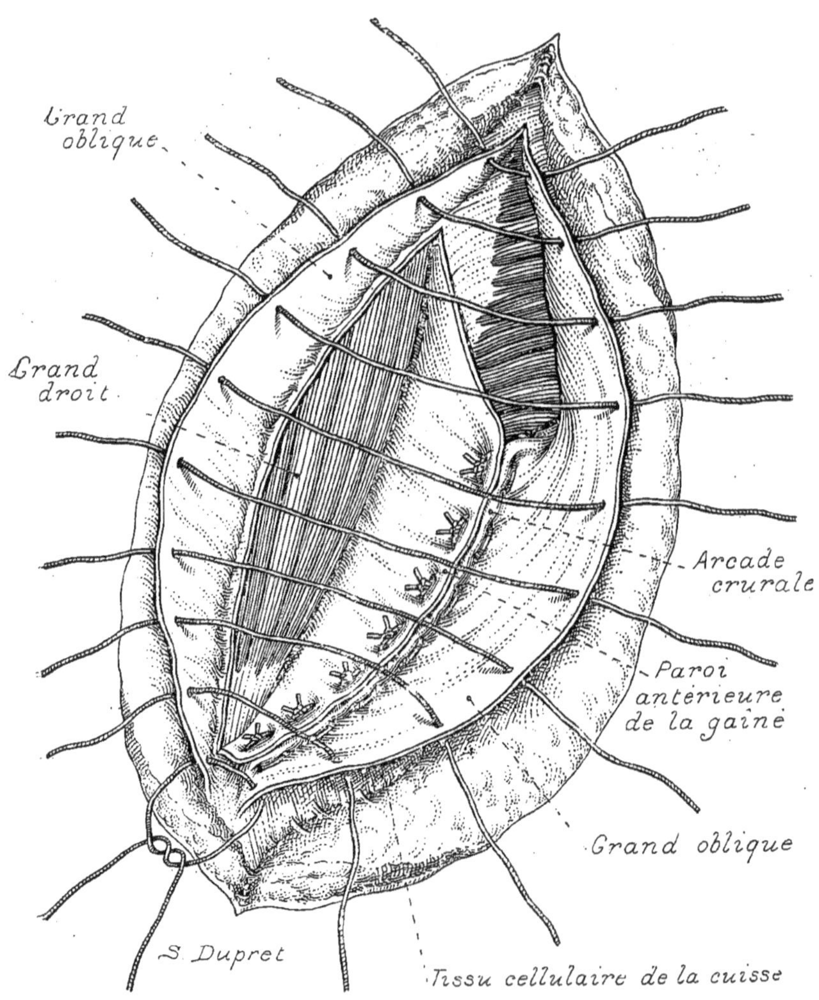

Fig. 267. — GROSSE HERNIE SCROTALE. CURE RADICALE.
Fermeture de la paroi inguinale antérieure. Points séparés au catgut ordinaire.
Remarquez qu'il n'y a plus d'anneau inguinal, l'orifice est complètement fermé.

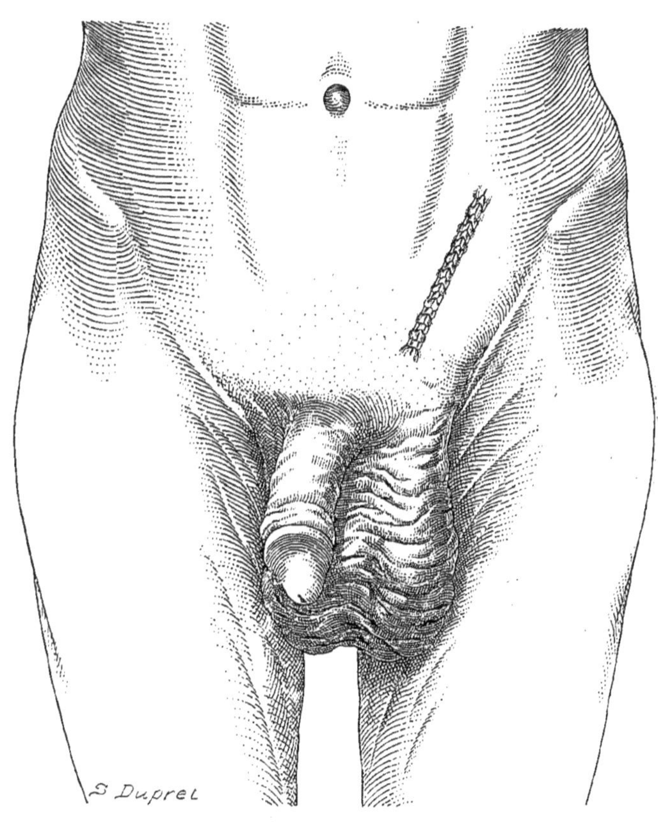

Fig. 268. — Grosse hernie scrotale. Cure radicale.

Suture de la peau avec des agrafes. Comparer la figure 268 avec la figure 256 pour se rendre compte de la situation qu'occupe réellement la section de la peau, qui a repris sa situation normale. Aspect des bourses et de la verge après l'opération.

X

HYSTÉRECTOMIE ABDOMINALE TOTALE

POUR ANNEXITE SUPPURÉE

Par le Dr Gabriel LUQUET,

Chirurgien-adjoint à l'hôpital Saint-Michel (Paris).

Les lésions inflammatoires des annexes utérines seront toujours traitées médicalement : repos, chaleur ou froid, glace ou eau chaude, diète, vaccins, etc... Si elles guérissent complètement, la malade est rendue à ses occupations ; si elles s'aggravent ou guérissent incomplètement, ou récidivent, il faut opérer.

En principe, si la femme est jeune, il est préférable d'exciser uniquement les trompes, en laissant l'utérus et les ovaires ; l'opération est plus délicate, mais donne le plus souvent des résultats excellents. On ne supprimera d'emblée l'utérus et à plus forte raison l'utérus et les ovaires, que si la femme a passé quarante-cinq ans, ou si les lésions, ou la sécurité de l'opération, le nécessitent d'une façon absolue.

Les cas où il faut intervenir, soit d'urgence, soit d'une façon rapide sont les suivants :

a) *Rupture d'une trompe.* — L'intervention s'impose d'urgence, comme en toute rupture intra-abdominale, à plus forte raison, après rupture d'une collection septique.

b) *Pyo-salpinx aigu.* — Si une grosse trompe bombe dans le Douglas, on l'ouvre par colpotomie vaginale. Si les annexes sont haut situées et s'il faut agir rapidement, hystérectomie abdominale. Si la température est élevée, l'état général précaire, on préfère l'hystérectomie vaginale, avec ou sans débridement du vagin.

c) *Abcès péri-utérin.* — Ce dernier, extra-annexiel, bombe généralement dans le Douglas et doit être traité par la simple colpotomie.

d) *Salpingite réchauffée.* — Une annexite est en cours de traitement et malgré le traitement médical, les accidents s'accentuent, après avoir paru s'amender ; les trompes augmentent de volume, le toucher est plus douloureux ; il y a intérêt à intervenir le plus tôt possible. L'hystérectomie à froid se fera dans la majorité des cas.

Le plus souvent, l'indication n'est point urgente ; la poussée annexielle se termine par la résolution ou bien elle semble se résoudre, puis reparaît. Les annexes restent perceptibles au palper, volumineuses ou douloureuses ; l'intervention s'impose, car la malade ne peut reprendre ses occupations. L'opération se pratiquera trois semaines, deux, trois, quatre mois, après le début ou la cessation des accidents.

Avec Siredey [1], nous considérons donc l'intervention dans les conditions suivantes :

1° *Dans les cas de rupture d'une trompe suppurée ; c'est une indication d'urgence.*

2° *Dans les formes suppurées qui ne cèdent pas rapidement au traitement médical.*

3° *Dans les formes suppurées torpides prolongées* dans lesquelles l'examen local des lésions montre la tension croissante de la masse inflammatoire, l'infiltration œdémateuse des régions voisines et la constatation d'un point saillant tout particulièrement douloureux.

4° *Dans les formes indéfiniment persistantes ou présentant des rechutes fréquentes*, finissant par causer une véritable névrose ou empêchant tout travail chez les femmes qui en ont besoin de par leur condition sociale.

Quel procédé employer ?

« Il n'y a pas de meilleur procédé, il y a plusieurs procédés qui ont suivant les cas devant lesquels on se trouve, une inégale valeur. Chacun d'eux peut être le meilleur ou le pire. Il faut les connaître tous et savoir, dans chaque cas particulier, se décider pour le bon (J.-L. FAURE) [2].

« Comme les adhérences aux parois voisines peuvent être variables, nous devons modifier notre procédé suivant la disposition des lésions et employer celui qui nous permettra d'aller par la voie la moins encombrée, priver le bloc utéro-annexiel de ses attaches inférieures de façon à pouvoir le décoller de bas en haut » (J.-L. FAURE) [3].

Souscrivant à ces deux principes nous allons décrire un procédé qui peut rendre service dans certaines formes anatomiques de lésions utéroannexielles aiguës ou subaiguës. Nous l'emploierons dans deux cas :

a) Quand les annexes malades des deux côtés sont collées aux parois pelviennes et à l'utérus.

1. J.-L. FAURE et SIREDEY. *Traité de Gynécologie Médico-chirurgicale*, p. 615.
2. *Presse Médicale*, 20 janvier 1904.
3. J.-L. FAURE et SIREDEY. *Traité de Gynécologie Médico-chirurgicale*.

b) Quand l'utérus est en rétroversion irréductible et basculé avec les annexes dans le Douglas.

C'est un procédé qui dérive des méthodes de décollation antérieure employées dans les hystérectomies subtotales sur les avantages desquelles ont tant insisté J.-L. Faure et T. de Martel[1]. Il dérive également de celui de Doyen. Il permet de libérer l'utérus de ses attaches inférieures et d'attaquer les annexes de bas en haut.

TECHNIQUE OPÉRATOIRE. — Dans le cas ici dessiné, il s'agissait d'un pyo-salpinx double avec utérus et annexes adhérant au rectum et à la paroi pelvienne.

ANESTHÉSIE. — Rachidienne.

Position de Trendelenbourg.

Le vagin a été pansé les jours précédents avec une mèche goménolée. Il a été iodé avant l'intervention, sous le contrôle de la vue en se servant de valves.

PREMIER TEMPS. — Laparotomie médiane allant du pubis jusqu'à l'ombilic. Il faut voir clair. — Mise en place d'une valve sus-pubienne de Doyen ou de Rochard.

L'intestin est soigneusement refoulé par de grandes compresses ; il ne faut sous aucun prétexte que les anses intestinales soient en rapport avec le champ opératoire. Les tranches de section de la paroi abdominale doivent également être bien protégées. Le laparostat de Dartigues écarte les lèvres de l'incision à la partie supérieure.

DEUXIÈME TEMPS. — On examine la région à opérer. On saisit le fond de l'utérus avec une tenaille ou une pince de Museux et on essaie de mobiliser en avant utérus et annexes adhérentes.

Au cours de ces manœuvres une poche purulente peut s'ouvrir, on étanche immédiatement le pus qui s'écoule avec des compresses ou mieux avec l'aspirateur.

TROISIÈME TEMPS. — La mobilisation de l'utérus ayant été tentée en arrière on revient en avant et on incise au niveau du cul-de-sac vésico-utérin le péritoine antérieur d'un ligament rond à l'autre. On refoule en bas ce feuillet péritonéal et la vessie au moyen des ciseaux courbes puis d'un tampon monté sur une pince.

QUATRIÈME TEMPS. — Attirant en haut l'utérus par la pince de Museux

1. *Presse Médicale,* 1909, p. 617.

placée sur le fond on saisit la partie antéro-supérieure du vagin près de son insertion sur le col par une deuxième pince et l'ayant ainsi solidement amarrée on sectionne au bistouri ou aux ciseaux le conduit vaginal sur tout son pourtour, y compris le feuillet péritonéal postérieur, de façon à ouvrir le cul-de-sac de Douglas. Si on voit les utérines on les pince, sinon on ne s'en occupe pas, on y reviendra plus tard quand la zone opératoire sera déblayée. L'aspirateur absorbe le pus qui pourrait se trouver dans le Douglas et les mucosités qui pourraient surgir du vagin qui est iodé à nouveau.

CINQUIÈME TEMPS. — Glissant un ou deux doigts en arrière du ligament large, du côté où les annexes sont le moins adhérentes et les décollant de bas en haut en arrive ainsi à les pédiculiser. On saisit dans un même clamp le ligament infundibulo-pelvien et le ligament rond ; une autre pince est placée plus près de l'utérus ; on coupe entre les deux pinces. Les annexes de ce côté sont ainsi libérées.

SIXIÈME TEMPS. — On décolle doucement, toujours de bas en haut, le corps utérin de la face antérieure du rectum. Puis on s'attaque aux annexes les plus volumineuses et les plus adhérentes. Si le volume des poches purulentes semble trop considérable pour les mobiliser facilement sans les rompre on n'hésitera pas à les ouvrir et à les vider avec l'aspirateur.

On les décolle ensuite de bas en haut, on les pédiculise et on sectionne ce pédicule entre deux clamps.

Le bloc utéro-annexiel est enlevé.

SEPTIÈME TEMPS. — On assèche soigneusement la cavité pelvienne et en particulier le Douglas avec des compresses ou au moyen de l'aspirateur, puis on procède à la ligature des pédicules vasculaires.

D'abord les deux pédicules inférieurs comprenant chacun l'utérine et ses branches cervico-vaginales qui naissent à ce niveau : au moyen d'une aiguille à pédale on passe un fil qui prendra point d'appui sur le bord du vagin et qui ramassera toute la portion de la gaine hypogastrique avoisinante comprise dans l'espace triangulaire dont la base est à la paroi vaginale et le sommet à l'artère utérine[1].

Puis les deux pédicules supérieurs comprenant chacun les vaisseaux utéro-ovariens et le ligament rond ; ils peuvent être pris en masse le plus souvent sans inconvénient.

Quatre ligatures suffiront ainsi à assurer l'hémostase du bassin.

1. ESCUDIÉ. *Thèse Paris*, 1919.

Si d'autres vaisseaux saignaient on placerait alors quelques fils supplémentaires.

Huitième temps. — On fixe le péritoine antérieur vésico-utérin par un surjet à la tranche vaginale antérieure. Si c'est possible on continuera de chaque côté ce surjet pour essayer d'enfouir les pédicules supérieurs, mais dans les cas comme celui que nous avons pris pour type ce sera le plus souvent impossible et on n'insistera pas.

Un incident peut se produire quand on décolle de bas en haut la face postérieure de l'utérus, rétroversé et fixé, c'est la déchirure du rectum ; déchirure incomplète ou complète de la paroi antérieure de ce dernier.

S'il s'agit d'une déchirure ou d'une éraillure de la séreuse on placera quelques points séparés sur cette dernière. Si la déchirure est complète et intéresse toutes les tuniques il faut faire une réparation en deux plans : après nettoyage à l'iode et à l'éther de la lésion on place un petit surjet sur la muqueuse. Ceci fait on passe une série de points en U, parallèles les uns aux autres et ne comprenant que la séro-musculeuse ; points non perforants. Quand ils sont tous passés on les serre et on les noue.

Pour assurer le drainage inférieur on place dans le vagin, de haut en bas, un gros drain ne dépassant que de peu dans le pelvis.

Neuvième temps. — Pour assurer le drainage supérieur, surtout s'il a coulé du pus au cours de l'intervention et s'il persiste des surfaces cruentées par suite de l'impossibilité de péritoniser, il ne faut pas hésiter à recourir à l'emploi du drainage au Mikulicz.

On commence par placer le fond du sac en l'appliquant bien sur tout le petit bassin. On le maintient en cette position en y tassant méthodiquement des lanières de gaze ou des compresses mais sans trop les serrer cependant. Il est prudent de placer au milieu un tube sans trous latéraux qui permettra de faire de l'aspiration ou du goutte à goutte si besoin en est par la suite, il permettra surtout d'imbiber largement les mèches pour les retirer plus facilement huit ou dix jours après.

Le tout émergera à la partie inférieure de la plaie.

Dixième temps. — On fermera la partie supérieure de l'incision de laparotomie par un plan de fils de bronze complété par des agrafes sur la peau.

Se garder de placer le dernier bronze trop bas pour ne pas étrangler le Mikulicz, ce qui gênerait le drainage et rendrait son ablation très difficile.

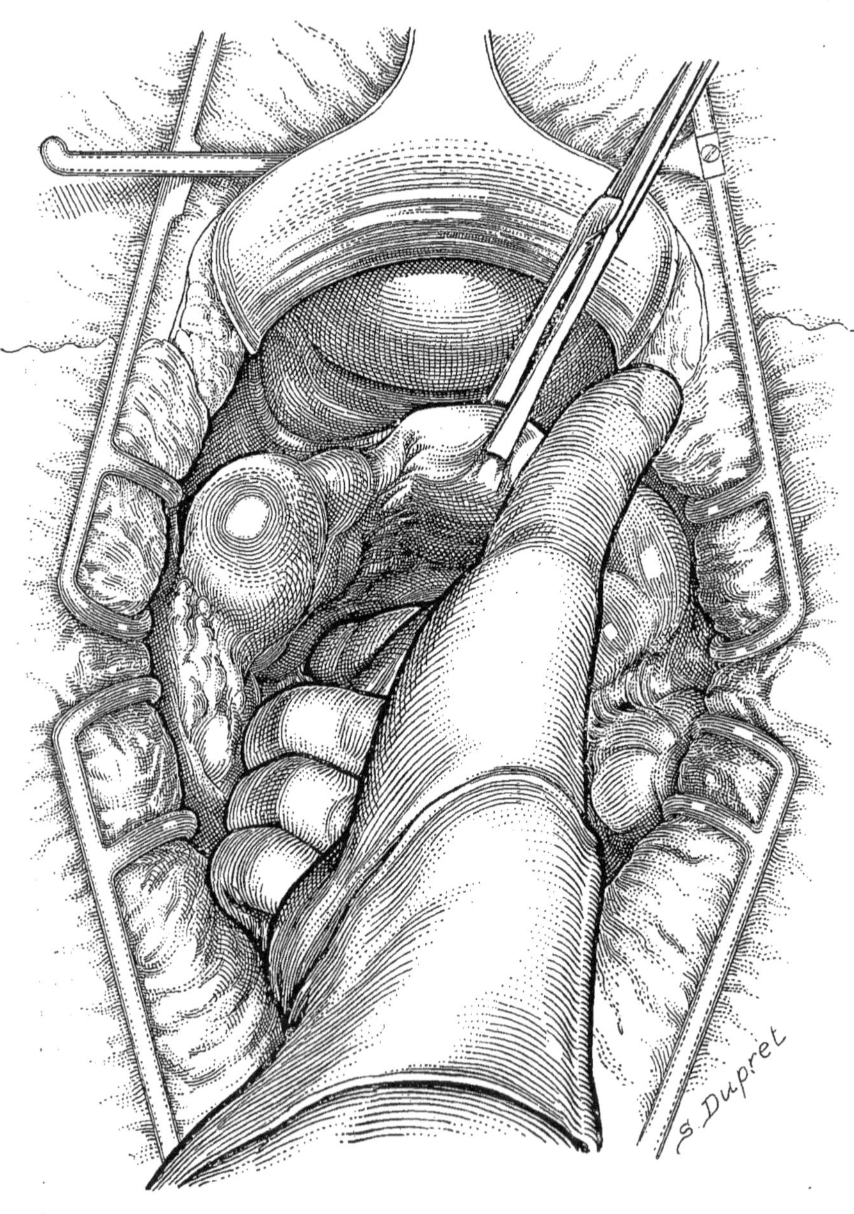

Fig. 269. — Pyo-salpinx double. Abcès du Douglas. Adhérences utéro-annexielles
postérieures. État sub-fébrile. Castration abdominale totale.
L'utérus tenu par une pince. L'index tente de libérer les annexes gauches

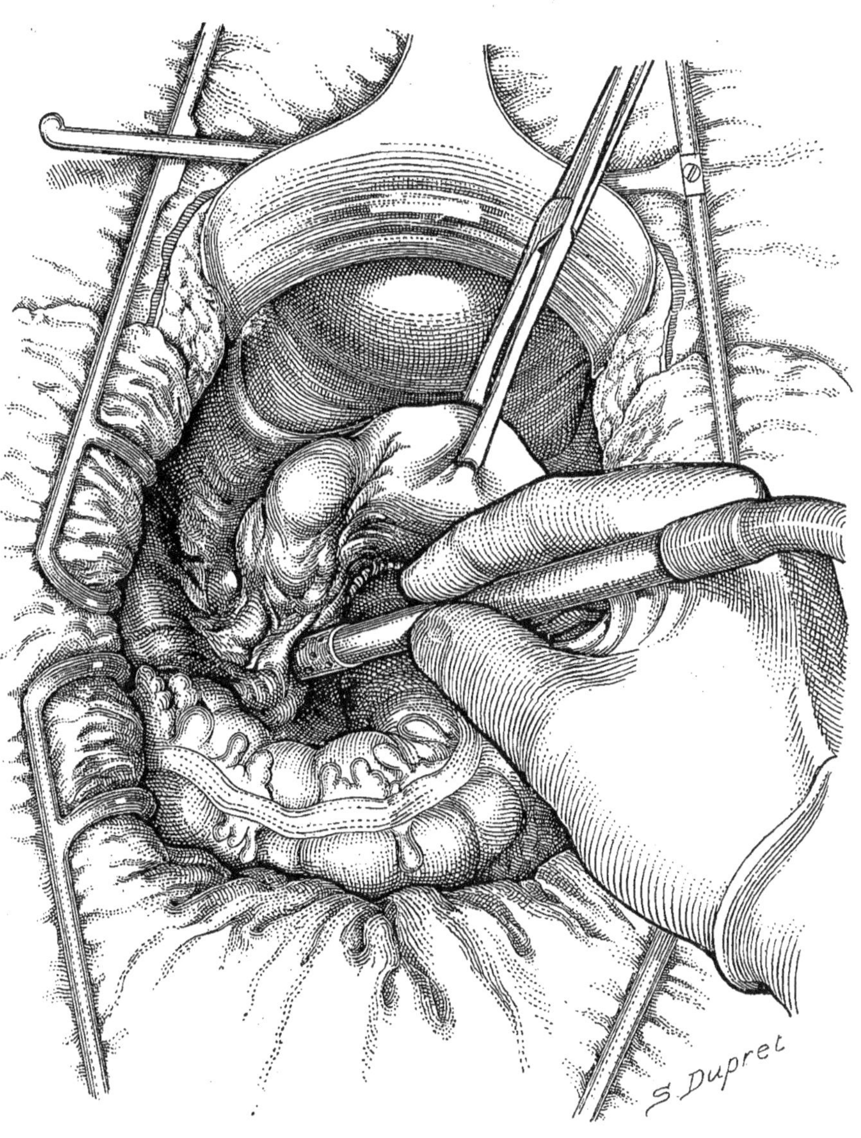

Fig. 270. — PYO-SALPINX DOUBLE. ABCÈS DU DOUGLAS. ADHÉRENCES UTÉRO-ANNEXIELLES POSTÉRIEURES. ÉTAT SUR-FÉBRILE. CASTRATION ABDOMINALE TOTALE.

La tentative de libération en arrière et à gauche provoque la rupture de la trompe. Grâce au tube aspirateur, introduit dans la perforation, le pus est évacué sans souiller le champ opératoire.

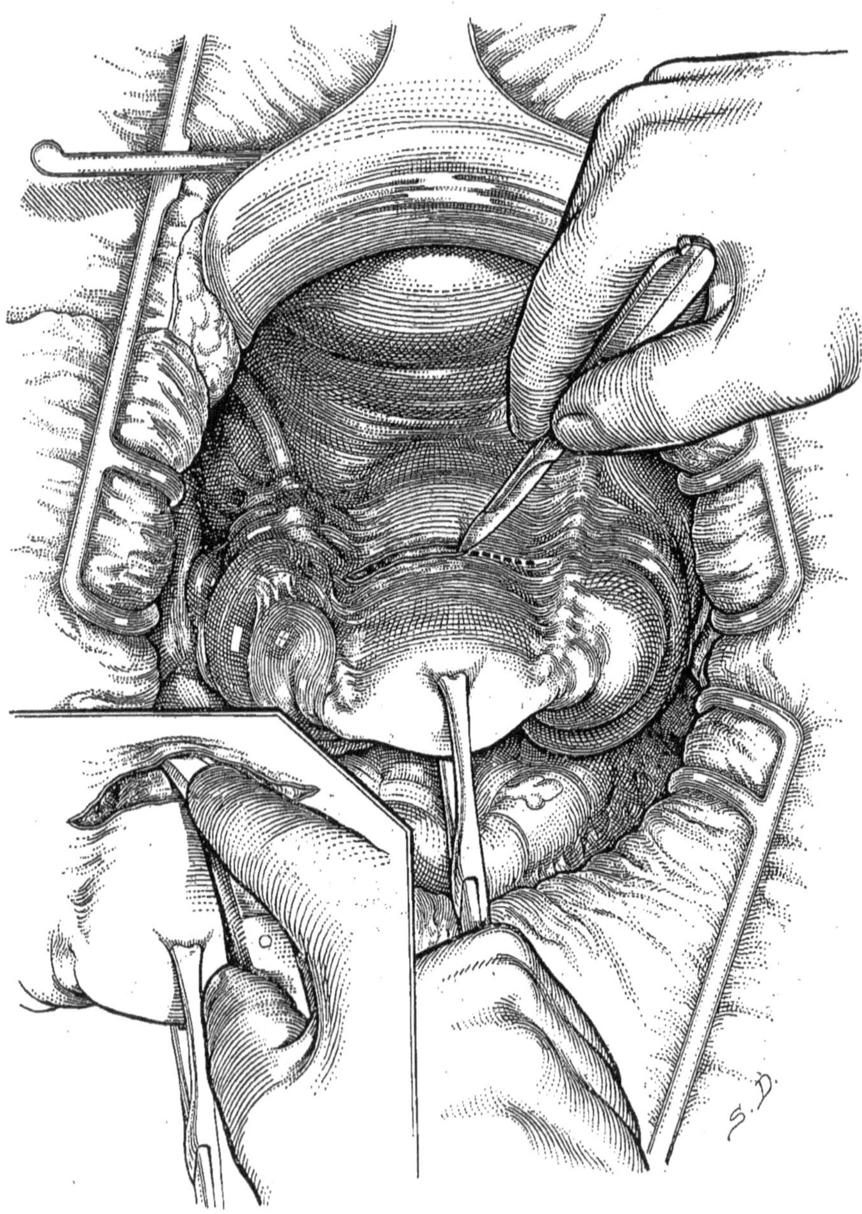

Fig. 271 — Pyo-salpinx double. Abcès du Douglas. Adhérences utéro-annexielles
postérieures. État sub-fébrile. Castration abdominale totale.

Les annexes et l'utérus sont adhérents en arrière, l'opérateur attaque l'utérus
par devant. Incision du péritoine utéro-vésical.

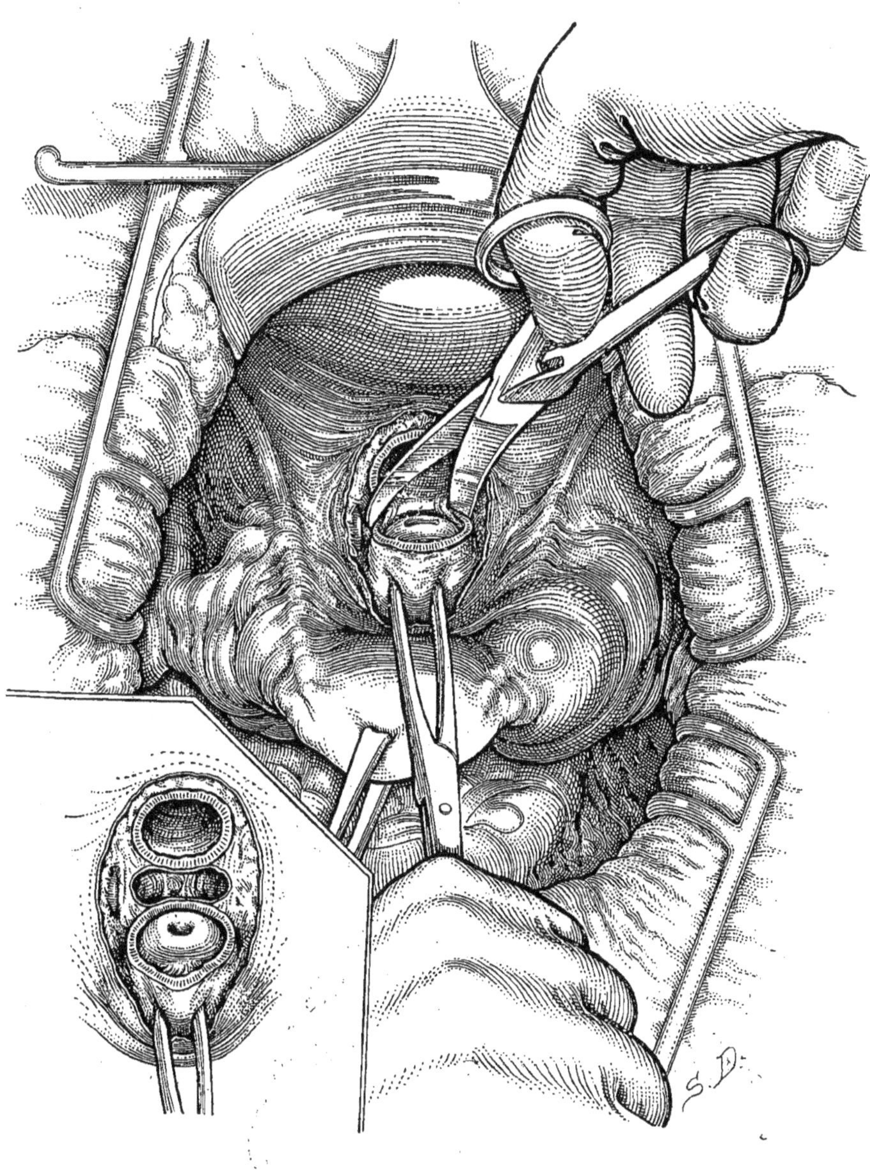

Fig. 272. — PYO-SALPINX DOUBLE. ABCÈS DU DOUGLAS. ADHÉRENCES UTÉRO-ANNEXIELLES
POSTÉRIEURES. ÉTAT SUB-FÉBRILE CASTRATION ABDOMINALE TOTALE.

Ouverture du vagin (cul-de-sac antérieur). Désinsertion du col : à gauche : artère utérine
dans le cul-de-sac postérieur, un abcès pelvien communique avec les annexes.

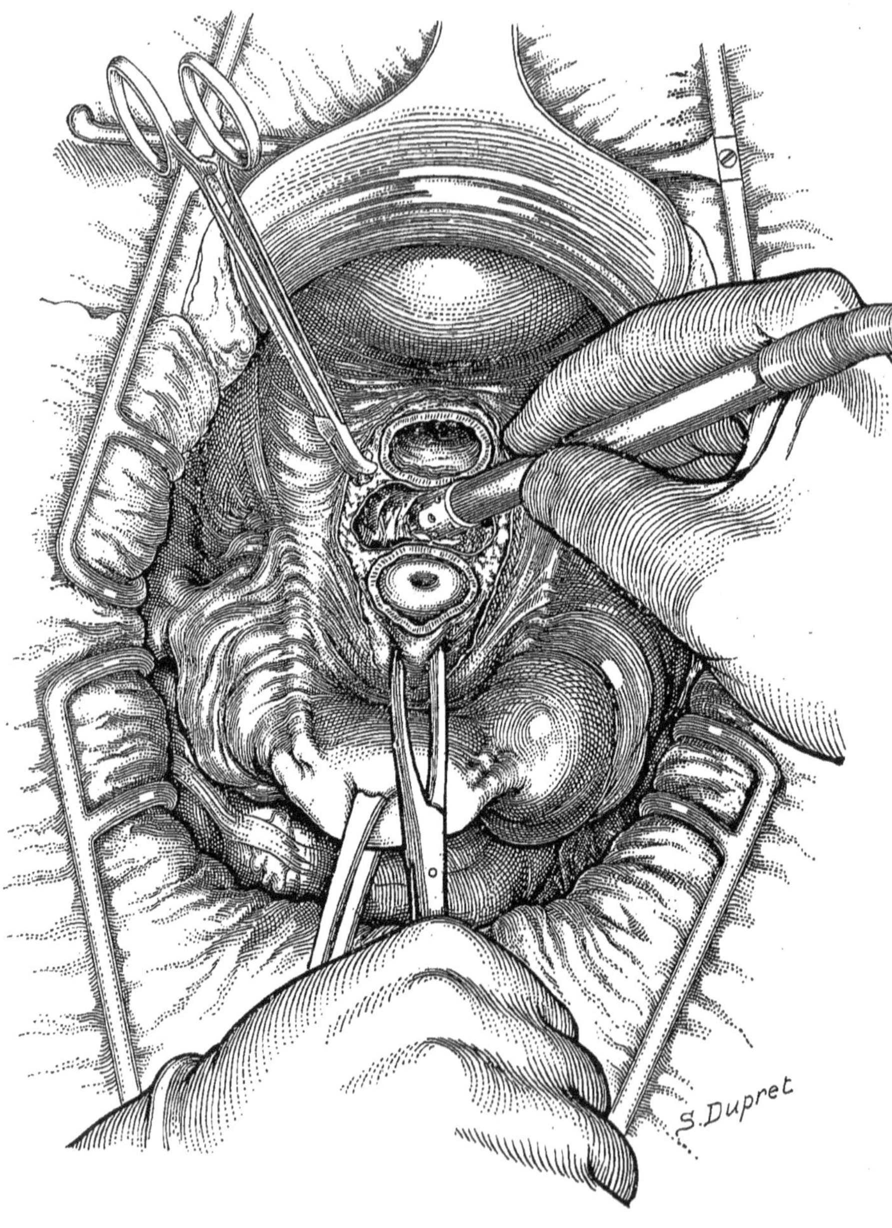

Fig. 273. — Pyo-salpinx double. Abcès du Douglas. Adhérences utéro-annexielles postérieures. État sub-fébrile. Castration abdominale totale.

L'abcès pelvien est vidé par aspiration. L'artère utérine gauche est saisie par une pince de J.-L. Faure.

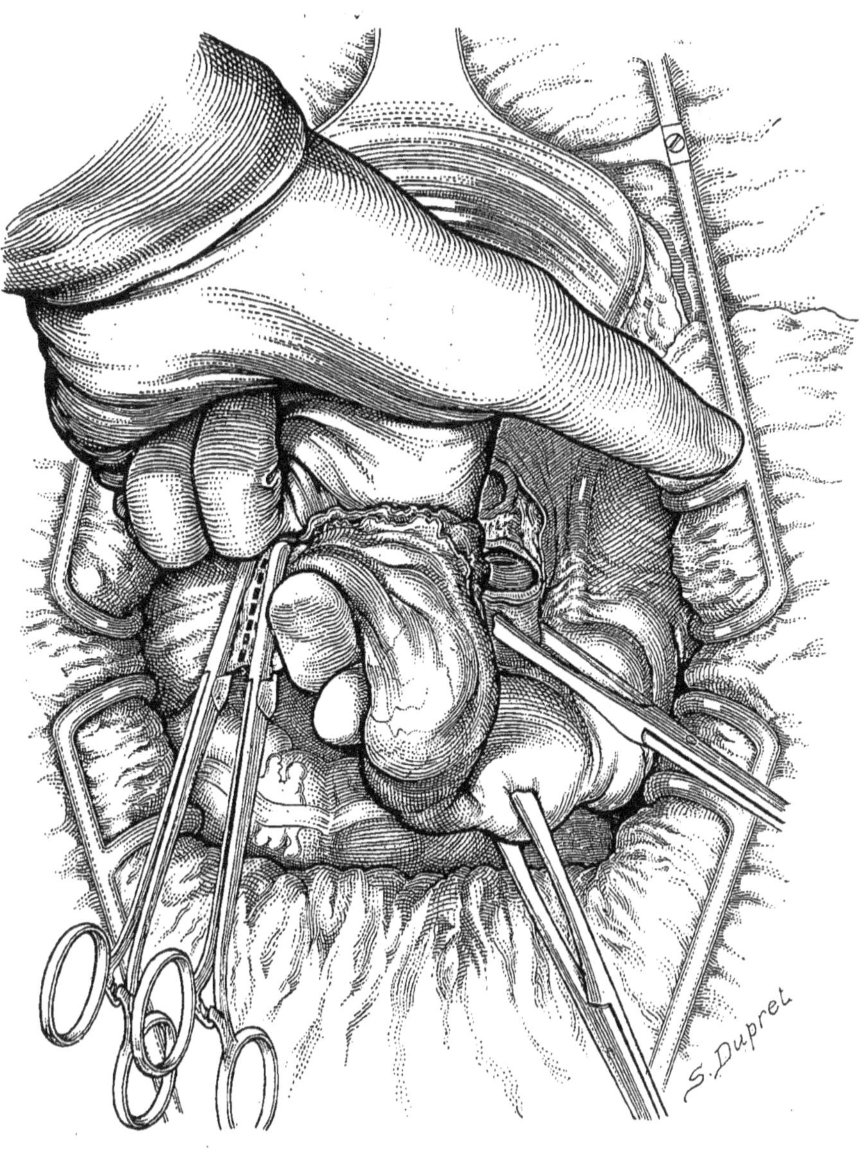

Fig. 274. — Pyo-salpinx double. Abcès du Douglas. Adhérences utéro-annexielles postérieures. État sub-fébrile. Castration abdominale totale.

Le bassin asséché par aspiration, les annexes sont libérées d'avant en arrière et de bas en haut; deux « becs de canard » saisissent le ligament large qui va être sectionné en dehors des annexes.

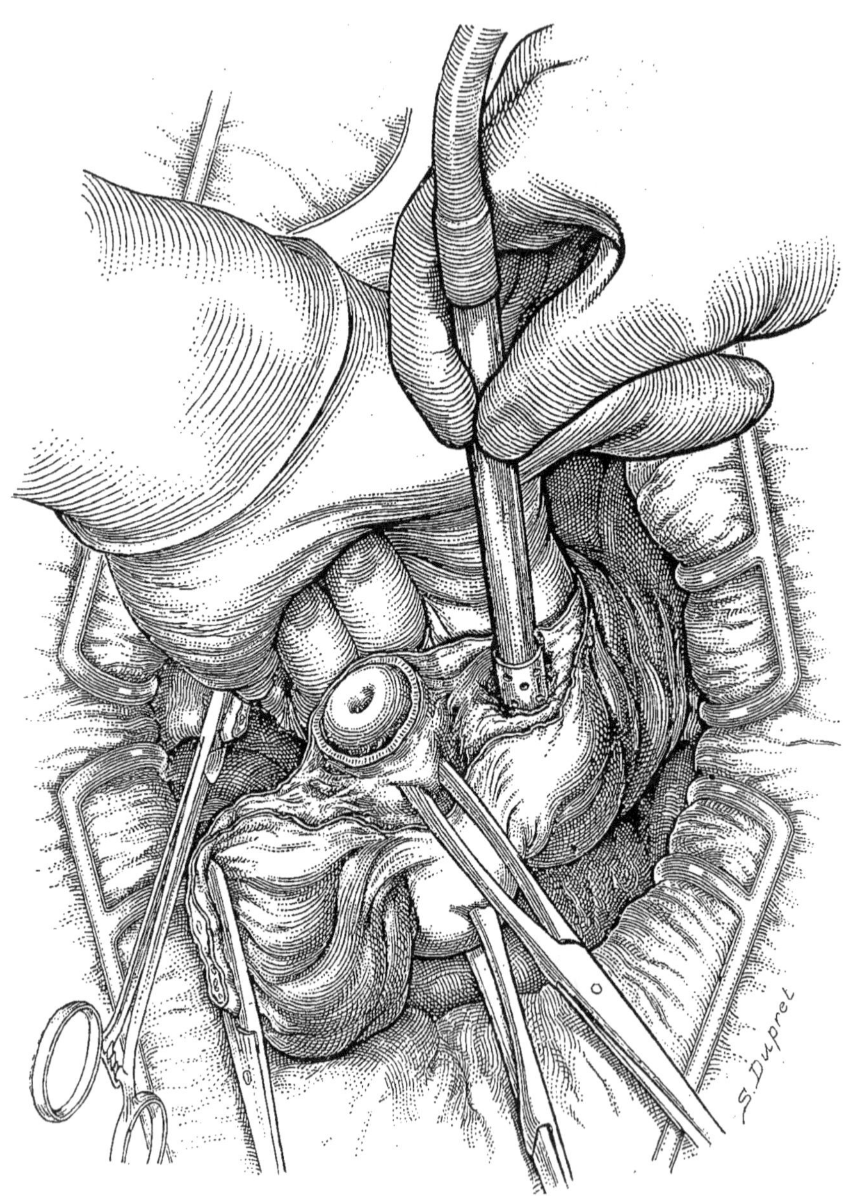

Fig. 275. — Pyo-salpinx double. Abcès du Douglas. Adhérences utéro-annexielles postérieures. État sur-fébrile. Castration abdominale totale.

Après libération des annexes gauches, l'opérateur tente la libération des annexes droites, d'avant en arrière et de bas en haut. Pendant cette libération, le salpinx droit s'ouvre, mais est immédiatement vidé par aspiration.

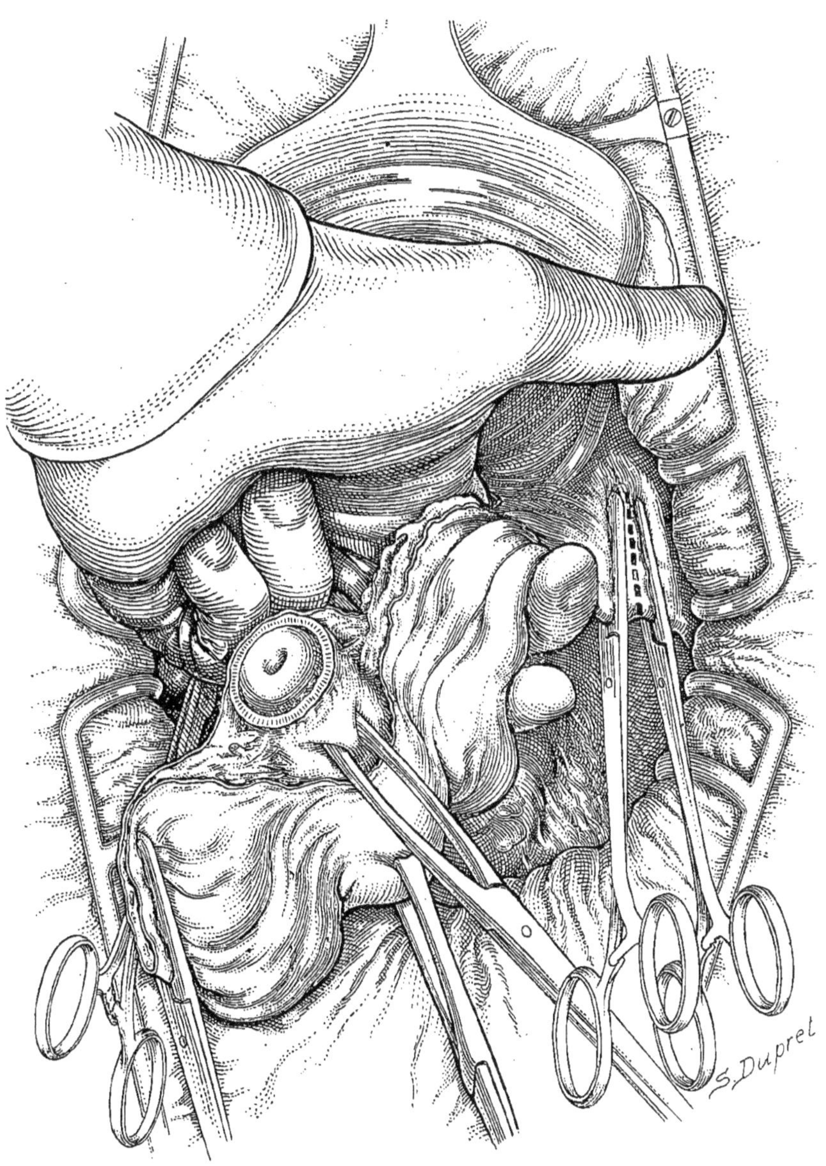

Fig. 276. — PYO-SALPINX DOUBLE. ABCÈS DU DOUGLAS. ADHÉRENCES UTÉRO-ANNEXIELLES POSTÉRIEURES. ÉTAT SUB-FÉBRILE. CASTRATION ABDOMINALE TOTALE.

La poche droite asséchée comme la poche gauche, les annexes sont libérées et pédiculisées avant la section (pinces en « bec de canard »).

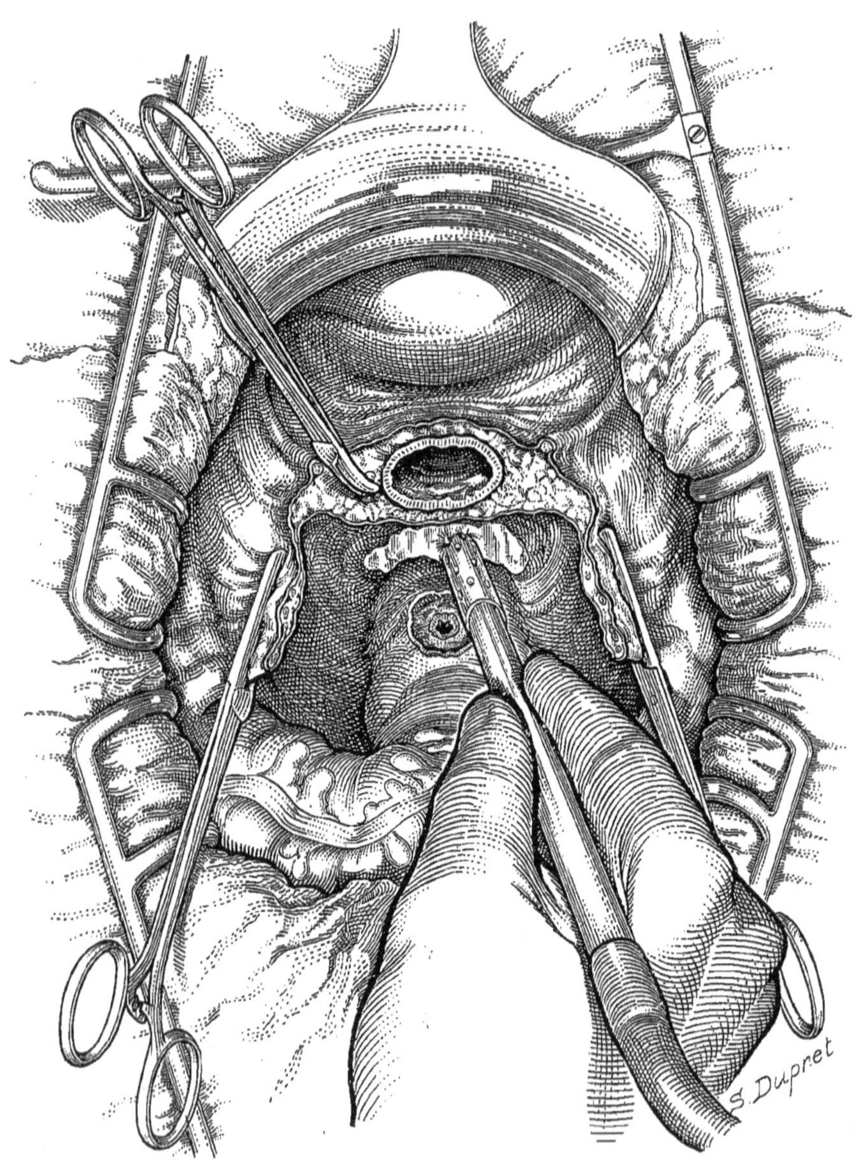

Fig. 277. — Pyo-salpinx double. Abcès du Douglas. Adhérences utéro-annexielles postérieures. État sub-fébrile. Castration abdominale totale.

Le fond du Douglas, déjà vidé, est rempli de sang qui est « aspiré ». Perforation recto-sigmoïde. Sur l'artère utérine, la pince de J.-L. Faure. Sur les ligaments, les pinces en « bec de canard ».

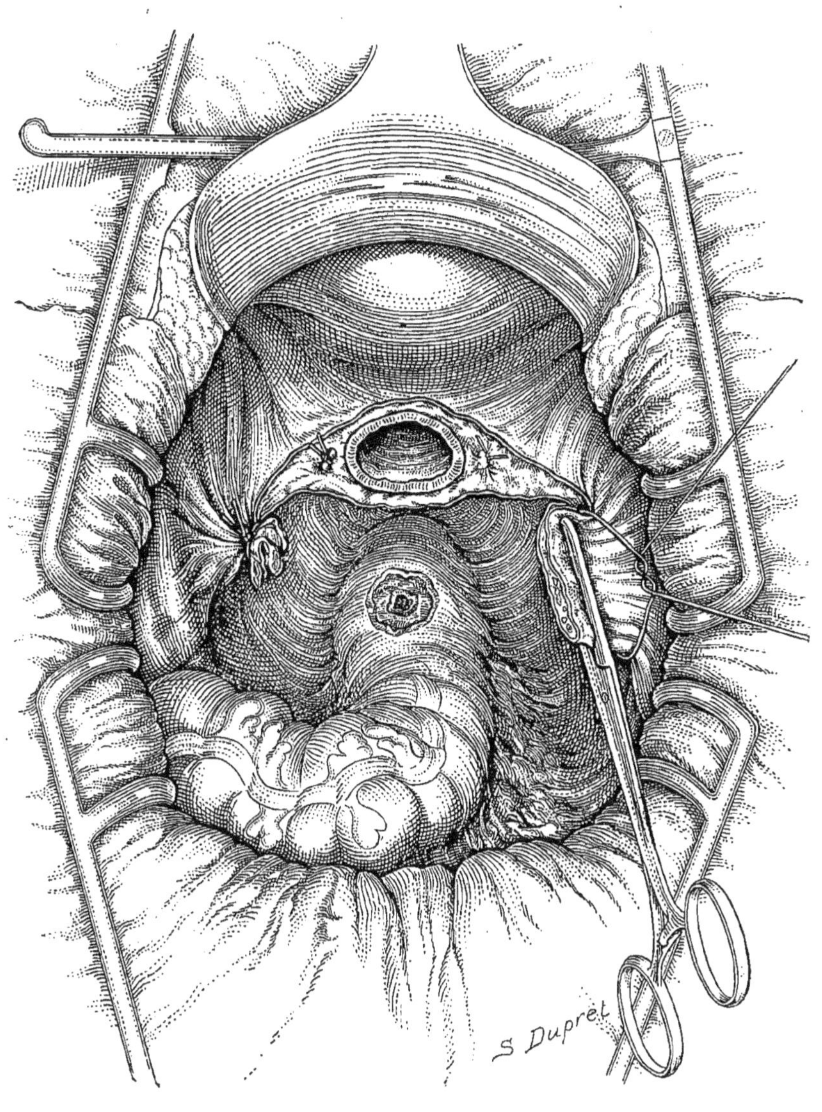

Fig. 278. — Pyo-salpinx double. Abcès du Douglas. Adhérences utéro-annexielles postérieures. État sub-fébrile. Castration abdominale totale.

Le pédicule utéro-ovarien gauche est lié, on lie le droit.

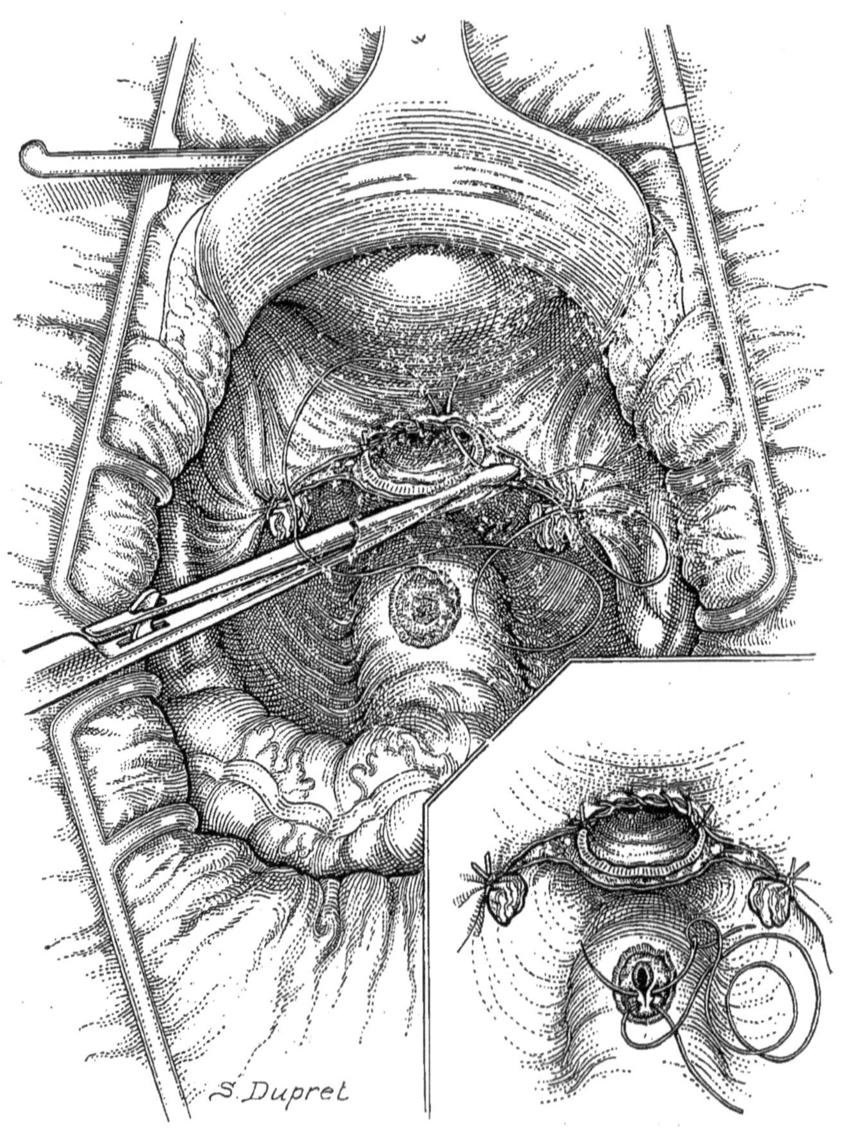

Fig. 279. — Pyo-salpinx double. Abcès du Douglas. Adhérences utéro-annexielles postérieures. État sub-fébrile. Castration abdominale totale.

Le péritoine vésical est suturé à la tranche vaginale antérieure. Il est mieux de ne pas suturer le péritoine du Douglas qui a été souillé par le pus et se trouve irrégulier, saignant, dépoli. Instruments de Dartigues.

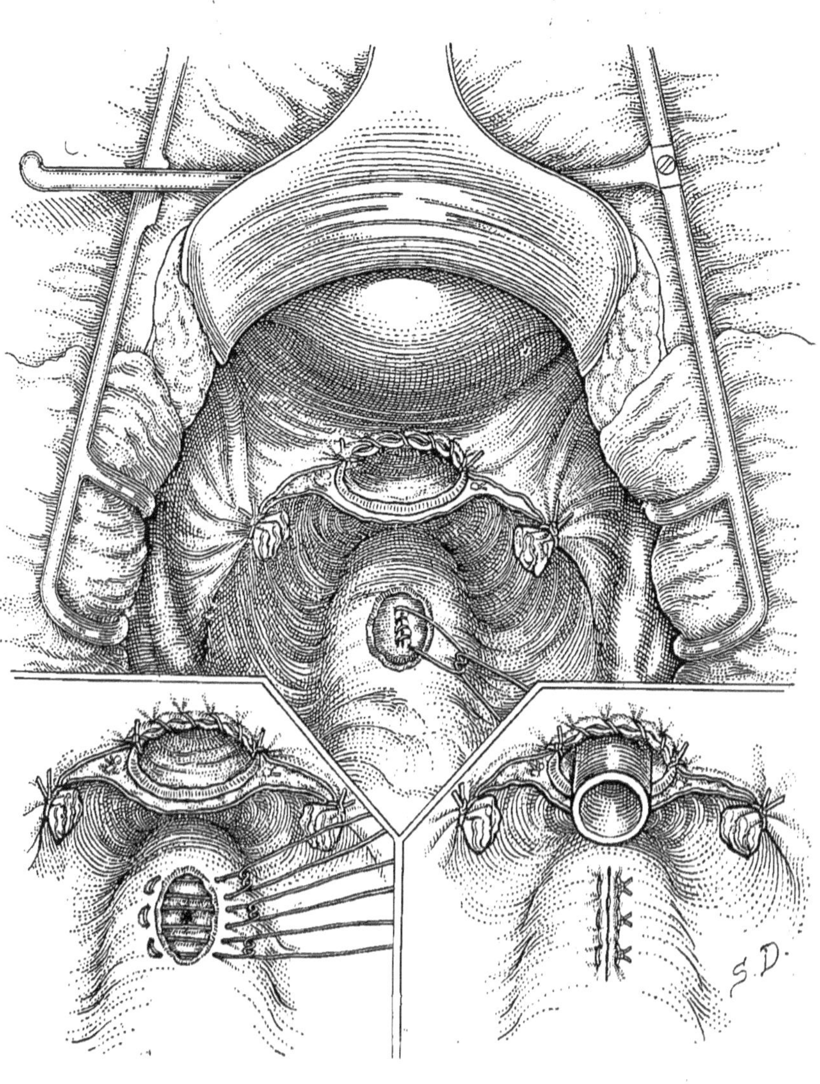

Fig. 280. — Pyo-salpinx double. Abcès du Douglas. Adhérences utéro-annexielles
postérieures. État sub-fébrile. Castration abdominale totale.
Fermeture de la perforation recto-sigmoïde. Drainage vaginal.

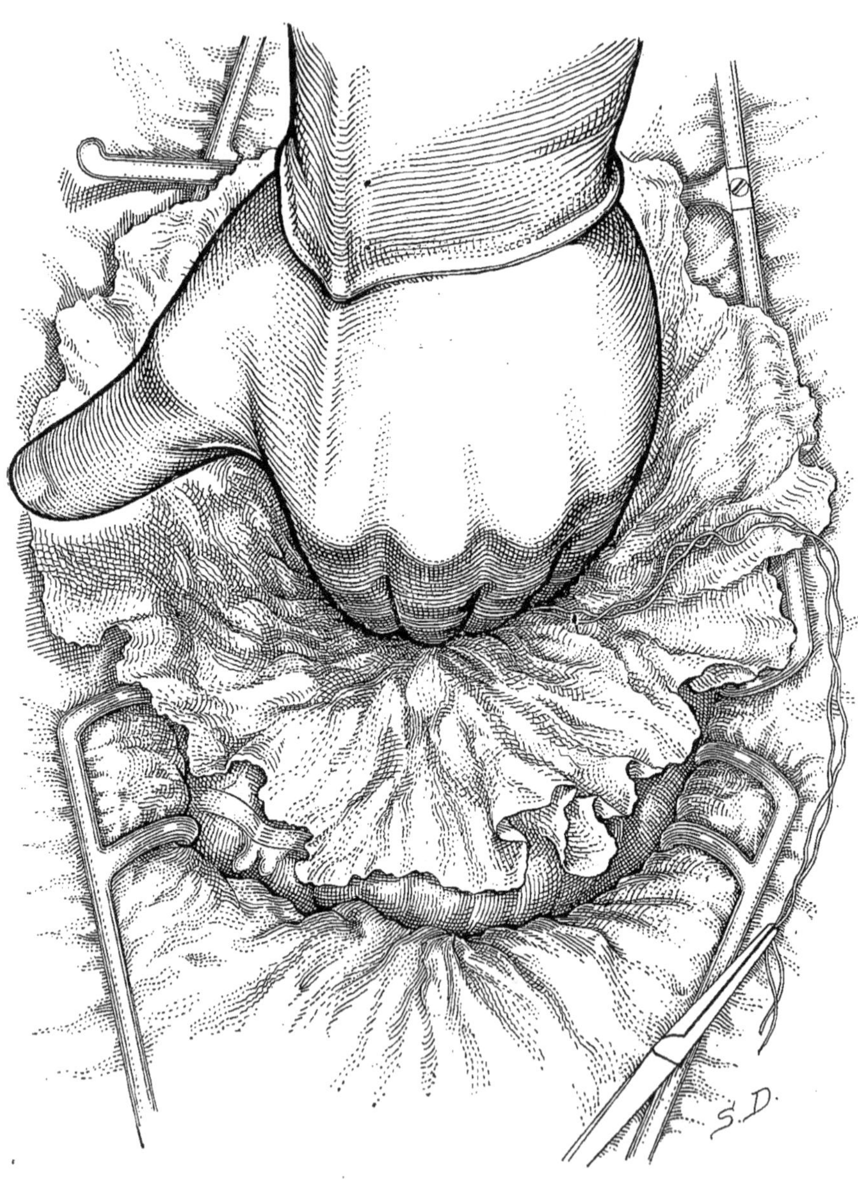

Fig. 281. — Pyo-salpinx double. Abcès du Douglas. Adhérences utéro-annexielles postérieures. État sub-fébrile. Castration abdominale totale.

Introduction d'un sac de Mikulicz. Le fil est au centre de la poche. La main modèle le fond du sac sur les contours du Douglas et du bassin.

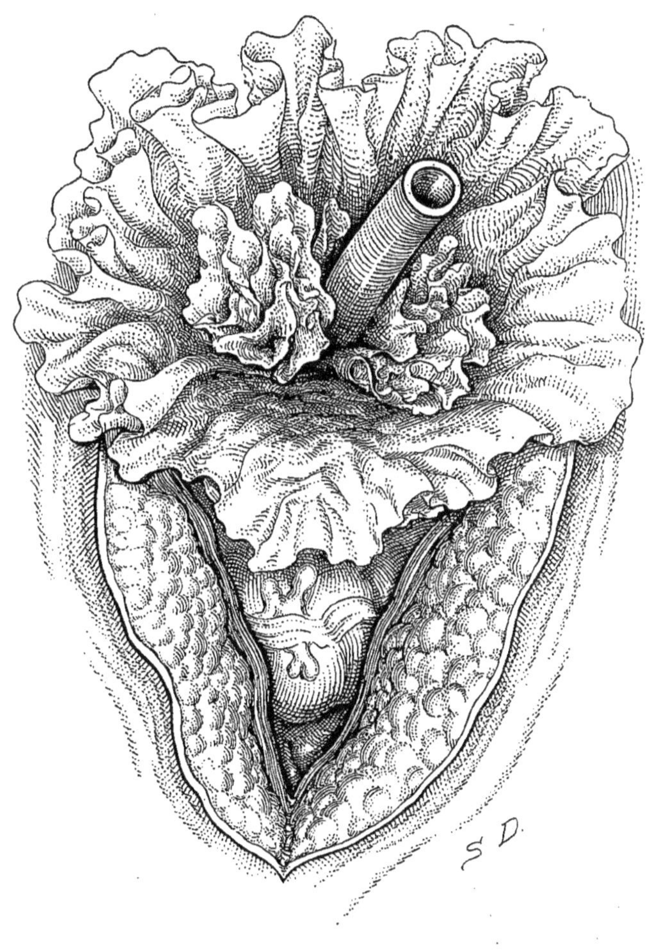

Fig. 282. — PYO-SALPINX DOUBLE. ABCÈS DU DOUGLAS. ADHÉRENCES UTÉRO-ANNEXIELLES POSTÉRIEURES. ÉTAT SUB-FÉBRILE. CASTRATION ABDOMINALE TOTALE.

Deux compresses tamponnent le bassin, par l'intermédiaire du sac. Au centre : un tube permettra l'introduction de liquide pour le décollement de la gaze.

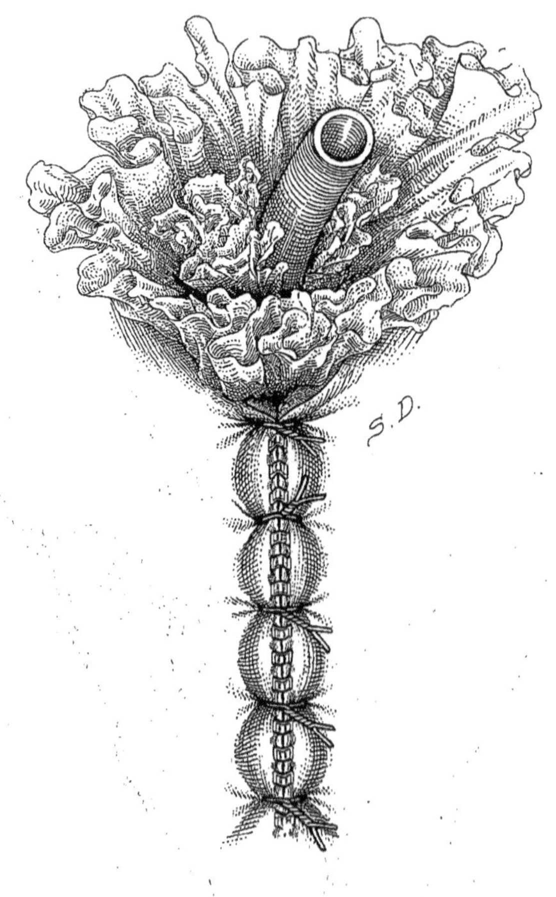

Fig. 283. — Pyo-salpinx double. Abcés du Douglas. Adhérences utéro-annexielles postérieures. État sub-fébrile. Castration abdominale totale.

Fermeture de l'abdomen, en un plan au crino, comme c'est la règle, en cas de drainage et de suppuration. Le Mikulicz restera en place dix à douze jours.

XI

HYSTÉRECTOMIE FUNDIQUE

Jadis, quand le chirurgien découvrait une lésion bi-latérale des trompes, il pratiquait la castration totale, supprimait l'utérus et les ovaires. Si l'âge de la femme correspondait à celui de la ménopause, cette castration ne présentait guère d'inconvénient; mais si la femme était jeune, il en résultait des troubles d'autant plus marqués que les lésions annexielles étaient moins prononcées. Ces troubles, faibles s'il s'agit d'un gros pyosalpinx double, sont plus marqués avec des lésions telles que : hématosalpinx, hydro-salpinx ou petite salpingite. Je ne parle pas des ovaires scléro-kystiques dont la suppression est non seulement inutile, mais constitue le plus mauvais traitement qu'il soit possible pour cette lésion.

Le fait de laisser en place les ovaires après suppression de l'utérus ne diminue pas les troubles de ménopause précoce. La greffe sous-cutanée d'un ovaire est pratiquement sans résultat. La greffe intra-utérine a donné de bons résultats entre les mains de Tuffier. L'opothérapie ovarienne par voie buccale donne des résultats inconstants, qui tiennent probablement au mode de préparation variable des substances. Il est donc utile, — chaque fois que c'est possible, — de laisser l'utérus ou une partie d'utérus avec deux, un, ou un demi-ovaire ; de cette façon les règles persistent et les troubles de la ménopause précoce sont évités. Donc, quand le chirurgien opérera une femme âgée de vingt à quarante ans, il laissera, si possible, les ovaires et une portion suffisante d'utérus pour que les règles persistent. Si les annexes et l'utérus sont aseptiques (hydro-salpinx, hémato-salpinx) l'opérateur supprimera les trompes et conservera ovaires et utérus. Si le fond de l'utérus présente un fibrome, ce fibrome peut être énucléé mais si une partie de l'utérus est dégénéré, le segment supérieur sera excisé et le segment inférieur sera conservé. S'il s'agit d'une salpingite, les trompes sont enlevées et les ovaires ou un ovaire conservés, la portion intra-utérine des trompes sera stérilisée soit par l'ignipuncture, soit par l'excision d'un coin utérin ou la résection du fond de l'utérus ; cette résection sera choisie si cet utérus est gros, congestionné et présente des signes extérieurs d'une infection chronique. C'est à ces cas que convient l'hystérectomie fundique.

Nous avons pratiqué cette opération trois fois après l'avoir vu exécuter par Lecène, à l'hôpital Saint-Louis. Ce dernier a publié un travail sur cette question dans le *Journal de Chirurgie* de juin 1922, tome XIX, n° 6, p. 561.

Les INDICATIONS sont les suivantes :

a) Annexite bi-latérale, avec intégrité complète ou relative des ovaires ou d'un fragment d'ovaire.

b) Fibrome non énucléable du fond de l'utérus.

c) Métrorragies graves dues à une endo-métrite hémorragique, sans salpingite.

d) Grossesse extra-utérine avec lésion de la trompe opposée.

Les CONTRE-INDICATIONS sont :

a) Annexite suppurée double, adhérente, qui nécessite la castration totale.

b) Fibrome unique et énucléable, chez une femme de moins de quarante ans, à laquelle convint le myomectomie.

c) Salpingite uni-latérale, sans endo-métrite concomitante (rare). Il faudra se contenter de l'ablation uni-latérale des trompes ou de la résection cunéiforme de l'angle utérin.

d) Grossesse extra-utérine uni-latérale. La castration uni-latérale suffit.

TECHNIQUE DE L'HYSTÉRECTOMIE FUNDIQUE. — Le but de l'opération est de supprimer la portion du fond de l'utérus qui est le siège d'élection de l'endo-métrite hyperplasique, accompagnée souvent de végétations polypeuses. Cette endo-métrite persiste souvent après castration. Si on laisse l'utérus entier, les malades présentent encore après l'opération des métrorragies et des pertes muco-purulentes qui nécessitent l'hystérectomie secondaire. « Grâce à la résection cunéiforme du fond de l'utérus et à la suppression des trompes, ces opérées sont à l'abri des complications secondaires et des opérations itératives » (Lecène).

a) *Laparotomie* médiane ou transversale.

b) *Salpingectomie*. — Saisir le fond utérin avec une tenaille. Respecter le pédicule utérin supérieur (opérer d'un côté puis de l'autre) ; saisir la trompe avec une pince à cadre ; étrangler le méso-salpinx avec une pince de Kocher pour oblitérer les vaisseaux au ras de l'ovaire ; couper ce méso au-dessus de la pince ; libérer la trompe depuis le ligament infundibulo-pelvien jusqu'à la corne utérine ; recommencer du côté opposé, à moins que le mauvais état des annexes nécessite le sacrifice complet de l'ovaire de ce côté.

c) *Hémostase utérine.* — Placer une pince de J.-L. Faure sur l'artère utérine, au-dessous du point de section utérine.

d) *Hystérectomie cunéiforme.* — Les deux trompes, une fois libérées et ne tenant plus que par leur pédicule utérin, pratiquer la section cunéiforme du fond de l'utérus au niveau de chaque bord utérin.

Section de l'utérus. — Creuser, avec le bistouri, un coin à base supérieure et à sommet cavitaire. La base est limitée en avant par l'insertion des ligaments ronds; cette section emporte la partie la plus malade de la muqueuse, c'est-à-dire les cornes, la portion interstitielle des trompes. Toutefois, si l'utérus métritique est très gros, *il faut sectionner plus bas,* y compris l'insertion du ligament rond, en laissant simplement intact un segment utérin qui ait *au moins 3 centimètres au-dessus de l'isthme.* Pincer et lier les vaisseaux qui saignent. Suturer l'utérus par 5 points au catgut. Ces points prennent toute la paroi utérine.

e) *Péritonisation.* — Elle se fait aux dépens du péritoine vésical. Ce péritoine est mobile et bien étoffé. L'aiguille traverse le péritoine en deux fois; elle pique d'abord le péritoine pelvien, sur la face postérieure de l'utérus, plus bas que la ligne de suture utérine, puis elle traverse le péritoine utéro-vésical, immédiatement en arrière de la vessie. La pince à disséquer soulève un pli du péritoine vésical, pli assez large pour que le fil passe aisément. Avant de serrer ce point, passer les deux autres fils, l'un à droite, l'autre à gauche; leur trajet sera identique. S'il est préférable de passer les trois fils avant de serrer, c'est pour adosser plus exactement les surfaces séreuses. Le péritoine vésical assure la péritonisation parfaite du moignon utérin.

QUELS SONT LES RÉSULTATS ? — Personnellement, nous n'avons pratiqué cette opération que trois fois; dans un cas, la convalescence a été longue; la malade a présenté, pendant quelques semaines, une légère élévation de température (37°,8, 38°), de la fixité du moignon utérin. Les deux autres ont bien guéri. Sur trois malades, deux ont eu leurs règles; la troisième n'en a plus présenté.

Dans le passé, j'ai pratiqué des hystérectomies fundiques sans le vouloir; c'est-à-dire que j'ai fait des hystérectomies en laissant un segment inférieur trop long, les règles ont persisté à mon grand étonnement. Une malade de trente-cinq ans opérée ainsi sept ans auparavant est venue me trouver pour des ménorragies que je traitai par la radiothérapie profonde.

Lecène signale 21 cas sur lesquels 17 malades ont été revues. Chez toutes ces malades, le moignon utérin était, au toucher, anté-versé, indolore et mobile, sans aucun trouble subjectif. Le résultat a été excellent.

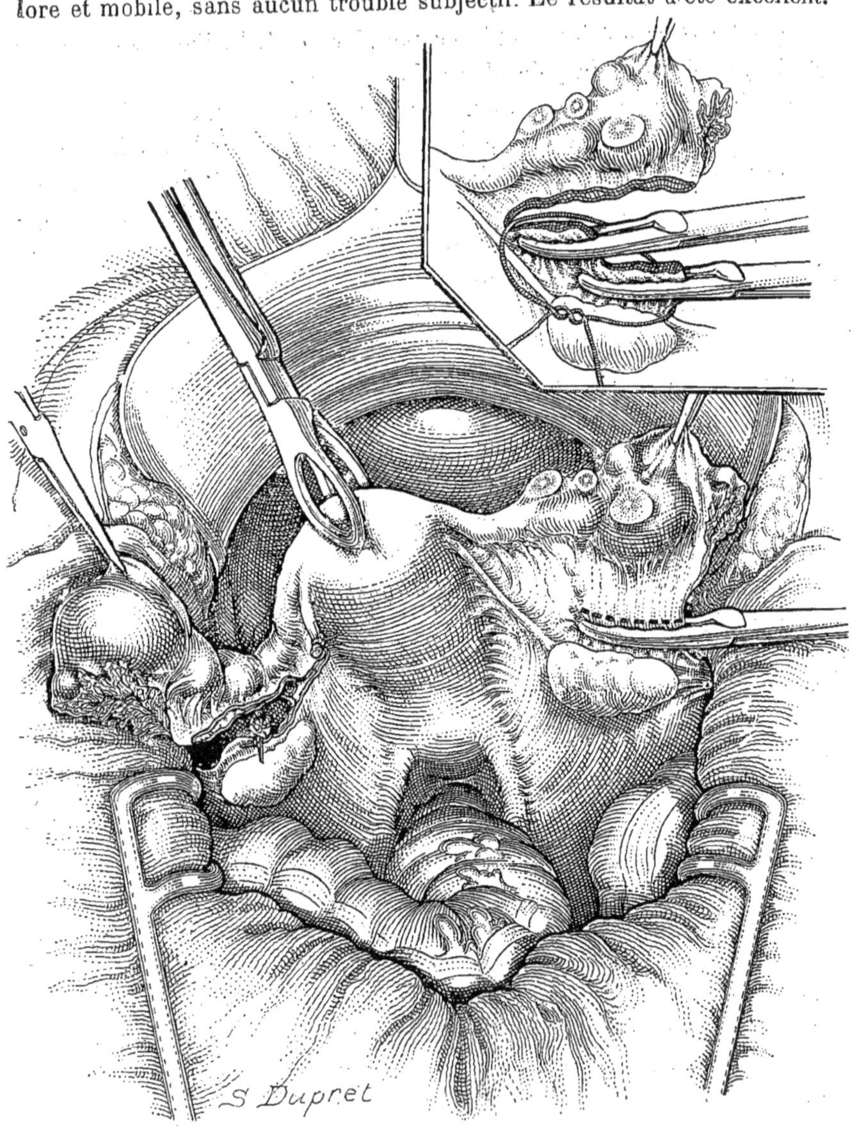

Fig. 284. — Hystérectomie fundique.

Le sujet qui a servi de modèle ici était porteur d'une salpingite suppurée double. Femme de vingt-cinq ans. L'utérus était gros et ne pouvait être conservé en totalité. L'opérateur décida de sectionner l'utérus à égale distance du fond et de l'orifice inférieur du col, c'est-à-dire à un travers de pouce environ au-dessus de l'isthme. Les deux ovaires furent conservés. Ici, l'opérateur sectionne les ligaments larges et isole les deux trompes. Les ligaments tubo-ovariens sont coupés. En haut et à droite, hémostase des ligaments larges.

Aucun trouble de ménopause anticipée. Règles moins abondantes, mais régulières. Dans 20 p. 100 des cas, aussi abondantes qu'après l'opération.

En résumé l'hystérectomie fundique est un procédé conservateur

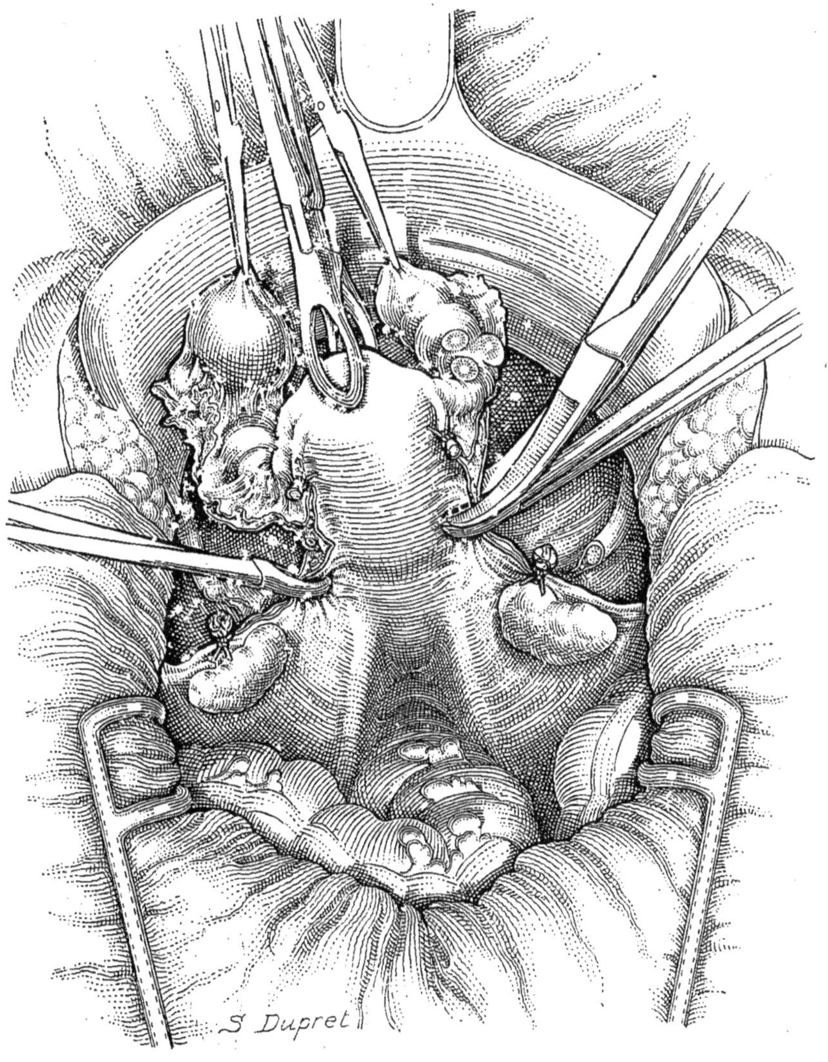

Fig. 285. — Hystérectomie fundique.

Hémostase des artères utérines (pinces de J.-L. Faure). La section portera au-dessus, à un travers de pouce au-dessus de l'isthme utérin. Les deux ovaires sont conservés. Les ligaments tubo-ovariens ont été liés.

« qui permet d'escompter la présence des règles dans 75 p. 100 des cas.
« Cette méthode a des indications précises, mais limitées. Il faut donc
« l'appliquer à bon escient si on veut obtenir des résultats favorables »
(Lecène).

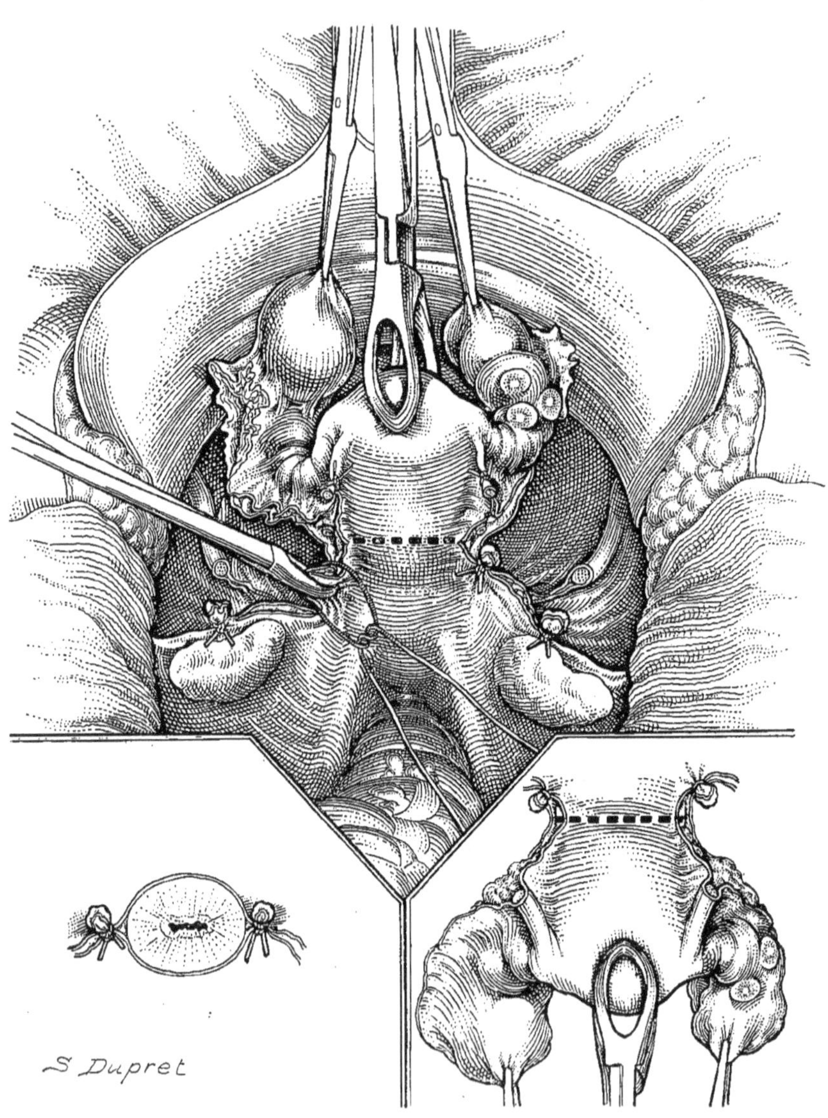

Fig. 286. — Hystérectomie fondique.

En haut, ligature des artères utérines. Le pointillé montre où portera la section ; ici elle est située au point le plus bas possible, car l'utérus était malade. Si la section portait plus bas encore, ce ne serait plus l'hystérectomie fondique, mais l'hystérectomie supra-vaginale. Il est nécessaire de conserver une certaine hauteur de corps utérin pour que la fonction menstruelle puisse s'exécuter. En bas et à droite, le pointillé indique où portera la section. De ce côté également la section porte le plus bas possible. Très souvent, c'est au-dessous des ligaments ronds que la section est faite.

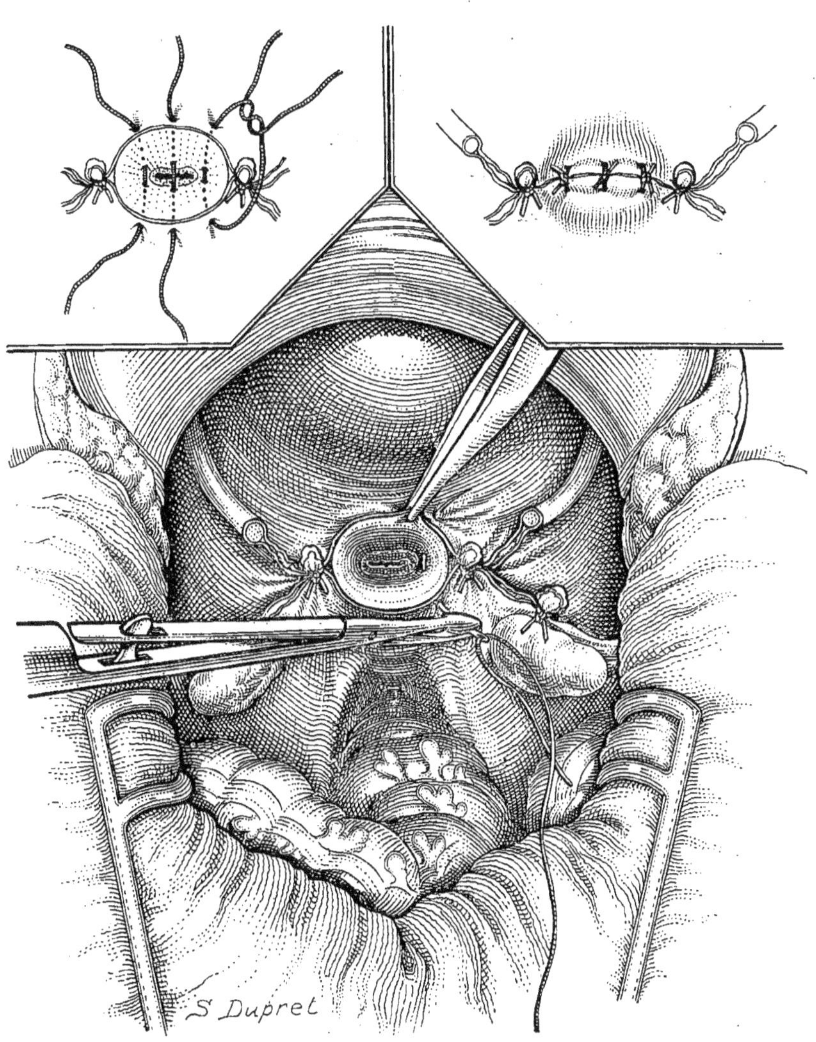

Fig. 287. — HYSTÉRECTOMIE FUNDIQUE.

En bas, suture de l'utérus. La section s'est faite en croissant, de façon à créer une cavité conoïde. Au centre de l'utérus, on voit la muqueuse saine. Les lèvres de la plaie utérine sont rapprochées au catgut lent; aucun point n'est perforant. En haut et à gauche, situation des trois points au catgut qui ferment l'utérus. A droite, aspect de l'utérus quand les trois points sont serrés.

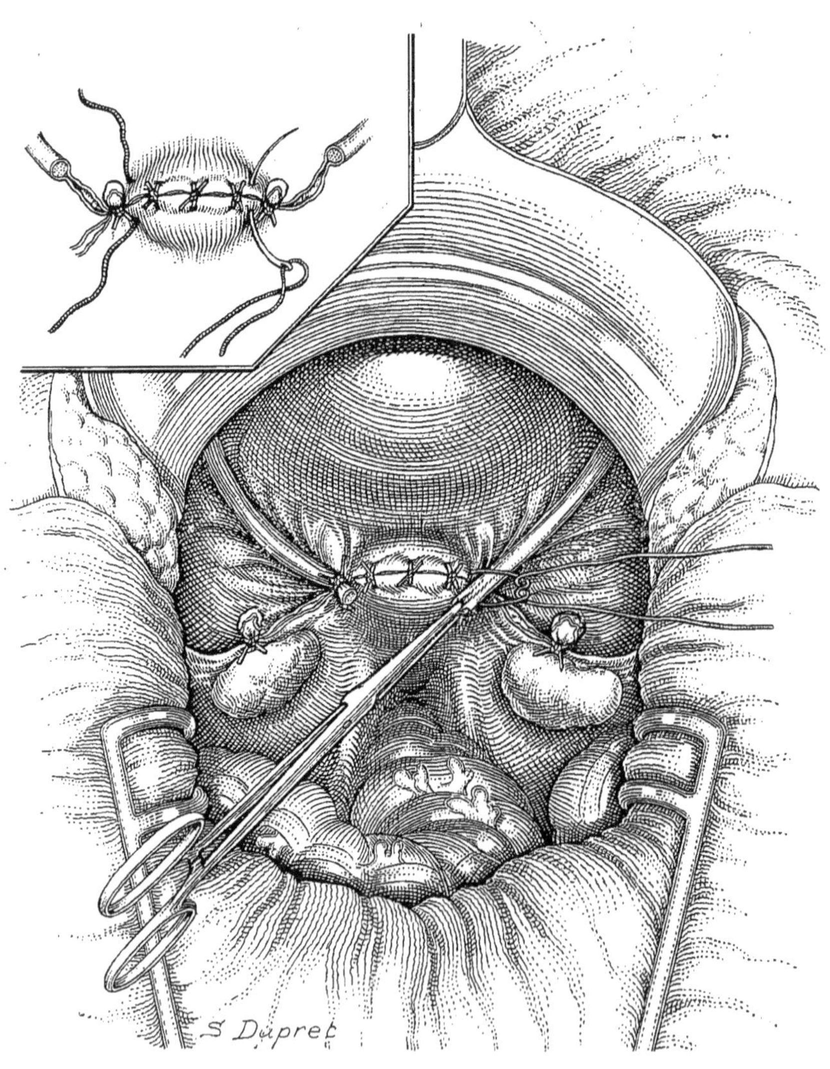

Fig. 288. — HYSTÉRECTOMIE FUNDIQUE.

En haut et à gauche, deux points sont placés dans l'utérus, tout près de la ligature utérine :
ils sont destinés à étreindre le ligament rond, de façon à assurer la suspension du moignon
utérin. En bas, fixation des ligaments ronds au corps utérin réduit (catgut lent).

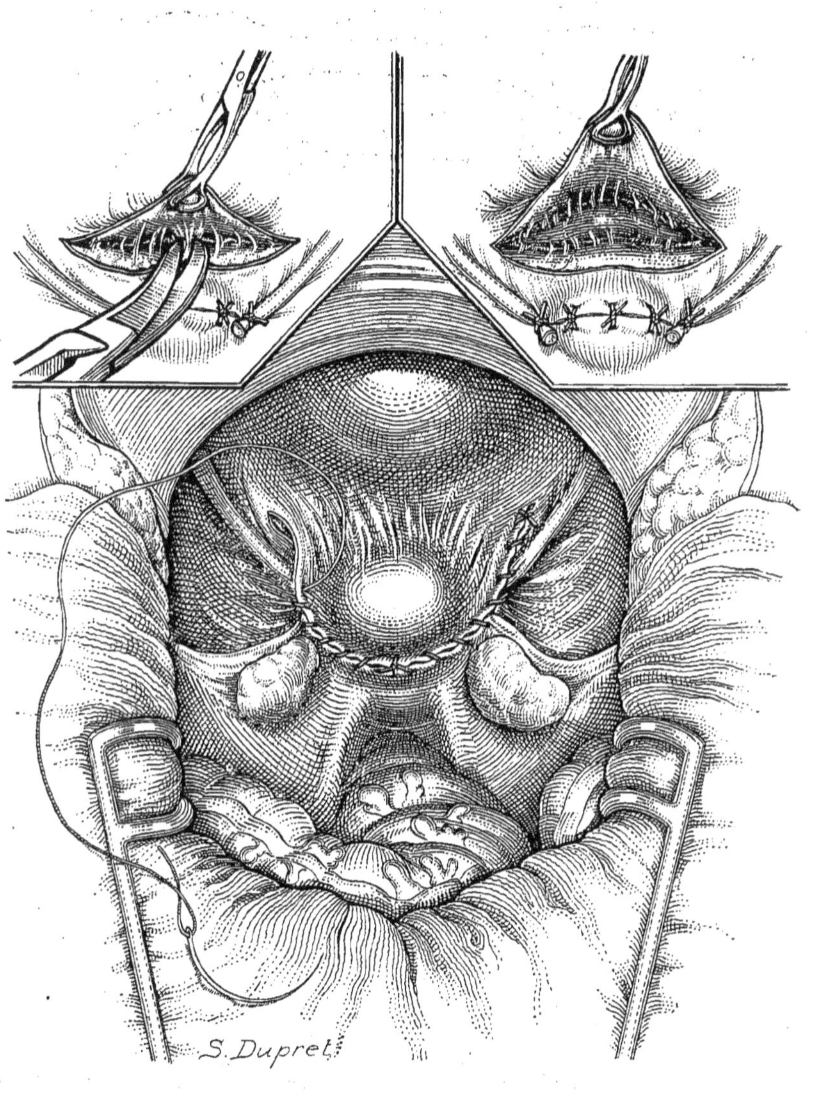

Fig. 289. — HYSTÉRECTOMIE FUNDIQUE.

Les ciseaux libèrent le péritoine vésical, en avant de l'utérus. En haut et à droite, le péritoine vésical est mobilisé. Le lecteur voit le sommet de la vessie au fond de la plaie. En bas, surjet péritonéal unissant le péritoine vésical mobilisé au péritoine du Douglas. Au centre de la figure même, on aperçoit la saillie formée par le fond de l'utérus réduit.

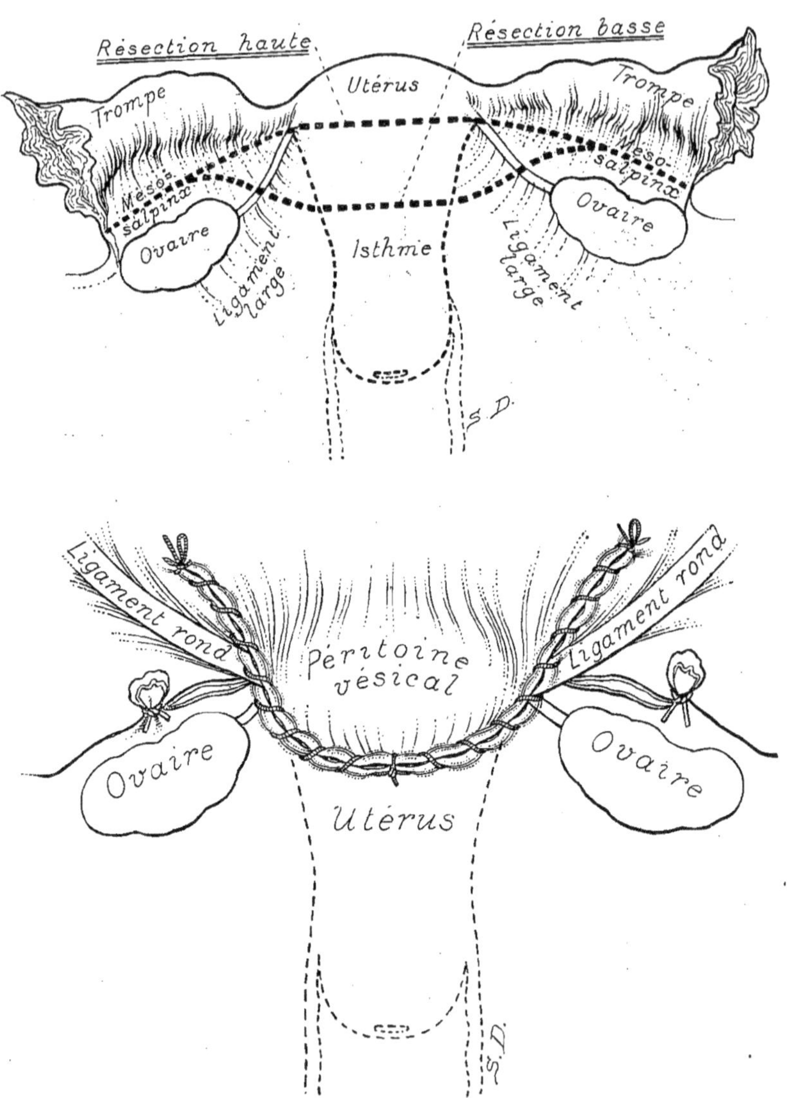

Fig. 290-291. — Hystérectomie fondique.

Schémas montrant ce que l'opérateur peut supprimer de l'appareil utéro-annexiel dans l'hystérectomie fondique. Le pointillé supérieur montre ce qu'il est souvent suffisant de supprimer. Le pointillé inférieur montre la portion maxima qu'il faut enlever si on désire conserver la fonction menstruelle.

XII

TRAITEMENT

DU PROLAPSUS GÉNITAL DES VIEILLES FEMMES

PAR LE CLOISONNEMENT DE LE FORT

L'indication opératoire du prolapsus génital varie suivant l'âge :

a) *Chez les femmes jeunes*, il faut penser à ménager le coït et les grossesses.

b) *Chez les femmes « mûres »* (après la ménopause), seule la question du coït est à envisager.

c) *Chez les vieilles femmes*, où le coït et la grossesse ne sont plus à considérer, il n'y a aucun inconvénient à fermer le vagin.

La plupart des causes d'insuccès chez les femmes jeunes sont dues au relâchement des muscles périnéaux, insuccès qui peuvent être préventivement et consécutivement combattus par la gymnastique des releveurs ; les récidives sont dues soit à une *faute de technique*, soit à l'*insuffisance des muscles périnéaux*. Il faut donc, pour réussir, imposer la gymnastique de Thuré Brandt avant et après l'opération. Quand la malade a refait, par les mouvements, les muscles du bassin et du périnée, les sutures tiennent mieux.

Nous ne nous occuperons aujourd'hui que du traitement du prolapsus génital chez les vieilles femmes.

Nous avons employé tous les procédés possibles : l'*hystéropexie combinée* à la périnéorraphie ; la *colpectomie* totale, avec ou sans hystérectomie préalable ; et enfin le *cloisonnement du vagin*.

Nous avons renoncé à la colpectomie totale, car nous avons observé un cas de pyométrie chez une femme de soixante-dix ans ; nous avons dû pratiquer ensuite l'hystérectomie abdominale. La malade, résistante et maigre, a guéri.

D'une façon générale, on peut dire que chez la vieille femme, le cloisonnement du vagin est l'opération de choix, parce qu'elle ne fait courir aucun risque à l'opérée. Le succès est certain ; l'anesthésie générale est inutile ; c'est donc l'opération idéale par sa simplicité et sa bénignité.

Soins pré-opératoires. — Généralement, le col est ulcéré ; il est nécessaire de désinfecter le vagin ; pour cela il faut réduire l'utérus en permanence, et tamponner avec des compresses imbibées d'huile goménolée. La cicatrisation peut demander plusieurs semaines. Pendant ce temps, il est nécessaire de bien bourrer le vagin et de maintenir le tamponnement avec une serviette ou de laisser la malade couchée. Si pour des raisons quelconques on voulait opérer avant la cicatrisation complète du vagin, il faudrait au moment de l'opération *exciser* l'ulcération, et frotter le vagin à l'éther et à la teinture d'iode. Il est préférable d'attendre la cicatrisation spontanée avec des pansements.

L'âge de la malade n'est pas une contre-indication, puisque l'opération est excessivement bénigne. Toutefois, on n'opérera pas les sujets atteints de troubles mentaux, d'une ulcération sacrée ou d'une myocardite. Ces cas sont exceptionnels. D'ailleurs, la question de l'indication opératoire ne se pose pratiquement jamais chez des malades présentant ces conditions défectueuses.

Anesthésie. — L'anesthésie locale peut se faire soit par l'infiltration sous-muqueuse, soit plutôt par injection trans-sacrée ou épidurale. L'anesthésie dure généralement une heure, ce qui est plus que nécessaire puisque l'opération dure de quinze à trente minutes.

Opération. — Elle est d'une exécution très facile si le prolapsus est complet ; moins commode, si l'utérus ne se laisse pas complètement abaisser.

A. Taille des lambeaux. — Le but du chirurgien est celui-ci : tailler deux lambeaux rectangulaires, d'égale longueur, l'un sur la face antérieure, l'autre sur la face postérieure du vagin et affronter les deux surfaces cruentées, les suturer l'une à l'autre, de façon à fermer le vagin. Il restera ainsi, à droite et à gauche, une bande de vagin muqueux, de 1 centimètre environ. La taille des lambeaux commencera en bas, à 1 centimètre au-dessous du col utérin, s'arrêtera en haut à 1 centimètre du méat urétral et de la fourchette.

Voici comment s'exécute la taille des lambeaux : une tenaille saisit la lèvre postérieure du col ; le chirurgien, muni d'un tampon imbibé d'éther, frotte vigoureusement toute la surface du vagin et de la vulve, sans omettre un seul pli. Il introduit, dans l'utérus, un tampon imbibé

de teinture d'iode, sans curetter ce dernier. S'il existe encore une ulcération celle-ci est vigoureusement touchée à l'iode, après avoir été frottée
à l'éther. Si l'ulcération est trop importante, il ne suffit pas de la curetter,
il faut l'exciser au bistouri et arrêter l'hémorragie par tamponnement. Il
ne faut pas commencer la taille des lambeaux au ras du col; il est nécessaire qu'il y ait un espace libre entre l'orifice utérin et le cloisonnement,
de façon que si des sécrétions viennent du col, elles puissent s'écouler
par les deux tubes vaginaux latéraux qui seront ménagés par le chirurgien.

Le nettoyage étant terminé, l'opérateur enlève la tenaille qui tient la
lèvre postérieure, saisit la lèvre antérieure du col, nettoie la lèvre postérieure qui a été tenue par la tenaille et commence la taille des lambeaux.
Avec le bistouri, il taille un lambeau rectangulaire, dont le côté inférieur
est à 1 centimètre du méat, le côté supérieur à 1 centimètre du col et
ménage latéralement un bon centimètre de muqueuse, sur toute la hauteur. Le lambeau étant tracé, il est excisé. La taille du lambeau postérieur
se fait de la même façon. Il peut arriver que le cul-de-sac péritonéal postérieur ait été ouvert, il faut le refermer ; cet incident ne présente aucun
inconvénient.

B. Sutures. — Il faut unir, par des sutures, les surfaces cruentées
vésicale et rectale du vagin. On réalise cet accolement par des sutures en
étage, au catgut ; la première suture enfouit le col et la seconde réunit
les deux parois vaginales.

Pour faire cette suture, nous pratiquons trois points par étage : un au ras
de chacun des bords latéraux du rectangle cruenté et le troisième au milieu.
Nous laissons, par conséquent, entre chaque point de suture, un espace
vide de vagin cruenté, d'environ 1 centimètre, quelquefois davantage,
mais cela n'a aucune importance, car cette surface cruentée peut suinter.
L'écoulement se fait entre les points de suture et est recueilli par le
pansement vulvaire, sans formation d'hématome. Avant de pratiquer la
suture, il est néanmoins nécessaire que l'hémostase soit parfaite. Les
vaisseaux qui donnent du sang sont pincés et liés ; les plus petits s'arrêtent
en tamponnant à l'eau salée chaude pendant quelques instants. On
commence donc par réaliser un enfouissement du col à l'aide de trois
points de suture séparés. L'aiguille de Doyen, ou une aiguille courbe
tranchante, avec catgut lent 00, suffit. La figure 275 montrera comment on
pratique cet enfouissement. Chaque point de suture prendra, *non pas la
muqueuse*, mais *la surface cruentée immédiatement au ras de la tranche
muqueuse*. Il est inutile de suturer la muqueuse elle-même.

N. B. — Chez nombre de malades l'orifice vulvaire est trop grand ; il faut aviver la fourchette et placer deux points profonds sur le périnée postérieur comme dans une périnéorraphie banale.

Soins post-opératoires. — Le pansement consiste en une simple compresse vulvaire ; application de collargol sur la suture visible. Cette dernière suture comporte trois points comme aux étages supérieurs. Inutile de laisser une sonde à demeure, car elle peut provoquer de la cystite. Il suffit, matin et soir, de mettre du collargol sur la plaie. La malade doit rester couchée quinze jours.

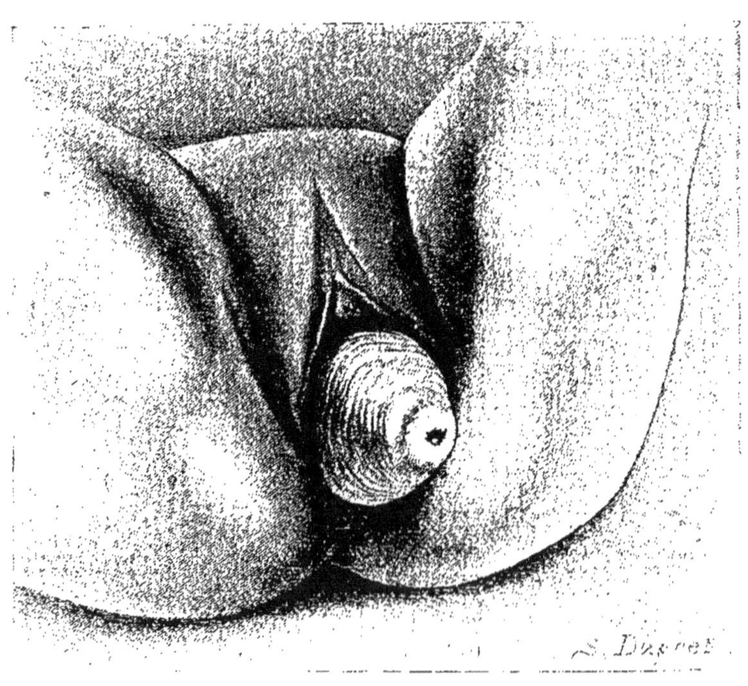

Fig. 292. — Traitement du prolapsus génital chez les vieilles femmes

Aspect d'un prolapsus total, tel qu'il se présente habituellement.
Le col est cicatrisé par les pansements et la réduction.

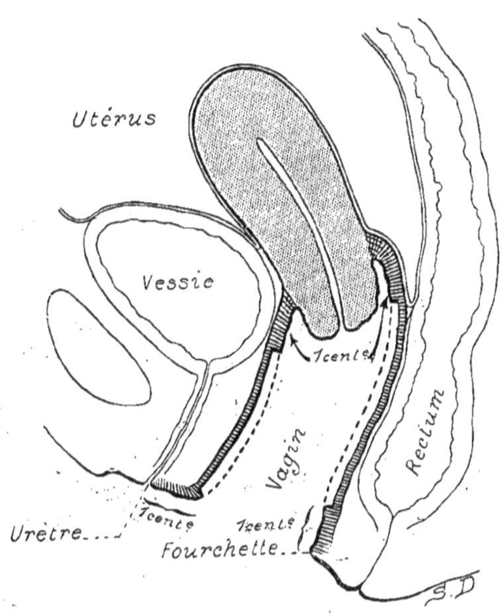

Fig. 293. — Traitement du prolapsus génital chez les vieilles femmes.

Aspect schématique du vagin qui montre la portion de la muqueuse qui sera réséquée sur chaque paroi. L'excision s'arrête à 1 centimètre de l'urètre en avant et à 1 centimètre de la fourchette en arrière; elle n'empiète pas sur les culs-de-sac vaginaux.

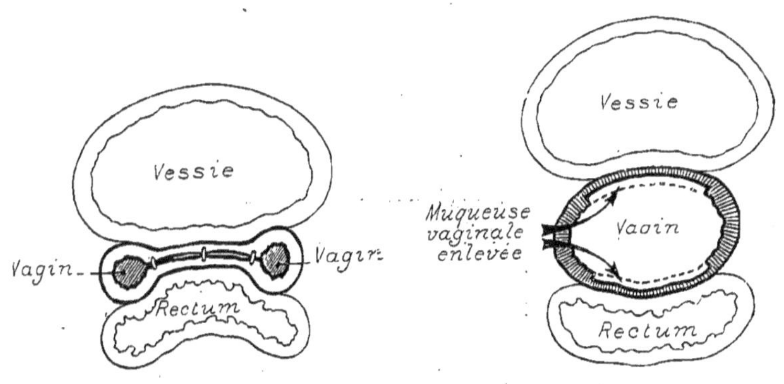

Fig. 294. — Traitement du prolapsus génital chez les vieilles femmes.

Ces deux schémas montrent, à droite, la muqueuse vaginale qui a été excisée. Remarquer à droite et à gauche la muqueuse saine qui formera deux canaux de chaque côté. Le schéma à gauche montre la paroi vaginale cruentée et suturée par trois points sur la même ligne transversale; à droite et à gauche, les canaux vaginaux qui persistent et sont tapissés de muqueuse saine.

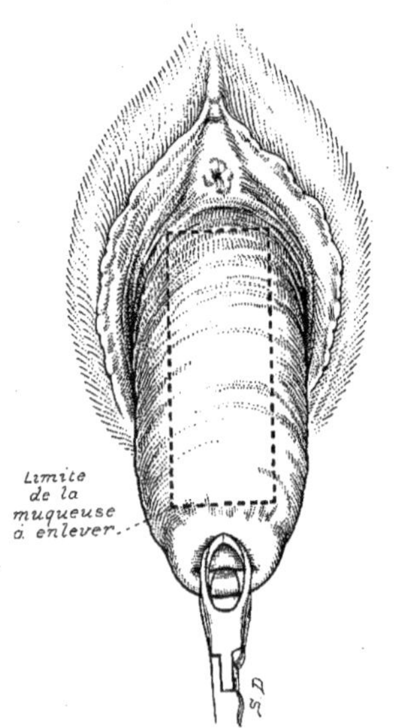

Fig. 295. — TRAITEMENT DU PROLAPSUS GÉNITAL
CHEZ LES VIEILLES FEMMES.
Comment on fixe l'utérus avec une tenaille.

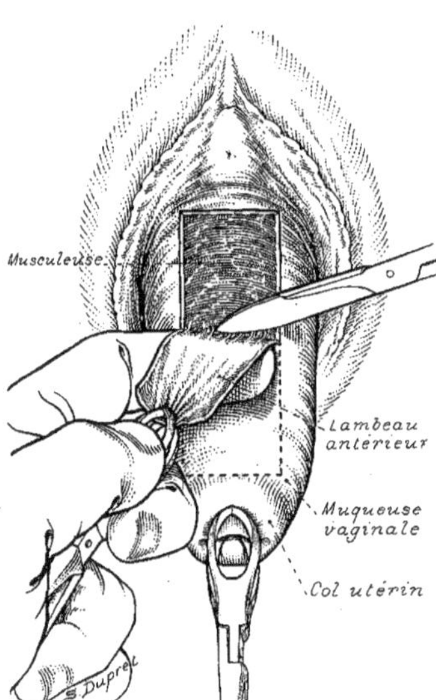

Fig. 296. — TRAITEMENT DU PROLAPSUS GÉNITAL
CHEZ LES VIEILLES FEMMES.
Comment on taille le lambeau vaginal antérieur.

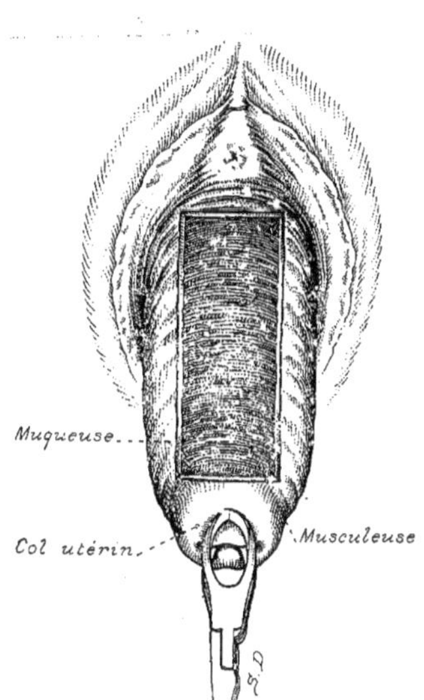

Fig 297. — Traitement du prolapsus génital
chez les vieilles femmes.
Aspect de la surface cruentée antérieure.

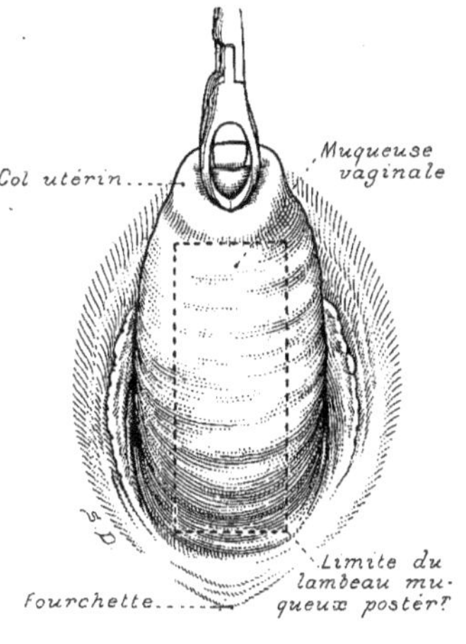

Fig. 298. — Traitement du prolapsus génital
chez les vieilles femmes.
Comment on fixe l'utérus pour tailler le lambeau vaginal postérieur.
Le plus souvent il est utile d'exciser les téguments de la fourchette
pour terminer par une périnéorraphie.

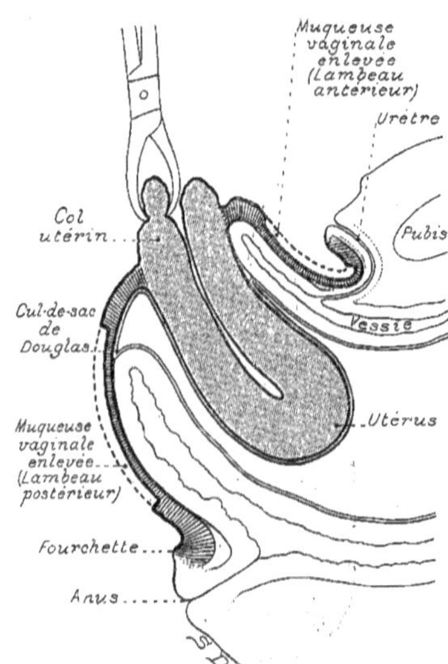

Fig. 299. — TRAITEMENT DU PROLAPSUS GÉNITAL
CHEZ LES VIEILLES FEMMES.

Dessin schématique montrant l'aspect du vagin après la
taille des deux lambeaux antérieur et postérieur. Remarquer la situation de la vessie, du rectum et du péritoine.

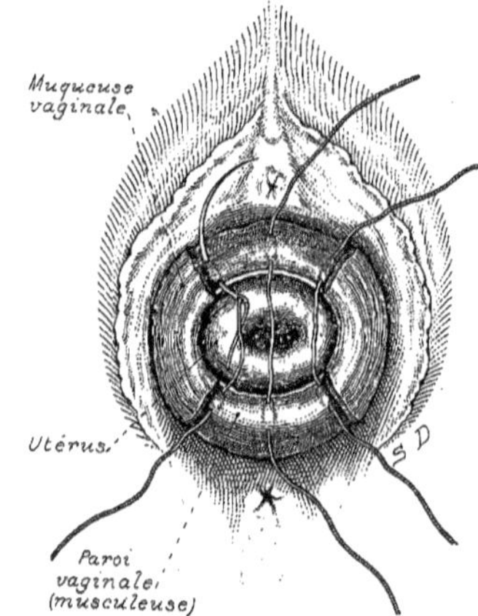

Fig. 300. — TRAITEMENT DU PROLAPSUS GÉNITAL
CHEZ LES VIEILLES FEMMES.

Cloisonnement vaginal. Comment on amorce l'accolement vagi-
no-vaginal. Trois points de suture au catgut lent sont passés
avec une aiguille courbe tranchante. Aucun de ces fils ne traverse la muqueuse; dès qu'il est serré, le col va être caché :
les sécrétions qui pourraient s'écouler de l'utérus s'expulseront
à droite et à gauche, par les conduits vaginaux respectés.

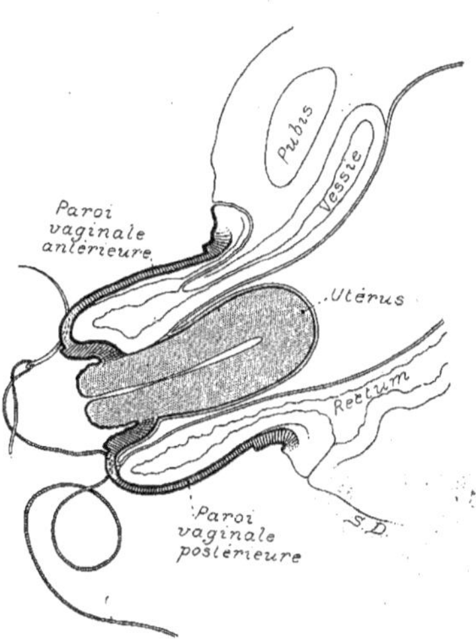

Fig. 301. — TRAITEMENT DU PROLAPSUS GÉNITAL
CHEZ LES VIEILLES FEMMES.

Schéma montrant la situation des premiers fils correspondant
à la figure 300.

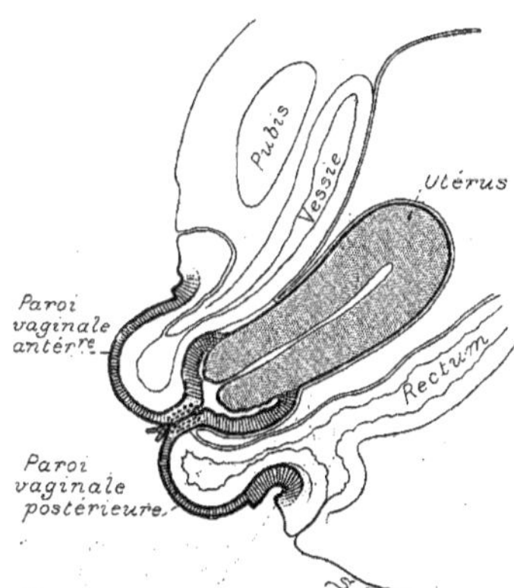

Fig. 302. — TRAITEMENT DU PROLAPSUS GÉNITAL
CHEZ LES VIEILLES FEMMES.

Schéma montrant la situation du col utérin, après fermeture
du premier plan de suture (trois points).

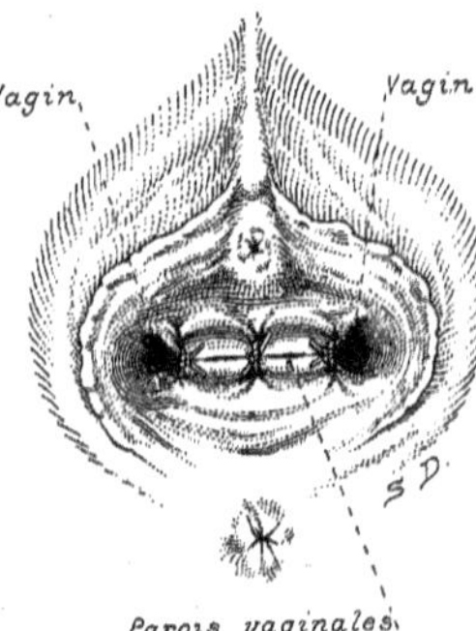

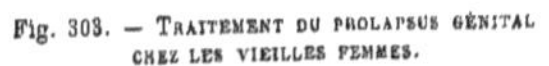

Fig. 303. — TRAITEMENT DU PROLAPSUS GÉNITAL
CHEZ LES VIEILLES FEMMES.

Dernier plan de suture qui correspond à la
vulve de chaque côté, les canaux vaginaux
recouverts de muqueuse saine; ils permettent l'écoulement des sécrétions utérines si
elles existent.

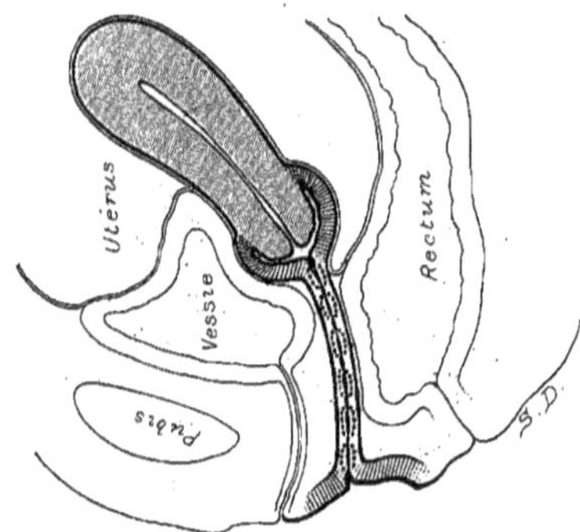

Fig. 304. — TRAITEMENT DU PROLAPSUS GÉNITAL
CHEZ LES VIEILLES FEMMES.

Aspect du vagin suturé.

Si l'orifice vulvaire est large il faut exciser le revêtement cutanéo-muqueux de la fourchette et terminer par
deux points de suture latéraux comme dans une banale périnéorraphie.

TABLE DES MATIÈRES

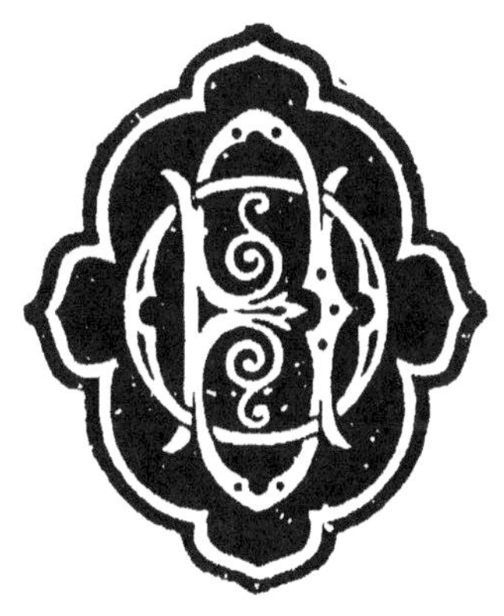